HABILIDADES TERAPÊUTICAS
NA PRÁTICA DA PSICOTERAPIA

HABILIDADES TERAPÊUTICAS NA PRÁTICA DA PSICOTERAPIA

ORGANIZADORAS
Claudia Kami Bastos Oshiro
Joana Figueiredo Vartanian

manole
editora

Produção editorial: Kiyomi Yamazaki
Projeto gráfico: Departamento Editorial da Editora Manole
Diagramação: Sônia Midori Fujiyoshi
Ilustrações: Eduardo Borges
Capa: Ricardo Yoshiaki Nitta Rodrigues
Imagem da capa: istockphoto.com

CIP-BRASIL. CATALOGAÇÃO NA PUBLICAÇÃO
SINDICATO NACIONAL DOS EDITORES DE LIVROS, RJ

O91h

Oshiro, Claudia
Habilidades terapêuticas na prática da psicoterapia / Claudia Oshiro, Joana Vartanian. - 1. ed. - Santana de Parnaíba [SP] : Manole, 2023.
352 p. ; 23 cm.

ISBN 9786555767933

1. Psicoterapia. 2. Terapêutica. 3. Clínica médica. I. Vartanian, Joana. II. Título.

23-85404 CDD: 615.5
CDU: 615.8

Meri Gleice Rodrigues de Souza - Bibliotecária - CRB-7/6439

Edição – 2023

Editora Manole Ltda.
Alameda América, 876
Tamboré – Santana de Parnaíba – SP – Brasil
CEP: 06543-315
Fone: (11) 4196-6000
www.manole.com.br | https://atendimento.manole.com.br/

Impresso no Brasil
Printed in Brazil

Sobre as organizadoras

Claudia Kami Bastos Oshiro

Docente e pesquisadora do Departamento de Psicologia Clínica, do Instituto de Psicologia da Universidade de São Paulo (IPUSP). Cientista afiliada ao Center for the Science of Social Connection, da University of Washington - Seattle, EUA. Coordenadora do Laboratório de Terapia Comportamental (LTC-USP). Graduada em Psicologia pela Universidade Federal de São Carlos (UFSCar). Mestre em Educação Especial (Educação do Indivíduo Especial) pela UFSCar. Doutora em Psicologia Clínica pela USP. Vencedora do Prêmio Capes de Tese 2012 na área da Psicologia. Autora de diversos capítulos, artigos e traduções de referência sobre terapias comportamentais contextuais. Organizadora do livro *Terapias Contextuais Comportamentais: análise funcional e prática clínica* (Editora Manole, 2021).

Joana Figueiredo Vartanian

Docente em cursos de pós-graduação, formação e treinamentos em Psicoterapia Analítica Funcional (FAP). Graduada em Psicologia pela Universidade Estadual Paulista Júlio de Mesquita Filho (UNESP - Bauru). Mestre pela Universidade de São Paulo (USP). Doutora em Psicologia Clínica pela USP, com período na University of Nevada, EUA. Autora de capítulos de livros, artigos e traduções de referência sobre Terapias Contextuais Comportamentais. Possui mais de 10 anos de experiência clínica e atua também como supervisora com foco no desenvolvimento de habilidades terapêuticas.

Sobre os autores

Airton Campos Junior

Psicólogo pela Universidade Paulista (UNIP). Mestrando no Programa de Pós-graduação em Psicologia Clínica da Universidade de São Paulo (USP). Especialista em Psicologia Clínica com formação em Análise Comportamental Clínica, Psicoterapia Analítica Funcional (FAP) e Terapia de Aceitação e Compromisso (ACT) pelo Instituto Brasiliense de Análise do Comportamento (IBAC).

Aline Couto

Psicóloga pela Universidade Federal da Bahia (UFBA). Mestre em Psicologia com ênfase em Análise do Comportamento pela Universidade Federal do Paraná (UFPR). Doutoranda em Psicologia Clínica pela Universidade de São Paulo (USP). Psicóloga clínica em consultório particular, com foco no atendimento a mulheres orientado por princípios feministas. Membra da Associação Brasileira de Ciências do Comportamento (ABPMC). Foi coordenadora de grupos de interesse em feminismo e análise do comportamento na ABPMC. Membra fundadora do Coletivo Marias e Amélias de Mulheres Analistas do Comportamento e do Grupo de Interesse Especial (SIG) sobre Mulheres da ACBS Brasil (Associação Brasileira de Ciência Comportamental Contextual).

Amanda Raña Ferreria

Graduada em Psicologia pela Faculdade Ruy Barbosa. Mestre pela Universidade Federal do Pará (UFPA). Doutora pela Universidade de São Paulo (USP). Psicóloga clínica de adultos e casais, sob a abordagem analítico-comportamental.

Analu Ianik Costa

Psicóloga pela Faculdade Evangélica do Paraná (FEPAR). Mestre em Psicologia na linha de Psicologia Forense pela Universidade Tuiuti do Paraná (UTP). Doutoranda em Psicologia, na área de Análise do Comportamento na Universidade Federal do Paraná (UFPR). Psicoterapeuta em Curitiba, PR.

Claudia Kami Bastos Oshiro

Docente e pesquisadora do Departamento de Psicologia Clínica, do Instituto de Psicologia da Universidade de São Paulo (IPUSP). Cientista afiliada ao Center for the Science of Social Connection, da University of Washington – Seattle, EUA. Coordenadora do Laboratório de Terapia Comportamental (LTC-USP). Graduada em Psicologia pela Universidade Federal de São Carlos (UFSCar). Mestre em Educação Especial (Educação do Indivíduo Especial) pela UFSCar. Doutora em Psicologia Clínica pela USP. Vencedora do Prêmio Capes de Tese 2012 na área da Psicologia. Autora de diversos capítulos, artigos e traduções de referência sobre terapias comportamentais contextuais. Organizadora do livro *Terapias Contextuais Comportamentais: análise funcional e prática clínica* (Editora Manole, 2021).

Daniel A. Assaz

Psicólogo pela Universidade de São Paulo (USP). Doutor em Psicologia Clínica pela USP. Terapeuta comportamental e supervisor clínico em consultório particular. Colaborador de pesquisa no Laboratório de Terapia Comportamental (LTC-USP). Docente em cursos de formação e especialização em terapias comportamentais contextuais.

Fani Eta Korn Malerbi

Graduação em Psicologia pela Pontifícia Universidade Católica de São Paulo (PUC-SP). Mestrado e Doutorado em Psicologia Experimental pela Universidade de São Paulo (USP). Professora Titular da Faculdade de Ciências Humanas e da Saúde da PUC-SP, ministrando aulas na Graduação e no Programa de Pós-graduação em Psicologia Experimental: análise do comportamento.

Gabriela Alves Rodrigues dos Santos

Psicóloga pela Universidade Anhembi Morumbi (UAM). Mestre em Psicologia Clínica pela Universidade de São Paulo (USP). Formação em DBT *Intensive Training – Behavioral Tech* pelo Linehan Institute. Formação em Terapia de

Casal pelo Instituto Paulista de Sexualidade (InPaSex) e pela Atitude Cursos. Formação em Psicoterapia Baseada em Evidências (Inpbe). Capacitação em atendimento a mulheres. Formação em Terapias Contextuais, especialista em Clínica Analítico-Comportamental e Formação em Acompanhamento Terapêutico pelo Centro Paradigma. Formação como terapeuta FAP (Workshops níveis 1 e 2). Foi coordenadora acadêmica, supervisora e professora de Curso de Aprimoramento em Acompanhamento Terapêutico (AT). Supervisora clínica e professora no Centro Paradigma de Análise do Comportamento. Psicóloga e supervisora em clínica particular.

Gabriela Jacques de Moraes Dalgalarrondo

Psicóloga pela Universidade de São Paulo (USP). Mestre em Psicologia Clínica pela USP. Especialista em Psicologia Comportamental pelo Hospital Universitário da USP (HU-USP). Pesquisadora dos processos básicos envolvidos na Terapia de Aceitação e Compromisso (ACT). Colaboradora do *Boletim Contexto*, projeto de divulgação científica da Associação Brasileira de Ciências do Comportamento (ABPMC). Ministrou aulas sobre ACT, *Self* e Comportamento Verbal como professora convidada em eventos, como a Jornada da Análise do Comportamento (JAC), a Semana de Psicologia da USP e no Congresso da ABPMC; além de cursos como o Terapias Comportamentais, da graduação da USP; e na pós-graduação de Terapia de Aceitação e Compromisso, na Faculdade Santo André.

Joana Figueiredo Vartanian

Docente em cursos de pós-graduação, formação e treinamentos em Psicoterapia Analítica Funcional (FAP). Graduada em Psicologia pela Universidade Estadual Paulista Júlio de Mesquita Filho (UNESP – Bauru). Mestre pela Universidade de São Paulo (USP). Doutora em Psicologia Clínica pela USP, com período na University of Nevada, EUA. Autora de capítulos de livros, artigos e traduções de referência sobre Terapias Contextuais Comportamentais. Possui mais de 10 anos de experiência clínica e atua também como supervisora com foco no desenvolvimento de habilidades terapêuticas.

Jocelaine Martins da Silveira

Psicóloga pela Universidade Federal do Paraná (UFPR). Especialista em Psicoterapia na Análise do Comportamento pela Universidade Estadual de Londrina (UEL). Mestre em Psicologia Experimental pela Universidade de São Paulo

(USP). Doutora em Psicologia Clínica pela USP. Pós-doutorado na Universidade de Nevada-Reno, EUA. Professora Titular do Departamento de Psicologia da UFPR. Docente permanente do Programa de Pós-graduação em Psicologia da UFPR.

José Edberto Gadelha Rocha Júnior
Graduação em Psicologia pela Universidade Federal do Ceará (UFC). Especialista em Análise do Comportamento. Atua como psicólogo clínico com ênfase na terapia analítico-comportamental e nas terapias comportamentais contextuais.

José Umbelino Gonçalves Neto
Doutorado em Psicologia pela Universidade Federal de São Carlos (UFSCar), na linha de pesquisa sobre Comportamento e Cognição Humana. Mestrado em Psicologia pela Universidade Federal do Ceará (UFC), na área de Cultura e Subjetividade Contemporânea. Graduação em Psicologia pela UFC. Graduação em Letras (Português e Literaturas Vernáculas) pela UFC. Psicólogo clínico, atua com Terapias Comportamentais Contextuais. Docente de Psicologia, em disciplinas de Intervenções Clínicas Comportamentais e de Psicopatologia. Supervisor de terapeutas comportamentais (TAC e Terapias Comportamentais Contextuais).

Julia Caffali Favati
Psicóloga e bacharela pela Universidade de São Paulo (USP). Psicoterapeuta Analítica Funcional pelo Instituto Brasiliense de Análise do Comportamento (IBAC). Coautora do livro *Terapias Contextuais Comportamentais – análise funcional e prática clínica.* Membro colaboradora do Laboratório de Terapia Comportamental (LTC-USP). Psicóloga clínica em consultório particular pela FAP.

Laís Nicolodi
Mestra e psicóloga graduada pelo Instituto de Psicologia da Universidade de São Paulo (IPUSP), com ênfase em análise do comportamento, feminismo e violência contra a mulher. Ex-estagiária no USP Mulheres, primeiro escritório latino-americano vinculado a ONU Mulheres – *Programa Impacto10x10x10.* Foi vice-coordenadora da Comissão de Combate à Violência contra a mulher do IPUSP-SP – *PodeContar!* Autora de artigos e capítulos de livros na área de estudos de violência contra a mulher e sua interface com a saúde mental.

Lia Callou Gomes

Graduada em Psicologia pela Universidade Federal do Ceará (UFC). Especialista em Terapia Analítico-Comportamental pelo Núcleo Tríplice. Mestranda em Psicologia Clínica pela Universidade de São Paulo (USP). Psicóloga analítico-comportamental em clínica particular.

Luana Karina dos Santos Pereira

Psicóloga pela Universidade Federal da Bahia (UFBA). Psicóloga e supervisora clínica. Pesquisadora independente sobre questões raciais. Vice-presidenta da Associação Baiana de Analistas do Comportamento (Casa Comportamental). Membro fundadora do Grupo de Trabalho de Questões Raciais e Análise do Comportamento da Associação Baiana de Analistas do Comportamento.

Luisa Jötten

Psicóloga pela Pontifícia Universidade Católica de São Paulo (PUC-SP). Pós-graduada pelo Centro Paradigma de Ciências do Comportamento. Mestre pelo Departamento de Psicologia Clínica da Universidade de São Paulo (USP). Psicóloga clínica.

Mariana Salvatori Sartor

Psicóloga clínica. Graduada pela Pontifícia Universidade Católica do Paraná (PUCPR). Mestre em Análise do Comportamento pela Universidade Estadual de Londrina (UEL). Doutora em Psicologia Clínica pela Universidade de São Paulo (USP), com período de doutorado sanduíche na Universidad de Málaga, na Espanha. Tem realizado pesquisa sobre a formação de terapeutas e a supervisão clínica, com ênfase no modelo psicoterápico da Psicoterapia Analítica Funcional (FAP). Psicóloga e supervisora clínica em consultório particular. Professora em cursos de pós-graduação.

Mirella Cassia da Silva

Psicóloga pela Universidade Federal de São Carlos (UFSCar). Mestranda do Programa de Psicologia Clínica da Universidade de São Paulo (USP). Psicoterapeuta em clínica particular.

Mirelle Christina Pinheiro

Graduada em Psicologia pela Universidade São Francisco (USF). Mestranda no Programa de Pós-graduação em Psicologia Clínica da Universidade de São

Paulo (USP). Pesquisa sobre processos de inflexibilidade psicológica da Terapia de Aceitação e Compromisso (ACT) relacionados ao perfeccionismo e à procrastinação. Psicóloga clínica e escolar.

Natália Santos Marques
Doutora em Psicologia Experimental pela Universidade de São Paulo (USP). Mestre em Teoria e Pesquisa do Comportamento pela Universidade Federal do Pará (UFPA). Graduada em Psicologia pela Universidade Federal do Ceará (UFC). Professora de Análise do Comportamento da UFC (campus Sobral, CE). Professora do Mestrado Profissional em Psicologia e Políticas Públicas da UFC. Coordenadora do Laboratório de Práticas e Pesquisas em Psicologia e Educação (LAPPSIE). Cotutora do PET Psicologia – Sobral.

Samir Vidal Mussi
Graduação em Psicologia pela Universidade Federal de São João del-Rei (UFSJ). Especialização em Terapia por Contingências de Reforçamento pelo Instituto de Terapia por Contingências de Reforçamento (ITCR). Mestrado em Análise do Comportamento pela Universidade Estadual de Londrina (UEL). Doutorado em Psicologia Experimental: análise do comportamento pela Pontifícia Universidade Católica de São Paulo (PUC-SP). Docente do Instituto Paulista de Sexualidade. Atua em consultório particular presencial em São Paulo, SP; além de atendimentos *online* para adultos, casais e outros modelos de relacionamentos.

Táhcita Medrado Mizael
Pesquisadora de Pós-doutorado em Psicologia na University of South Australia (UniSA). Psicóloga clínica. Docente nas pós-graduações: Curso de Formação e Pós-graduação em Análise do Comportamento voltada para o Autismo e outras Neurodivergências, do Instituto Brasiliense de Análise do Comportamento (IBAC); MBA em Gestão Escolar, da Universidade de São Paulo (USP-ESALQ); Especialização em Terapia de Aceitação e Compromisso, do Centro Brasileiro de Ciência Comportamental Contextual (CECONTE). Graduada, Mestra e Doutora em Psicologia pela Universidade Federal de São Carlos (UFSCar). Especialista em Gênero e Sexualidade pela Universidade do Estado do Rio de Janeiro (UERJ).

Valeska Zanello

Graduação em Psicologia e em Filosofia pela Universidade de Brasília (UnB). Doutorado em Psicologia pela UnB, com período sanduíche na Université Catholique de Louvain, Bélgica. Professora Associada 2 do Departamento de Psicologia Clínica da UnB. Ex-coordenadora do Programa de Pós-graduação em Psicologia Clínica e Cultura (PPGPSICC) da UnB. Orientadora de Mestrado e Doutorado no PPGPSICC. Coordenadora do grupo de pesquisa "Saúde Mental e Gênero" (foco em mulheres) no CNPq. Foi representante do Conselho Federal de Psicologia no Conselho Nacional dos Direitos da Mulher (SPM) e no GEA (Grupo de Estudos do Aborto). Membro do Grupo de Estudos Feministas (GEFEM) e do NEPEM (Núcleo de Estudos e Pesquisa sobre a Mulher) da UnB. Autora de vários artigos e livros no campo da Saúde Mental, Gênero e Interseccionalidades com raça e etnia.

Vinícius da Silva Viana

Psicólogo pela Universidade Federal do Ceará (UFC – Campus Sobral). Psicólogo clínico.

Sumário

Apresentação

Habilidades terapêuticas na prática da psicoterapia é sobre os bastidores da psicoterapia e das angústias vividas, muitas vezes, de forma solitária pelos terapeutas. Enquanto organizadoras deste livro, nosso desafio foi sistematizar algumas das dificuldades vivenciadas no cotidiano clínico, com a responsabilidade de trazer à tona possíveis encaminhamentos para o manejo terapêutico ético, genuíno, humano.

Para isso, definimos quais são as habilidades terapêuticas necessárias para a prática clínica, com o intuito de fornecer a oportunidade para psicoterapeutas avaliarem seus déficits, excessos e reservas comportamentais em cada uma delas. De acordo com a literatura da área, as habilidades terapêuticas são sistematizadas em quatro classes de comportamentos que precisam ser aprendidos e modelados:[1] 1) habilidades teóricas, conceituais e filosóficas; 2) habilidades técnicas; 3) habilidades interpessoais; 4) habilidades culturais.

Sabemos que em muitos cursos de graduação e de formação de psicoterapeutas o foco do ensino está na teoria do modelo psicoterápico e, ao se atrelar a teoria à prática clínica, a formação se dá pela emissão de instruções sobre o que fazer em sessão. Apesar dos estágios práticos, ainda permanece uma lacuna importante entre as instruções ensinadas na formação do psicólogo e as contingências que vigoram na sessão de terapia, basicamente na relação terapêutica. Afinal, as habilidades teóricas, conceituais e filosóficas são importantíssimas, entretanto, não são o único conjunto de habilidades necessárias para a formação e atuação do psicoterapeuta.

Mais do que isso, poucas operacionalizações foram feitas na tentativa de sistematizar as habilidades terapêuticas e, a partir desse conhecimento, treinar efetivamente psicoterapeutas. Na análise do comportamento, Zamignani e Meyer[2] elaboraram um sistema de categorização da interação terapêutica que pode ser usado em qualquer abordagem teórica. O Sistema Multidimensional para a Categorização de Comportamentos na Interação Terapêutica (SiMCCIT), criado para ser utilizado primordialmente em pesquisas de processo, também pode ser usado na prática clínica (não necessariamente para categorizar sessões), uma vez que descreve várias habilidades terapêuticas que precisam ser adquiridas.

E por que é tão necessário falarmos de habilidades terapêuticas na prática clínica? Em primeiro lugar, muitos terapeutas entram em uma jornada exaustiva, esforçando-se para alcançar resultados irrealistas, manifestando altos padrões de atuação e busca por resultados, tanto para si mesmos quanto para seus clientes.

E o que acontece quando essas expectativas não são satisfeitas? Sentimentos de frustração, de incapacidade, de fracasso, de incompetência emergem. Alguns ainda tentam permanecer na profissão, outros desistem. Conhecendo as habilidades terapêuticas de forma organizada e sistematizada, o terapeuta poderá identificar quais ele precisa aprender e treinar, além de reconhecer que ser um psicoterapeuta é estar em constante aprendizagem sobre si mesmo e sobre o se relacionar com o outro.

Em segundo, é razoável pensar que não há um ser humano sequer na face da Terra que seja 100% habilidoso em todas as áreas. É humanamente impossível. Por isso, ao saber avaliar as habilidades, o psicoterapeuta tem a chance de conhecer seus pontos fortes e ser compassivo consigo mesmo ao cometer algum equívoco ou, simplesmente, quando algo fica difícil na prática clínica.

Em terceiro, argumento relacionado com o anterior, precisamos humanizar a nossa prática e saber que nem tudo são "flores". Para endereçar as dores dos terapeutas vividas no cotidiano da prática clínica, as seções deste livro examinam a natureza e o impacto das possíveis falhas, equívocos, sentimentos na pessoa do terapeuta e na prática da psicoterapia, ou seja, inclui histórias de terapeutas reais, sem deixar de lado o embasamento teórico. Todos nós passamos por situações delicadas que, no primeiro momento, colocam em xeque nossas habilidades terapêuticas. E sim, tanto os terapeutas iniciantes quanto os mais experientes. Se formos refletir sobre a experiência de fracasso, por exemplo, todos nós tentamos evitar que isso aconteça em nossas atuações. É humanamente compreensível termos em nosso repertório comportamental a "habilidade" de nos esquivarmos de falhar, de errar, de nos sentirmos incapazes ou culpados. E nada melhor para lidarmos com esses sentimentos do que entrar em contato com o terapeuta imperfeito, real, cheio de dúvidas e equívocos desvendado nesta obra.

Ao nos debruçarmos sobre a relação terapêutica, vários modelos clínicos nos trazem a clareza e a sistematização necessárias para compreendermos os processos interpessoais tão importantes para a mudança clínica que ocorre em nossos clientes a partir da relação terapêutica. De profunda intimidade, esse é um tipo de relação evocativa de melhoras e também de dificuldades, tanto por parte do cliente quanto por parte do terapeuta em sessão. E também por esse motivo, este livro aponta o nosso olhar sobre os quatro grandes conjuntos de habilidades terapêuticas aqui mencionados. Embora não seja nosso foco descrever os vários modelos clínicos que abordam a relação terapêutica, vale ressaltar que temos como base em nossa formação enquanto psicoterapeutas, a Psicoterapia Analítica Funcional (FAP),[3] que apresenta a relação terapêutica como instrumento de mudança clínica. Apesar de nossa formação se apoiar nesse modelo, acreditamos que o conhecimento aqui presente auxiliará diversos psicoterapeutas na jornada da prática.

A organização deste livro considerou, então, as habilidades terapêuticas supracitadas, oferecendo capítulos recheados de casos clínicos, que evidenciam os bastidores reais da vida do psicoterapeuta, sem filtros, cortes ou perfeição. Somos todos imperfeitos e podemos aprender com a experiência de nossos coautores, que relataram genuinamente as dificuldades vividas em suas práticas clínicas, exemplificando com muitas histórias de clientes de suas jornadas. Há, ainda, diversos modelos de como lidar com as dificuldades inerentes ao simples fato de estarmos nos relacionando com o outro.

Claudia Oshiro e Joana Vartanian

REFERÊNCIAS

1. Anderson T, Hill CE. The role of therapist skills in therapist effectiveness. In: Castonguay LG, Hill CE. How and why are some therapists better than others? Understanding therapist effects. Washington: American Psychological Association; 2017. p. 139-57.
2. Zamignani D, Meyer SB. Comportamentos verbais do terapeuta no Sistema Multidimensional para a Categorização de Comportamentos na Interação Terapêutica (SiMCCIT). Perspectivas [online]. 2011;2(1):25-45.
3. Kohlenberg RJ, Tsai M. Functional Analytic Psychotherapy: a guide for creating intense and curative therapeutic relationships. New York: Plenum; 1991.

Prefácio

O lançamento do livro *Habilidades terapêuticas na prática da psicoterapia* é motivo de muita satisfação para nossas comunidades analítico-comportamentais e contextuais, beneficiando tanto terapeutas principiantes quanto os mais experientes. Mais ainda, os supervisores clínicos de cursos de graduação, formação e especialização acabam de ganhar um valioso recurso didático, a ser utilizado nas diversas instâncias de ensino, com o benefício de ser em nossa língua materna.

Claudia Kami Bastos Oshiro e Joana Figueiredo Vartanian, com suas reconhecidas sensibilidades acadêmicas, congregaram um time azeitado de profissionais que se debruçaram sobre as principais facetas das habilidades terapêuticas, iniciando a obra com um entendimento mais amplo e teórico acerca das habilidades: como defini-las, e o que diferencia os terapeutas habilidosos de outros nem tanto. Partiram da perspectiva de que os erros são quase inevitáveis na atuação profissional, mas muito se pode aprender sobre como repará-los e evitar recorrências. Desta maneira a obra se desenvolve.

Foi cativante mergulhar na Seção 2: vários autores teceram inventivamente questões complexas acerca de temas como entendimento conceitual do caso clínico, definição dos papéis do terapeuta e cliente ao longo da terapia, questões ligadas ao manejo de conflitos interpessoais e os sentimentos de insegurança vividos por terapeutas em várias ocasiões. Trata-se de um material que redimensiona o papel do terapeuta, veremos que onipotência e perfeição absoluta são atributos estranhos à sua prática cotidiana. A ideia central permanece a mesma: promover a formação contínua do terapeuta.

A terceira seção salienta em particular um aspecto essencial, as nuances norteadoras da relação terapeuta-cliente. Desempenhar-se bem como terapeuta requer habilidades variadas, incluindo o autoconhecimento do terapeuta sobre seus valores, estilos interpessoais, dificuldades e pontos fortes. E tudo isso se entrecruzará com aspectos do cliente (p. ex., um padrão comportamental que pode ser desafiador, hostil, dependente, sedutor, ansioso etc.). E o papel do terapeuta será levar tudo isso em conta enquanto busca construir uma interação transformadora e relevante.

A despeito de sua natureza sigilosa e intimista, a atividade clínica não ocorre num vácuo. A cultura de origem dos participantes da sessão é variável relevante e mereceu na obra uma seção exclusiva, com foco em temas como feminismo, patriarcado, exercício da maternidade, questões raciais, LGBTQIAP+ e a formação de homens que abraçaram a profissão de terapeutas.

Tenho clareza do quanto a sucinta descrição aqui delineada não expressa por completo a riqueza do trabalho de muitos autores que se debruçaram longamente sobre seus respectivos temas de expertise. Como supervisora clínicas por décadas, sinto entusiasmo por dispor de textos tão ricos para meu próprio desenvolvimento e o dos alunos sob minha responsabilidade. Penso que meu entusiasmo logo será o de muitos outros profissionais, ao terem acesso à publicação. Com segurança afirmo que Claudia Oshiro, Joana Vartanian e todos os outros que contribuíram com seus saberes acabaram por nos presentear com valioso material didático. Um brinde a todos!

Regina Christina Wielenska
Mestre e Doutora em Psicologia Experimental pela Universidade de São Paulo. Analista do Comportamento acreditada pela Associação Brasileira de Ciências do Comportamento (ABPMC). Terapeuta em consultório particular, docente e supervisora clínica em cursos de especialização.

SEÇÃO I

Fundamentos teóricos

1

Variáveis que afetam o resultado da psicoterapia: fatores comuns

Mirella Cassia da Silva
Julia Cafalli Favati
Claudia Kami Bastos Oshiro

O DEBATE SOBRE A EFICÁCIA TERAPÊUTICA

O recente debate da psicoterapia baseada em evidências reacende uma antiga discussão e busca responder a algumas das perguntas que mais se fazem presentes ao longo da história da psicologia: o que faz a psicoterapia eficaz e qual abordagem melhor funciona para cada queixa? Na busca por garantir a ética do processo terapêutico, pesquisadores e psicólogos clínicos debruçam-se sobre a questão: qual a forma mais eficaz e eficiente de exercer a psicoterapia? Neste capítulo serão abordados os mecanismos de mudança presentes no processo terapêutico e o modelo dos fatores comuns aplicados a um estudo de caso, assim como as críticas feitas a esse modelo.

O ESTUDO DOS FATORES COMUNS

O que se tem por fato é que não há uma única forma de ser um psicoterapeuta, assim como não há uma única teoria norteadora. Se pesquisarmos o termo "psicoterapia" em qualquer base de dados, encontraremos sua relação com psicopatologias, conceitos de abordagens específicas, técnicas a serem usadas no *setting* de forma individual ou em grupo, assim como a efetividade vista em casos clínicos e outras inúmeras aplicações. Mas será que é possível estabelecer categorias de interesse geral em todos esses cenários? Do que de fato depende a eficácia da psicoterapia?

O movimento dos "fatores comuns", como aborda Thomas,[1] respondeu a essa pergunta estabelecendo que todas as terapias têm aspectos compartilhados que interferem na mudança e evolução dos casos atendidos. O objetivo não foi ignorar as especificidades de cada terapia e a produção técnica de cada abordagem, e sim analisar mais a fundo o processo psicoterapêutico e voltar a produção científica também para esses aspectos, possibilitando maior efetividade na clínica e resultados mais robustos na pesquisa. Aqui, vamos recorrer aos principais autores do tema para compreender melhor o desenvolvimento dessa discussão.

Rosenzweig[2] foi pioneiro nas produções sobre os fatores comuns das psicoterapias, afirmando que o resultado de qualquer psicoterapia pode ser atribuído em algum nível a aspectos presentes na relação terapêutica, à possibilidade de catarse e a características do terapeuta, devido à natureza complexa das demandas psicológicas dos clientes e a sua ampla possibilidade de interpretação, assim como à grande quantidade de variáveis relacionadas, que acabam por afetar-se simultaneamente. Para exemplificar, Rosenzweig utiliza a obra *Alice no país das maravilhas*, na qual a personagem Dodô afirma "Todos ganharam, e todos devem ter prêmios" (tradução livre), fazendo um paralelo com as abordagens psicológicas: todas contêm verdades e promovem resultados, independentemente da técnica aplicada.

Depois de Rosenzweig, outros vieram com o objetivo de dar continuidade a seu legado do estudo dos fatores comuns. Um modelo muito conhecido é o proposto por Lambert,[3] que elenca os quatro fatores promotores de mudança clínica, descritos a seguir com sua respectiva porcentagem estimada de participação nos resultados.

FATORES EXTERNOS DE MUDANÇA

Os fatores externos, que correspondem a aspectos da vida do cliente e que não estão sob controle da terapia, representam 40% do processo de mudança. Podemos compreender esses fatores como:

- Características do cliente moldadas em sua história de vida pré-terapia.
- Grandes eventos, como mudança de trabalho, casamento, entrar em uma universidade.

- O ambiente em que o cliente está inserido e o quanto desfavorece ou favorece a generalização das mudanças promovidas no *setting* terapêutico para a vida e também como e quanto a rede de apoio está disponível na vida desse sujeito e suas relações mais próximas participam de seu processo.

FATORES COMUNS

Os fatores comuns correspondem àqueles que as diversas abordagens compartilham e, mais tarde, no modelo de Miller et al.[4] são atualizados para os chamados fatores da relação terapêutica. É estimado que sejam responsáveis por 30% da mudança em terapia e dizem respeito à aliança terapêutica e aos componentes que a estabelecem e mantêm, como empatia, acolhimento, aceitação e validação, muito influenciados pelas habilidades interpessoais do terapeuta.

FATORES TÉCNICOS

A abordagem teórica utilizada pelo terapeuta se encontra nos fatores técnicos, assim como nas ferramentas, testes, intervenções estruturadas e em outras técnicas baseadas na especificidade do referencial em que está inserido.

Correspondem a uma parte menor se comparados com os fatores anteriores, cuja influência no resultado obtido é estimada em 15%.

FATORES DE EXPECTATIVA

Por fim, os fatores de expectativa do cliente em relação ao resultado do processo complementam os outros 15% da mudança terapêutica e são compostos pela relação de confiança e credibilidade que o cliente atribui à psicoterapia. Tal percepção inclui a maneira como ele compreende as capacidades do terapeuta para conduzir o processo, tanto de forma técnica quanto interpessoal, e o modo como vê a aplicação das estratégias em seu cotidiano.

O QUE SE PODE ENTENDER DO MODELO DOS QUATRO FATORES PROMOTORES DE MUDANÇA

Ao contrário do que se poderia pensar, Lambert[3] propõe que a técnica, ou seja, como são utilizados a abordagem e os princípios teóricos pelo terapeuta, ocuparia uma das menores porcentagens em relação aos resultados. Considerando que o ambiente externo do cliente e os eventos que ocorrem em sua vida são difíceis de controlar e prever, parece ser de grande importância se voltar para os fatores comuns, que fazem referência à relação terapêutica e às habilidades do terapeuta.

Na sequência de modelos de fatores comuns, encontramos o modelo contextual de Wampold,[5] que afirma que os mecanismos de mudança são desenvolvidos por três pilares centrados na relação terapêutica:

- Relacionamento real: caracterizado como a relação genuína entre os membros da terapia, que possibilita experienciar a troca e a percepção da maneira como a relação afeta ambos mutuamente.
- Expectativa sobre o desenvolvimento das demandas e tratamentos: atribuída ao quanto o cliente consegue ver o processo como cooperativo e capaz de fornecer ferramentas para lidar com suas queixas, sendo facilitado pela concordância entre terapeuta e cliente acerca de seus objetivos na terapia.
- Ações específicas com o objetivo de promover saúde por meio das técnicas utilizadas: relativas ao conjunto de técnicas que o terapeuta disponibiliza para promover melhora, melhor adaptação do cliente e menor incidência de comportamentos que produzam sofrimento, o que varia de acordo com a abordagem teórica utilizada no atendimento clínico.

Wampold[5] aprofunda a discussão da validade dos fatores comuns trazendo luz aos modos como podemos encontrar evidências para esse modelo teórico que trata das mudanças em psicoterapia. Para tanto, em vez de buscarmos exclusivamente pesquisas que estudam o conjunto de fatores comuns, devemos observar como os fatores individualmente têm sido estudados e a produção de evidências de que estes participam dos resultados na psicoterapia.

As grandes áreas relacionadas aos fatores do modelo contextual, citadas pelo autor, serão discutidas a seguir. Referências específicas podem ser encontradas no estudo *How important are the common factors in psychotherapy? An update*, de Wampold,[5] do qual essa discussão deriva. Entretanto, o objetivo não é fornecer todas as evidências e estudos relacionados, mas elucidar um caminho pelo qual se pode aprofundar o estudo dos fatores comuns por meio das bases de dados.

ALIANÇA TERAPÊUTICA

Quando falamos em relação terapêutica, pensamos na aliança estabelecida entre terapeuta e cliente. Tal aliança é produto do trabalho mútuo de ambos os participantes da díade,[6] e, segundo Wampold, é um processo complexo, que compõe a intersecção do vínculo, do acordo sobre os objetivos da terapia e do acordo a respeito de quais serão as atividades a serem realizadas fora do ambiente clínico. Conforme o autor aponta, dentre os fatores comuns, a aliança terapêutica é a mais pesquisada, e é a respeito dela que mais se encontram informações na literatura.

EMPATIA E CONSTRUTOS RELACIONADOS

Como Wampold[5] afirma, a empatia é uma habilidade fundamental do terapeuta e se relaciona com a capacidade de promover validação, aceitação e acolhimento a fim de formar vínculo com o cliente, consistindo em um mecanismo importante no modelo contextual dos fatores comuns. Segundo sua própria definição, a empatia é um processo pelo qual um indivíduo permite a si mesmo ser afetado e compartilhar do estado emocional do outro, dispondo-se a avaliar as razões pelas quais o outro se sentiria daquela forma. Tal processo possibilita que o indivíduo, no caso, o terapeuta, ao ser empático, tenha melhor compreensão das queixas do cliente.

Como objeto de pesquisa, o efeito da empatia e outros termos relacionados podem ser vistos por meio de estudos experimentais e em metanálises sobre sua correlação com resultados na qualidade de vida dos clientes.[7,8]

EXPECTATIVAS INDIVIDUAIS

Avaliar as expectativas como objeto de estudo na psicologia não é tarefa fácil, e pode ser realizado por meio da observação de trabalhos experimentais que mensuram a expectativa do cliente antes da intervenção terapêutica. Existem também os estudos do efeito placebo, quando ainda não há um tratamento específico aplicado e somente a expectativa já poderia produzir melhoras iniciais. Wampold[5] destaca que a variável de expectativa individual é difícil de ser estudada, e outras discussões sobre o tema podem ser observadas em Greenberg et al.,[9] Constantino et al.[10] e Arnkoff et al.[11]

EXPECTATIVAS CULTURAIS

A concepção de que existem tratamentos que apresentam mais evidências do que outros pode trazer um efeito de mudança cultural na expectativa dos clientes, fazendo com que, em alguns grupos, certas abordagens sejam mais valorizadas e produzindo maior impacto desse tratamento nos resultados.[12] Nesse caso, o que é levado em consideração não são os conjuntos de técnicas empregadas pelo terapeuta, mas a expectativa prévia do cliente sobre o quanto aquela abordagem é capaz de produzir mudanças em sua vida, seja por receber indicação, encaminhamento ou por ler sobre o tratamento.

EFEITOS DO TERAPEUTA

No que diz respeito ao terapeuta, os fatores comuns capazes de gerar melhora terapêutica são comportamento de empatia, encorajamento e aceitação.[13] Entretanto, diferenças nos repertórios individuais dos terapeutas podem fazer com que alguns promovam maiores mudanças do que outros, ainda que compartilhem do mesmo referencial teórico.[14] Para mais informações sobre o assunto, ver o capítulo "O papel do terapeuta na melhora clínica: o que torna alguns terapeutas mais eficazes do que outros?".

QUAL A RELEVÂNCIA DO ESTUDO DOS MODELOS DOS FATORES COMUNS?

Observando rapidamente esses três modelos principais de fatores comuns, pode ainda restar a questão: qual a função de elencar os fatores comuns, ou seja, os fatores presentes em todas as abordagens responsáveis pela melhora clínica? O primeiro impacto é que os estudos responderam à provocação do psicólogo Eysenck,[15] pioneiro no questionamento da eficácia das psicoterapias, ao afirmar que estas não apresentavam resultados mais significativos do que o curso do tempo na vida das pessoas sem qualquer intervenção: as psicoterapias são, sim, eficazes e mais: são eficazes principalmente por fatores comuns do próprio processo terapêutico e não por especificidades de abordagens.

Além da busca dos distintos modelos clínicos para provar que havia evidências de melhora produzida pela psicoterapia, há uma questão importante para o desenvolvimento científico e o controle ético. Saber as variáveis que afetam o desenrolar da psicoterapia torna possível direcionar as intervenções e a atenção para processos que façam sentido para o cliente e o terapeuta em conjunto, fazendo melhor uso de seu tempo, esforços e análises, sem que se deixe de pensar em uma relação genuína de confiança mútua. Sem perder de vista a individualidade das teorias, mas compreendendo a maneira como elas identificam os fatores comuns, pode-se potencializar a efetividade das intervenções.

ESTUDO DE CASO CLÍNICO

Vamos analisar com um exercício prático a presença desses fatores no processo psicoterapêutico. Apresentaremos o caso fictício da cliente Bruna, com perguntas ao final para nortear a reflexão acerca dos fatores comuns.

Bruna, 20 anos, chegou à terapia por indicação de sua mãe. Na primeira sessão, ela demonstrou incômodo por estar ali, descrevendo repetidas vezes que a mãe insistira para que ela começasse a terapia por achar que precisava de ajuda com sua ansiedade para fazer provas na faculdade, que a impedia de tirar boas notas. Ainda que com certa relutância e de forma emocionalmente distanciada, Bruna contou sua história.

A cliente ingressou na faculdade de letras logo após o término do ensino médio, por ser um curso que era compatível com seu desempenho acadêmico e não por ser sua profissão de interesse. Na verdade, seu objetivo era estar em uma universidade pública, sonho que a mãe sempre teve para a filha. Bruna conta que desde criança a mãe falava sobre a universidade em que estudou e dizia que ela também estudaria lá, "estava destinada a isso".

O primeiro ano não foi como o esperado. Ela teve dificuldade de se adaptar à cidade por ser pequena e interiorana, um ambiente completamente oposto ao da capital onde morava. Além disso, não conseguia desenvolver novas relações com as quais se identificasse ou conseguisse se sentir confortável. Suas notas oscilaram muito, pois tinha dificuldade de prestar atenção nas aulas ou mesmo de frequentá-las.

Quando voltava, nos finais de semana, para sua cidade natal, passou a ter crises de ansiedade sempre que pensava sobre a hora de retornar para a universidade. Ao ouvir isso, a terapeuta procurou explorar um pouco mais o contexto em que as crises de ansiedade se davam e tentou investigar a rede de apoio de Bruna. O pai da cliente não pareceu estar muito presente; estava sempre em casa mas, segundo ela, "ficavam cada um na sua". Ela tem uma irmã mais nova, de 13 anos, com quem divide poucos momentos do dia. As duas assistem a séries juntas, mas Bruna não sabe muito sobre a vida da irmã e vice-versa. Quando tinha crises de ansiedade, ela ficava em seu quarto com a porta fechada e tentava esconder o choro de todos. Após responder às perguntas, a cliente ficou em silêncio. A terapeuta percebeu que Bruna não mencionou a mãe, então o seguinte diálogo se seguiu:

T: E a sua mãe, Bruna? Como ela vê tudo que tem acontecido com você?

Bruna dá de ombros.

C: Minha mãe fala que tem orgulho de mim.

T: Ah, é? E como você se sente quando a sua mãe te elogia?

Bruna olha para baixo.

C: Não é pra mim que ela fala, só para os outros. Quando ela fala comigo, ela só pergunta por que eu não estudo mais para melhorar as minhas notas.

T: Entendo... E como você se sente quando ela te pergunta isso?

Bruna para de responder e volta para o silêncio.

T: É difícil para você falar sobre isso?

C: Sei lá. Não vejo muito sentido. [Pausa.] Quero falar sobre o meu objetivo aqui.

T: Qual o seu objetivo aqui?

C: Me consertar pra voltar pra faculdade e não sentir mais ansiedade.

Por um mês, durante as sessões, Bruna não se engajava em perguntas da terapeuta, falava de forma repetitiva, contando que não estava feliz na universidade, que a mãe questionava suas notas, que se sentia ansiosa e que queria se "consertar", pedindo da terapeuta intervenções sempre resolutivas.

Durante as férias de final de ano, voltou para sua casa e nas sessões seguintes passou a relatar estar bem. Entretanto, no início do ano, quando se aproximava do reinício das aulas, as crises retornaram, ela passou a ficar mais isolada no quarto por consequência e as sessões voltaram para a repetição da queixa e da necessidade de rápida resolução.

Vamos praticar

Responda a cada uma das questões. Observe que tratam-se dos fatores comuns discutidos até o momento, evidenciando como podemos observar a ocorrência deles durante um atendimento.

- No caso apresentado, como você vê o estabelecimento da relação terapêutica com a cliente?
- Existem técnicas ou habilidades que podem ser treinadas para fortalecer a relação?
- Como estão as expectativas da cliente desse caso quanto ao processo?
- Como isso é ou pode ser discutido em terapia?
- Quais técnicas você utilizaria para analisar e intervir no caso?
- Existem fatores externos que participaram do processo de mudança da cliente?

Discussão

Atentar para os fatores comuns pode trazer resultados mais promissores. Veja o caso da cliente Bruna analisado segundo os aspectos a seguir.

Podemos observar que Bruna reage pouco às tentativas de explorar sua fonte de sofrimento e de compreender melhor qual seria sua demanda. A cliente mantém uma postura resolutiva, a mesma que demanda da terapeuta. Não parece haver uma relação significativa entre a cliente e a terapeuta, talvez pelo pouco tempo de processo terapêutico, pelo fato de a cliente não se sentir acolhida ou por haver uma expectativa irreal sobre o processo.

É importante verificar, como terapeuta, se a postura adotada tem sido a mais acolhedora para a cliente. Em alguns momentos, podemos, sim, fazer mais solicitações de reflexão, mas essa não é a única intervenção possível. Pedir uma descrição de sentimentos não parece funcionar no caso de Bruna, a julgar pelas perguntas ignoradas. Em vez disso, podemos fazer descrições da situação como observamos e embarcar em estratégias para as crises de ansiedade, o que se aproxima mais dos objetivos da cliente e pode ser um fortalecedor do vínculo. Como descrevem Isolan et al.,[16] o vínculo é uma conexão afetiva formada quando nos juntamos com um propósito, nesse caso de implementação de estratégias terapêuticas, e tem relação com o acordo de objetivos comuns entre terapeuta e cliente.

Exemplificada na fala sobre seu objetivo ser "me consertar pra voltar pra faculdade e não sentir mais ansiedade", que pode ser até mesmo mais evidenciada por uma necessidade da mãe do que dela própria, vemos uma expectativa que não há como ser atingida da forma como se apresenta. Não há nada para consertar. Bruna está em sofrimento por estar em um contexto que demanda muito e não se vê pertencente ou com propósito. A ansiedade é uma reação ao que Bruna está vivendo e, apesar de existirem exercícios para lidar com as crises de ansiedade, é necessário fazer uma reflexão e uma reavaliação do que causa esse nível de sofrimento. A crise e o mal-estar não serão resolvidos sem que outras coisas na vida de Bruna também mudem. Portanto, isso deve ser discutido em terapia com o objetivo de sair da dimensão irreal e auxiliar a cliente a nomear mudanças possíveis, como aprender a lidar com as crises de ansiedade e entender os sentimentos e comportamentos associados à ideia de precisar ser consertada.

No entanto, ainda que o objetivo final do processo psicoterapêutico de Bruna seja a discriminação do que está lhe causando sofrimento, é necessário pensar que Bruna talvez ainda não esteja pronta para perguntas tão diretas sobre seus sentimentos e que um processo de modelagem em relação ao seu relato seja o ideal. Assim como as expectativas do cliente precisam ser discutidas e manejadas, nós, como terapeutas, precisamos fazer o mesmo com as nossas, e é nesse momento que as características pessoais do terapeuta, nossas exigências, dificuldades e facilidades, também deverão ser levadas em consideração quando os objetivos terapêuticos forem estabelecidos.

É perceptível que ao longo da descrição do caso houve um momento de alívio das queixas da cliente, que estava se sentindo mais ativa e feliz. Podemos observar a ocorrência de mudança por fator externo nesse exemplo. Retornar para casa nas férias não era uma estratégia que colocou em prática ou uma intervenção proposta, apenas o curso do ano letivo que influenciou na maneira como se comportava, possibilitando maior acesso a reforçadores.

Esse exercício prático não tem por objetivo a análise profunda do caso. Na verdade, espera-se que, ao final das perguntas e após a leitura da discussão, fique mais fácil compreender o que são fatores comuns, como eles ocorrem durante um caso e por que podem influenciar a condução e a maior efetividade das intervenções.

Como você pode ter observado no caso de Bruna, nem sempre conseguimos distinguir os fatores entre si, devido à forte correlação entre eles e pelo fato de o processo psicoterapêutico ser um processo complexo. Conforme evidenciado anteriormente, cerca de 30% do processo é atribuído à relação de qualidade entre cliente e terapeuta e 15% se dá pela expectativa do cliente. Todavia, a expectativa e a relação podem caminhar juntas, sendo afetadas mutuamente.

Bordin[17] fala sobre a aliança formada entre terapeuta e cliente, que passa pelo acordo em prol da mudança, mas também pelo consenso entre as metas estabelecidas em terapia. Essa aliança pode ser facilitada pelo interesse do cliente em estar na terapia, assim como por perceber o alívio precoce de alguns sintomas e, principalmente, pelas habilidades do terapeuta em estabelecer esse vínculo.

CRÍTICAS AO MODELO DOS FATORES COMUNS

Ainda que os resultados da interferência dos fatores comuns no processo psicoterapêutico tenham se mostrado relevantes, é necessário pontuar aqui as críticas feitas ao modelo. Partindo do apanhado histórico feito por Leonardi e Meyer,[18] podemos compreender que as críticas centrais foram estabelecidas por razões metodológicas e empíricas. Um primeiro ponto levantado pelos autores é o de que o modelo ignora características específicas do cliente atendido, visto que, diante da possibilidade de diagnósticos psiquiátricos presentes ou até pela diversidade de demandas do cliente, pode ser que algumas terapias tenham mais efeito do que outras.

Além disso, a outra tese defendida é a de que as diferentes abordagens têm efeito por suas particularidades (procedimentos, técnicas e estratégias) e não necessariamente pelo que compartilham em similaridade. Dentro dessa movimentação, a prática baseada em evidências surgiu como uma forma de buscar as especificidades empíricas, indo na contramão dos fatores comuns.[18]

Outros aspectos contrários que podemos considerar são apontados no capítulo produzido por Isolan et al.,[16] como a pouca presença dos fatores comuns nas pesquisas sobre eficiência e eficácia das psicoterapias e a não concordância sobre quais seriam esses fatores, uma vez que cada autor produziu seus próprios conceitos e categorias de fatores comuns. Além disso, a definição dos aspectos comuns e o estabelecimento de porcentagem para as mudanças podem dar a entender que são os únicos fatores responsáveis pela capacidade de promover resultados, o que pode ser visto por alguns como uma restrição do entendimento do efeito da psicoterapia. Se esse cenário for tomado como regra, pode desestimular o aprimoramento das técnicas por não surtirem grande efeito na mudança, não mais significativo que os efeitos da relação terapêutica.

Honda e Yoshida,[19] por sua vez, levantam a questão de que até o momento de sua publicação não havia muitos artigos que trouxessem dados embasando a teoria dos fatores comuns e que oferecessem informações sobre o porquê das mudanças e melhoras apresentadas pelos clientes e sobre os processos envolvidos. Sua sugestão para a resolução desse problema foi o investimento em pesquisas de processo terapêutico e de processo de mudança. As pesquisas de processos, segundo as autoras Honda e Yoshida, conta com uma característica fundamental, que auxilia na produção de evidências por meio do processo: "Nesse tipo de pesquisa, é comum o uso de instrumentos e procedimentos de análise para dar suporte à avaliação e à observação do que ocorre dentro e ao longo das sessões psicoterapêuticas, com o intuito de prover ou explicar as relações causais nos resultados terapêuticos".[19]

O que tais críticas deixam claro é que ainda não há consenso em relação aos fatores comuns e sobre quais seriam eles. Interessante, diante desse cenário, seriam novas e mais pesquisas que pudessem promover maior compreensão e, quem sabe, acordo entre os defensores e os críticos do modelo.

CONSIDERAÇÕES FINAIS

Iniciada com o questionamento sobre a eficácia das psicoterapias, a pesquisa sobre os fatores que influenciam o processo terapêutico culminou no modelo dos fatores comuns: fatores que afetam o processo terapêutico independentemente da abordagem seguida. Como descrito por Thomas,[1] todas as terapias têm aspectos compartilhados que interferem na evolução dos casos. Seja na teoria de Rosenzweig,[2] Lambert,[3] Miller et al.[4] ou Wampold,[5] os fatores comuns ressaltam sempre a participação da aliança estabelecida entre a díade terapeuta-cliente, das características, especificidades de contextos e expectativa do cliente e das características, habilidades e expectativas do terapeuta.

O objetivo deste capítulo não é que a participação das abordagens e técnicas específicas seja desconsiderada quando falamos em sucesso terapêutico; muito pelo contrário: as próprias pesquisas citadas fazem menção à sua participação. Toda pesquisa e dado produzido devem ser considerados.

Em um momento em que muitos movimentos sobrepõem a produção de evidências relacionadas a abordagens específicas a qualquer outro tipo de estudo, este capítulo tenta promover uma discussão a fim de entender que é necessária a compreensão mais global desse processo. Para além das técnicas, que outros fatores participam do processo? Em que medida a aliança terapêutica é importante? Como se fazem presentes as habilidades e especificidades do terapeuta? Como considerar as características específicas de cada cliente em uma formulação de caso, antes da aplicação de um protocolo?

Não há processo terapêutico sem a presença dos fatores comuns, assim como não podemos ignorar os dados robustos já produzidos em termos de intervenções e o conjunto de técnicas propostas por cada abordagem. Aliando a clínica à pesquisa, poderíamos aprofundar o estudo dos fatores comuns, seja para corroborar seus apontamentos ou para oferecer novas compreensões sobre a eficácia em psicoterapia.

REFERÊNCIAS

1. Thomas ML. The contributing factors of change in a therapeutic process. Contemporary Family Therapy. 2006;28(2):201-10.
2. Rosenzweig S. Some implicit common factors in diverse methods of psychotherapy. Am J Orthopsychiatry. 1936;6(3):412.
3. Lambert M. Psychotherapy outcome research: implications for integrative and eclectic therapists. In: Norcross JC, Goldfried MR. Handbook of psychotherapy integration. New York: Basic Books; 1992. p.94-129.
4. Miller SD, Duncan BL, Hubble MA. Escape from Babel: toward a unifying language for psychotherapy practice. Adolescence. 1997;32(125):247.
5. Wampold BE. How important are the common factors in psychotherapy? An update. World Psychiatry. 2015;14:270-7.
6. Sprenkle D, Blow A. Common factors and our sacred models. J Marital Fam Ther. 2004;30:113-29.
7. Elliott R, Bohart AC, Watson JC, Greenberg LS. Empathy. Psychotherapy. 2011;48(1):43.
8. Farber BA, Doolin EM. Positive regard. Psychotherapy. 2011;48(1):58.
9. Greenberg RP, Constantino MJ, Bruce N. Are patient expectations still relevant for psychotherapy process and outcome?. Clin Psychol Rev. 2006;26(6):657-78.
10. Constantino MJ, Arnkoff DB, Glass CR, Ametrano RM, Smith JZ. Expectations. J Clin Psychol. 2011;67(2):184-92.
11. Arnkoff DB, Glass CR, Shapiro SJ. Expectations and preferences. In: Norcross JC. Psychotherapy relationships that work: therapist contributions and responsiveness to patients. Oxford: Oxford University Press; 2002. p.335-56.
12. Benish SG, Quintana S, Wampold BE. Culturally adapted psychotherapy and the legitimacy of myth: a direct-comparison meta-analysis. J Couns Psychol. 2011;58(3):279.
13. Hubble MA, Duncan BL, Miller SD. The heart and soul of change. Washington: APA; 1999.
14. Baldwin SA, Imel ZE. Therapist effects: findings and methods. In: Barkham M, Lutz W, Gastonguay LG. Bergin and Garfield's handbook of psychotherapy and behavior change, 6. New Jersey: Wiley; 2013. p.258-97.

15. Eysenck HJ. The effects of psychotherapy: an evaluation. J Consult Psychol. 1952;16:319-24.
16. Isolan L, Pheula G, Cordioli AV. Fatores comuns e mudanças em psicoterapia. Psicoterapias: Abordagens Atuais. Porto Alegre: Artmed; 2008; p.58-73.
17. Bordin ES. The generalizability of the psychoanalytic concept of the working alliance. Psychotherapy: theory, research & practice. APA. 1979;16(3):252-60.
18. Leonardi JL, Meyer SB. Prática baseada em evidências em psicologia e a história da busca pelas provas empíricas da eficácia das psicoterapias. Psicologia: ciência e profissão. 2015;35:1139-56.
19. Honda GC, Yoshida EMP. Mudança em psicoterapia: indicadores genéricos e eficácia adaptativa. Estudos de Psicologia (Natal). 2013;18:589-97.

2

O papel do terapeuta na melhora clínica: o que torna alguns terapeutas mais eficazes do que outros?

Julia Cafalli Favati
Daniel A. Assaz
Mariana Salvadori Sartor

INTRODUÇÃO

Com o advento da psicoterapia como intervenção de promoção de bem-estar psicológico e qualidade de vida, a primeira pergunta que essa prática precisou responder foi: ela é efetiva? As provocações iniciais da revisão de Eysenck,[1] segundo as quais a psicoterapia não seria melhor do que a passagem do tempo, tiveram fortes repercussões na área. Elas impulsionaram uma nova geração de pesquisadores a buscarem evidências empíricas sobre a efetividade da prática.[2,3] Essas pesquisas forneceram um resultado inequívoco e robusto nas décadas subsequentes: sim, a psicoterapia funciona.[4]

Então, uma segunda questão enfrentada por pesquisadores e clínicas foi identificar quais variáveis contribuem para o impacto positivo da psicoterapia. Em outras palavras, se ela funciona, *como* ela funciona? Essa pergunta sobre o processo da psicoterapia e seus mecanismos de mudança deu início a um grande debate (tão atual e polêmico quanto há quatro décadas), com duas grandes perspectivas em constante embate argumentativo.[5]

De um lado, há os defensores de que **fatores específicos** de determinadas intervenções e modalidades terapêuticas são responsáveis pela eficácia do tratamento. Isso impulsionou a construção de uma força-tarefa da divisão 12 da American Psychological Association (APA) para identificar e disseminar tratamentos empiricamente sustentados.[6] Do outro lado existem aqueles que argumentam a favor de que a psicoterapia funciona por causa de **fatores comuns** entre as diferentes modalidades. Por sua vez, isso levou à criação de outra força-tarefa, da divisão 29 da APA, para identificar e disseminar elementos da relação terapêutica e características dos clientes relacionados à melhora clínica.[7,8] Ambas as perspectivas acumularam evidências empíricas favoráveis e limitações ao longo das décadas.[9]

Enquanto esse debate entre defensores dos fatores específicos e dos fatores comuns continuava, ambos os lados pareciam adotar o pressuposto da uniformidade entre terapeutas.[10] Ao enfatizar o impacto da modalidade terapêutica, da relação terapeuta-cliente e de características do cliente sobre a eficácia da psicoterapia, esses pesquisadores negligenciaram o papel que terapeutas específicos têm no desfecho clínico, criando uma grande lacuna na literatura da área.[5,11] O termo efeitos do terapeuta, segundo Lutz e Barkham,[12] refere-se à contribuição que pode ser atribuída ao terapeuta quando avaliada a eficácia de uma intervenção psicoterapêutica.[12]

Contrariamente ao pressuposto da uniformidade, avaliar e compreender a contribuição do terapeuta para a eficácia do processo terapêutico implica que há variabilidade entre psicólogos clínicos.[11] Em outras palavras, existem terapeutas que, em média, tendem a produzir melhoras clínicas mais significativas e/ou ajudar um conjunto maior de clientes do que outros. Tal variabilidade é frequentemente esquecida ou negligenciada em estudos que focam a avaliação da eficácia de intervenções específicas para determinado perfil de cliente.

Todavia, há relatos dessa variabilidade entre terapeutas desde a década de 1970, com Ricks[13] comparando o desempenho de dois clínicos responsáveis por fornecer ajuda psicológica a 28 jovens vulneráveis. Os clientes tratados pelo terapeuta denominado "excepcional" forneceram avaliações mais positivas do profissional e tiveram significativamente menos sintomas psicóticos em longo prazo. Com o passar do tempo, um conjunto progressivamente maior de pesquisas tem demonstrado essa variabilidade entre terapeutas (p. ex., Okiishi et al.,[14] Saxon e Barkham,[15] Wampold e Brown[16]), culminando em revisões que concluem que, ao comparar os desempenhos de certos clínicos com um conjunto de clientes com os de outros clínicos e seus respectivos clientes, os efeitos do terapeuta são claros e robustos.[17,18] Esses efeitos parecem ser ainda mais pronunciados quando terapeutas trabalham com clientes com sintomas psicológicos graves[11] e culturalmente diversos, especialmente quando pertencem a grupos minoritários.[19]

Diante desses dados, é necessário relembrar que o processo terapêutico envolve no mínimo duas pessoas, e que o terapeuta também é parte fundamental do processo.[20,21] Surge, então, a questão: o que torna alguns terapeutas mais eficazes do que outros? Essa pergunta é difícil de ser respondida devido aos desafios de isolar as características exclusivamente inerentes à pessoa do terapeuta que contribuem para a melhora clínica. Porém, ainda que essa literatura seja incipiente e heterogênea em relação ao tamanho dos efeitos do terapeuta e das variáveis que o explicam, algumas respostas começam a emergir da pesquisa empírica.[19,22-24]

No presente capítulo, elas foram divididas em quatro grandes conjuntos de características, com o objetivo de informar clínicos e contribuir para seu aperfeiçoamento profissional e, consequentemente, nos impactos que terão em seus respectivos clientes. Em geral, terapeutas mais eficazes tendem a definir objetivos e tarefas de modo colaborativo com o cliente; a demonstrar confiança na condução do processo; a serem responsivos na interação com o cliente; e a serem autocríticos. É interessante o fato de que essa lista pode subverter algumas expectativas, indo no sentido contrário a características que algumas pessoas poderiam acreditar estarem associadas a um melhor desempenho. Por exemplo, não há evidências de que variáveis demográficas (como idade e gênero), orientação teórica e experiência clínica contribuam para efeitos do terapeuta. Na sequência, essas quatro características de terapeutas eficazes, frequentemente negligenciadas em livros e treinamentos, serão apresentadas.

CARACTERÍSTICA 1: O TERAPEUTA DEFINE OBJETIVOS E TAREFAS

Uma forte aliança terapêutica é um dos mais robustos e consistentes preditores de melhora clínica no processo terapêutico.[25] Ademais, existem evidências de que a figura do terapeuta é uma parte significativa desse efeito: terapeutas eficazes tendem a construir, na média, uma boa aliança terapêutica com uma grande variedade de clientes.[26-27]

A aliança terapêutica é usualmente definida por três elementos, como uma relação entre terapeuta e cliente baseada em um forte **vínculo** entre ambos, no qual ambos buscam de modo colaborativo atingir **objetivos** previamente acordados por meio de **tarefas** alinhadas entre eles.[28] Isso significa que um elemento central para a construção e a manutenção de uma forte aliança é que terapeuta e cliente tenham definido e estejam de acordo a respeito de quais seriam os objetivos do processo terapêutico, que caracterizariam a melhora clínica (i.e., onde queremos chegar?), e os métodos pelos quais estes serão alcançados (i.e., como chegaremos lá?).

A ênfase no caráter colaborativo da aliança terapêutica implica que a definição de objetivos e tarefas não pode ocorrer de modo unilateral por parte do terapeuta. Obviamente, este pode utilizar seus conhecimentos e experiência clínica para propor objetivos e tarefas que, em sua experiência e informado pelos conhecimentos da psicologia, ajudarão o cliente a ter uma vida com maior qualidade e significado. Porém, é necessário que o cliente esteja de acordo para que a aliança permaneça sólida e que as tarefas sejam realizadas em prol dos objetivos alinhados. Nesse sentido, torna-se importante que o terapeuta seja claro sobre os objetivos e tarefas da terapia, discutindo tais pontos de modo aberto e honesto com o cliente.[23] Desse modo, o alinhamento de objetivos e tarefas intersecta com outra característica de terapeutas efetivos discutida na sequência: a capacidade de ser responsivo, estando sensível ao cliente e variando seu comportamento de acordo com o momento.

Em alguns casos, esse alinhamento pode ser mais simples. Em outros, cliente e terapeuta podem discordar dos objetivos: um membro da díade pode conceber o objetivo proposto pelo outro como um efeito ou consequência de um problema mais amplo ou mais importante; como um objetivo que, se atingido, irá contribuir para aumentar o sofrimento do cliente; ou, simplesmente, como um objetivo inalcançável. De modo semelhante, terapeuta ou cliente podem divergir em termos das tarefas, compreendendo os métodos sugeridos pelo outro como inefetivos ou impossíveis de serem realizados. Isso pode se referir a uma atividade específica (p.ex., realizar um exercício em sessão, enfatizar um assunto no diálogo ou completar uma tarefa de casa) ou à forma de abordar a questão (p.ex., intervenções mais analíticas ou experienciais, ênfase em problemas atuais ou questões da história de vida). Esse ponto se interconecta com uma segunda característica de terapeutas efetivos, abordado na sessão seguinte: a capacidade do terapeuta em demonstrar confiança.

Inclusive, discordâncias sobre objetivos e tarefas são um dos principais sinais de que há uma ruptura na relação terapêutica.[29,30] Felizmente, quando isso ocorre, um processo de reparação da ruptura e realinhamento entre terapeuta e cliente é possível e passível de ser aprendido por terapeutas,[31] contribuindo para refortalecer a aliança terapêutica e, com ela, os seus benefícios para a melhora do cliente. Parte essencial desse processo envolve assumir corresponsabilidade e empatizar com o outro, elementos essenciais do quarto grupo de características de terapeutas efetivos descritos neste texto: a autocrítica.

CARACTERÍSTICA 2: O TERAPEUTA DEMONSTRA CONFIANÇA NA CONDUÇÃO DO PROCESSO

Na seção anterior foi explicitado como a capacidade do terapeuta de entrar em sintonia com o cliente sobre onde eles querem chegar (i.e., objetivos) e como eles farão isso (i.e., tarefas) é uma característica de terapeutas efetivos. Esse alinhamento permite que ambos visualizem o caminho à frente. Porém, eles serão capazes de percorrê-lo juntos? Responder a essa questão positivamente significa que o clínico é capaz de demonstrar confiança na condução do processo terapêutico e transmiti-la ao cliente. Para Ackerman e Hilsenroth,[22] a capacidade do terapeuta de incutir confiança dentro da relação terapeuta-cliente é essencial para o sucesso do processo.

Demonstrar e transmitir confiança no processo terapêutico dependem de componentes intrapessoais e interpessoais do terapeuta. Em primeiro lugar, uma formação sólida em princípios psicológicos e prática clínica, experiências prévias de sucesso, a elaboração de uma boa conceituação de caso e o auxílio da literatura científica e de outros profissionais, como supervisores, são fatores importantes que contribuem para o desenvolvimento da autoconfiança do terapeuta. Em segundo lugar, clínicos devem ser capazes de comunicar e incutir essa confiança no cliente. Esse aspecto interpessoal demanda que o terapeuta seja honesto, verbalmente fluente e persuasivo, de modo a transmitir claramente suas expectativas positivas de que o cliente é capaz de ter melhoras significativas e de que o processo terapêutico o ajudará nessa jornada.[22,23]

Em última instância, essas habilidades sociais facilitadoras almejam favorecer a credibilidade do tratamento e a expectativa de resultados positivos no cliente. Os dois conceitos são interconectados, mas podem ser distinguidos na medida em que o primeiro descreve a percepção do paciente sobre quão lógico, adequado e eficaz será a intervenção,[32] enquanto o segundo se refere ao prognóstico pessoal do cliente sobre como ele responderá a um tratamento pelo qual irão passar.[33] As expectativas de resultados positivos dependem da credibilidade da intervenção e, por sua vez, ambos são influenciados pela capacidade do terapeuta de comunicar que o cliente é capaz de se desenvolver e de que o terapeuta (e a intervenção oferecida) serão efetivos em ajudá-lo.

CARACTERÍSTICA 3: O TERAPEUTA É RESPONSIVO NA INTERAÇÃO COM O CLIENTE

Previamente, foi mencionado que o alinhamento de objetivos e tarefas é componente essencial da aliança terapêutica e característica de terapeutas efetivos. O terceiro elemento da aliança terapêutica é o vínculo entre terapeuta e cliente.[28] De modo similar, estabelecer um bom vínculo terapêutico, criando uma conexão forte, íntima e genuína, é uma característica de terapeutas efetivos.[22] Para que isso ocorra, é necessário que o terapeuta seja responsivo ao cliente em sessão.

Responsividade é um termo recorrente na psicologia, oriundo de estudos etológicos sobre a interação cuidador-criança e posteriormente transposto e adaptado ao contexto clínico.[34] Em psicoterapia, responsividade pode ser definida como a capacidade de responder de modo contíguo e contingente às necessidades do cliente no contexto do momento de sessão e do processo terapêutico como um todo.[34] Isso significa que o terapeuta deve tomar decisões sobre o que responder ao cliente e quando fazê-lo.[35]

Para isso, o clínico deve estar atento e conectado à pessoa à sua frente: é necessário que o terapeuta esteja interessado e aberto ao cliente, buscando compreendê-lo e aceitá-lo em sua totalidade.[23] Essa presença e, consequentemente, sensibilidade ao outro permitirão ao terapeuta conhecer o cliente, fornecendo informações que serão indispensáveis para sua tomada de decisão momento a momento.[36]

Uma vez que o terapeuta está presente e em sintonia com o cliente, deve escolher como agir a cada situação. Como cada cliente é único e cada interação traz consigo novidades, o responder do terapeuta deve variar, de modo que ele faça uso de toda a sua caixa de ferramentas de intervenções (como solicitar reflexões, dar recomendações ou fornecer interpretações) ao longo do processo.[37,38] Caso essa escolha inclua posturas calorosas e emocionalmente expressivas, no qual ele demonstre se importar com o bem-estar do cliente e querer ajudá-lo, haverá maior probabilidade de ele produzir um impacto positivo significativo no comportamento do cliente.[22,23]

A noção de responsividade implica que a relação terapêutica é uma via de mão dupla, que também terá efeitos na pessoa do terapeuta. Assim, terapeutas que se sentem confortáveis em relacionamentos a longo prazo e emocionalmente intensos, que são capazes de tolerar seus sentimentos negativos em relação ao cliente e que se permitem serem transformados por essa interação também tenderão a ser clínicos mais efetivos.[9,39,40]

CARACTERÍSTICA 4: O TERAPEUTA CONSEGUE SER AUTOCRÍTICO

A despeito da importância de o terapeuta demonstrar confiança na condução do processo, como mencionado anteriormente, terapeutas efetivos tendem a se questionar a respeito do serviço que estão oferecendo a seus clientes.[41] Ao longo de sua formação e prática, o terapeuta pode ter adquirido um conjunto de conhecimentos e habilidades clínicas capazes de ajudar seus clientes a atingir uma vida com qualidade e significado. Porém, isso não quer dizer que ele sempre sabe o que o cliente está passando e do que ele precisa no momento. Todos os terapeutas cometem erros, independentemente de sua capacidade e experiência.[42] Reconhecer que não é "a última bolacha do pacote" é um exercício de humildade e coragem do clínico, uma vez que implica reconhecer e admitir seus limites e falhas; sentir frustração e culpa por suas ações; e se vulnerabilizar diante de julgamentos de colegas de uma profissão que é feita em sigilo nas paredes do consultório e que tende a privilegiar casos de sucesso na comunicação em textos, aulas e congressos.

Entretanto, esse exercício tem enormes vantagens para o terapeuta disposto a ser autocrítico. Em primeiro lugar, ele estará em melhores condições para adotar uma postura aberta e flexível. Isso implica que o terapeuta está consciente e questionador de seu papel social e crenças, interessado e disposto a ouvir e aceitar o cliente, sendo respeitoso com sua subjetividade e diversidade, incluindo temas frequentemente considerados tabus em psicoterapia, como religião, preconceito e política.[9,43] Outra consequência é que o terapeuta está sensível às consequências de suas ações em sessão e disposto a aprender com o *feedback* do cliente, possibilitando assumir erros, pedir desculpas e modificar sua postura em sessão, seja mudando de opinião, reformulando a conceituação de caso, alterando suas estratégias de intervenção ou adaptando-as ao cliente à sua frente.[9,22,23]

Em segundo lugar, o clínico capaz de ser autocrítico terá maior probabilidade de buscar aprimorar e aperfeiçoar as habilidades terapêuticas ao longo de sua carreira profissional. Um dado alarmante é o de que uma grande parcela de terapeutas não se torna mais efetivo ao longo da carreira.[19,44] Entretanto, o engajamento em práticas deliberadas, nas quais há o treinamento de capacidades concretas e específicas para a condução de um bom processo terapêutico, caracterizado por tentativas repetidas com *feedback*, é capaz de aumentar a efetividade de clínicos ao longo do tempo.[45,46]

CONSIDERAÇÕES FINAIS

A partir do entendimento de que há variabilidade de efetividade entre terapeutas em produzir melhoras clínicas, é necessário identificar quais características tornam um terapeuta mais eficaz do que outro. Apesar de essa literatura ser incipiente, heterogênea e enfrentar desafios em isolar efeitos do terapeuta, algumas delas podem ser delineadas. Neste capítulo, essas características foram divididas em quatro grupos: definir objetivos e tarefas; demonstrar confiança na condução do processo; ser responsivo na interação com o cliente; e ser autocrítico.

O objetivo de apresentar esses quatro conjuntos de características é tornar o estudo da eficácia da terapia mais acessível e mais próximo do dia a dia do terapeuta, visando reduzir a lacuna entre pesquisa e prática em psicoterapia.

Discutir o efeito do terapeuta e o que torna um terapeuta eficaz é colocar o desenvolvimento de suas habilidades interpessoais no centro das discussões de ensino e pesquisa em psicoterapia.[47] Para além da formação teórica e técnica, a formação em psicoterapia deveria ensinar a importância dessas características e buscar praticar e aprimorar tais habilidades para que futuros terapeutas sejam mais efetivos em ajudar seus clientes que estão em sofrimento psicológico e buscando ajuda profissional.

REFERÊNCIAS

1. Eysenck HJ. The effects of psychotherapy: an evaluation. J Consult Clin Psychol. 1952;16:319-24.
2. Barlow DH, Boswell JF, Thompson-Hollands J. Eysenck, Strupp, and 50 years of psychotherapy research: a personal perspective. Psychotherapy. 2013;50(1):77-87.
3. Leonardi JL, Meyer SB. Prática baseada em evidências em psicologia e a história da busca pelas provas empíricas da eficácia das psicoterapias. Psicologia: ciência e profissão. 2015;35(4):1139-56.
4. Smith ML, Glass GV, Miller TI. The benefits of psychotherapy. The Johns Hopkins Baltimore: University Press; 1980.
5. Wampold BE, Imel ZE. The great psychotherapy debate: the research evidence for what works in psychotherapy. 2.ed. Oxfordshire: Routledge; 2015.
6. Chambless DL, Ollendick TH. Empirically supported psychological interventions: controversies and evidence. Annu Rev Psychol. 2001;52:685-716.
7. Norcross JC, Lambert MJ. Psychotherapy relationships that work: evidence-based therapist contributions. v.1. 3.ed. Oxford: Oxford University Press; 2019.
8. Norcross JC, Wampold BE. Psychotherapy relationships that work: evidence-based therapist responsiveness. v.2. 3.ed. Oxford: Oxford University Press; 2019.
9. Castonguay LG, Beutler LE. Principles of therapeutic change that work. Osford: Oxford University Press; 2006.
10. Kiesler DJ. Some myths of psychotherapy research and the search for a paradigm. Psychological Bulletin. 1966;65:110-36.

11. Barkham M, Lutz W, Lambert MJ, Saxon D. Therapist effects, effective therapists, and the law of variability. In: Castonguay LG, Hill CE. How and why are some therapists better than others? Understanding therapist effects. Washington: American Psychological Association; 2017. p.13-36.
12. Lutz W, Barkham M. Therapist effects. In: Cautin R, Lilienfeld S. Encyclopedia of clinical psychology. New Jersey: Wiley-Blackwell; 2015. p.1-6.
13. Ricks DF. Supershrink: methods of a therapist judged successful on the basis of adult outcomes of adolescent patients. In: Ricks DF, Roff M, Thomas A. Life history research in psychopathology. v.3. Minneapolis: University of Minnesota Press; 1974. p.275-97.
14. Okiishi J, Lambert MJ, Nielsen SL, Ogles BM. Waiting for supershrink: an empirical analysis of therapist effects. Clin Psychol Psychother. 2003;10:361-73.
15. Saxon D, Barkham M. Patterns of therapist variability: therapist effects and the contribution of patient severity and risk. J Consult Clin Psychol. 2012;80:535-46.
16. Wampold BE, Brown GS. Estimating variability in outcomes attributable to therapists: a naturalistic study of outcomes in managed care. J Consult Clin Psychol. 2005;73:914-23.
17. Baldwin SA, Imel ZE. Therapist effects: findings and methods. In: Lambert MJ. Bergin and Garfield's handbook of psychotherapy and behavior change. 6.ed. New Jersey: Wiley-Blackwell; 2013. p.258-97.
18. Johns RG, Barkham M, Kellett S, Saxon D. A systematic review of therapist effects: a critical narrative update and refinement to Baldwin and Imel's (2013) review. Clin Psychol Rev. 2019;67:78-93.
19. Wampold BE, Owen J. Therapist effects: history, method, magnitude and characteristics of effective therapists. In: Barkham M, Lutz W, Castonguay LG. Bergin and Garfield's handbook of psychotherapy and behavior change. 50th anniversary edition. New Jersey: Wiley-Blackwell; 2021. p.297-326.
20. Delitti M. A análise funcional: o cliente como foco de análise. In: Delitti M. Sobre comportamento e cognição: a prática da análise do comportamento e da terapia cognitivo-comportamental. v.2. São Paulo: ARBytes; 1997. p.37-44.
21. Tsai M, Kohlenberg RJ, Kanter JW, Kohlenberg B, Follette WC, Callaghan GM. A guide to functional analytic psychotherapy: awareness, courage, love and behaviorism. New York: Springer; 2009.
22. Ackerman SJ, Hilsenroth MJ. A review of therapist characteristics and techniques positively impacting the therapeutic alliance. Clin Psychol Rev. 2003;23(1):1-33.
23. Anderson T, Ogles BM, Patterson CL, Lambert MJ, Vermeersch DA. Therapist effects: facilitative interpersonal skills as a predictor of therapist success. J Clin Psychol. 2009;65:755-68.
24. Wampold BE, Baldwin SA, Holtforth MG, Imel ZE. What characterizes effective therapists? In: Castonguay LG, Hill CE. How and why are some therapists better than others? Understanding therapist effects. Washington: American Psychological Association; 2017. p.37-54.
25. Horvath AO, Del Re AC, Flückiger C, Symonds D. Alliance in individual psychotherapy. Psychotherapy. 2011;48(1):9-16.
26. Del Re AC, Flückiger C, Horvath AO, Symonds D, Wampold BE. Therapist effects in the therapeutic alliance-outcome relationship: a restricted-maximum likelihood meta-analysis. Clin Psychol Rev. 2012;32(7):642-9.
27. Del Re AC, Flückiger C, Horvath AO, Wampold BE. Examining therapist effects in the alliance-outcome relationship: a multilevel meta-analysis. J Consult Clin Psychol. 2021;89(5):371-78.
28. Horvath AO, Greenberg LS. Development and validation of the Working Alliance Inventory. J Consult Clin Psychol. 1989;36(2):223-33.
29. Safran JD, Muran JC. Resolving therapeutic alliance ruptures: diversity and integration. J Clin Psychol. 2000;56(2):233-43.
30. Safran JD, Muran JC, Samstag LW, Stevens C. Repairing alliance ruptures. Psychol Psychother: Theory Res Pract. 2001;38(4):406-12.
31. Safran JD, Muran JC, Eubanks-Carter C. Repairing alliance ruptures. Psychotherapy. 2011;48(1):80-7.
32. Constantino MJ, Coyne AE, Boswell JF, Iles BR, Vîslă A. Promoting treatment credibility. In: Norcross JC, Lambert MJ. Psychotherapy relationships that work: evidence-based therapist contributions. Oxford: Oxford University Press; 2019. p.495-521.

33. Constantino MJ, Vîslă A, Coyne AE, Boswell JF. Cultivating positive outcome expectation. In: Norcross JC, Lambert MJ. Psychotherapy relationships that work: evidence-based therapist contributions. Osford: Oxford University Press; 2019. p.461-94.
34. Kanamota PFC, Oliveira ACF, Morais WLS, Zamignani DR, de Almeida RBM, Ramos AC, et al. O conceito de responsividade na terapia analítico-comportamental e suas implicações para a pesquisa de processo-resultado. Perspectivas em Análise do Comportamento. 2019;10(1):114-28.
35. Hatcher RL. Interpersonal competencies: responsiveness, technique, and training in psychotherapy. Am Psychol. 2015;70(8):747-57.
36. Hayes JA, Vinca M. Therapist presence, absence and extraordinary presence. In: Castonguay LG, Hill CE. How and why are some therapists better than others? Understanding therapist effects. Washington: American Psychological Association; 2017. p.85-100.
37. Meyer SB. Análise de "solicitação de informação" e "recomendação" em banco de dados de terapias comportamentais. Tese de Livre-Docência. São Paulo: Instituto de Psicologia da Universidade de São Paulo; 2009.
38. Zamignani DR, Meyer SB. Comportamentos verbais do terapeuta no Sistema Multidimensional para a Categorização de Comportamentos na Interação Terapêutica (SiMCCIT). Perspectivas em Análise do Comportamento. 2011;2(1):25-45.
39. Fideles MND, Vandenberghe L. Psicoterapia analítica funcional feminista: possibilidades de um encontro. Psicologia: Teoria e Prática. 2014;16(3):18-29.
40. Vandenberghe L. Culture-sensitive functional analytic psychotherapy. The Behav Anal. 2008;31(1):67-79.
41. Nissen-Lie HA, Monsen JT, Ulleberg P, Rønnestad MH. Psychotherapists' self-reports of their interpersonal functioning and difficulties in practice as predictors of patient outcome. Psychother Res. 2013;23(1):86-104.
42. Kottler JA, Carlson J. Bad therapy: master therapists share their worst failures. Oxfordshire: Brunner-Routledge; 2003.
43. Hays PA. Addressing cultural complexities in practice: assessment, diagnosis, and therapy. Washington: American Psychological Association; 2008.
44. Goldberg SB, Rousmaniere T, Miller SD, Whipple J, Nielsen SL, Hoyt WT, et al. Do psychotherapists improve with time and experience? A longitudinal analysis of outcomes in a clinical setting. J Couns Psychol. 2016;63(1):1-11.
45. Chow DL, Miller SD, Seidel JA, Kane RT, Thornton JA, Andrews WP. The role of deliberate practice in the development of highly effective psychotherapists. Psychother. 2015;52(3):337-45.
46. Goldberg SB, Babins-Wagner R, Rousmaniere T, Berzins S, Hoyt WT, Whipple JL, et al. Creating a climate for therapist improvement: a case study of an agency focused on outcomes and deliberate practice. Psychother. 2016;53(3):367-75.
47. Anderson T, Hill CE. The role of therapist skills in therapist effectiveness. In: Castonguay LG, Hill CE. How and why are some therapists better than others? Understanding therapist effects. Washington: American Psychological Association. 2017; p.139-58.
48. Beutler LE, Malik M, Alimohamed S, Harwood TM, Talebi H, Noble S, et al. Therapist variables. In: Lambert MJ. Bergin and Garfield's handbook of psychotherapy and behavior change. 5. ed. New Jersey: Wiley; 2004. p.227-306.
49. Ericsson KA, Lehmann AC. Expert and exceptional performance: evidence of maximal adaptation to task constraints. Annu Rev Psychol. 1996;47:273-305.
50. Patterson GR, Forgatch MS. Therapist behavior as a determinant for client noncompliance: a paradox for the behavior modifier. J Consult Clin Psychol. 1985;53(6):846-51.

3

Fracassos terapêuticos: entre o imaginário e o real

Claudia Kami Bastos Oshiro
Joana Figueiredo Vartanian

INTRODUÇÃO

Diferenças entre terapeutas e possíveis impactos das múltiplas variáveis envolvidas na condução e produção de resultados positivos na psicoterapia têm sido discutidos ao longo do desenvolvimento da psicologia enquanto ciência, mais especificamente no campo da psicoterapia. De acordo com Beutler et al.,[1] há um considerável número de pesquisas sobre as variáveis do terapeuta que podem facilitar ou dificultar a produção de melhoras clínicas, como a presença efetiva (no momento presente) do terapeuta em sessão,[2] a responsividade ao comportamento do cliente, a habilidade em experienciar e comunicar empatia, genuinidade e autenticidade,[3] de regular emoções[4] e de desenvolver habilidades conceituais, culturais, relacionais e técnicas (ver capítulo 4).

Nessa discussão sobre o efeito das variáveis do terapeuta nos resultados clínicos, independentemente do ponto de desenvolvimento profissional em que o terapeuta esteja, uma variável que se destaca é a consciência que o terapeuta precisa ter sobre suas fortalezas e fraquezas na interação com seus clientes, partindo do pressuposto que cada cliente evocará no terapeuta comportamentos que podem facilitar (T2) ou dificultar (T1) o andamento do processo terapêutico[5] (ver capítulo 15).

Para que os terapeutas estejam cada vez mais atentos ao seu desempenho clínico, para além de aplicação de técnicas, pesquisas sobre medidas de eficácia do terapeuta sugerem que uma forma de alcançar melhores resultados se dá quando eles frequentam atividades de prática deliberada, isto é, um treino sistematicamente organizado para avaliar o repertório do terapeuta, identificar déficits e reservas comportamentais, treinar repertórios necessários e aumentar, assim, o desempenho.[6] Um estudo de Chow et al.,[7] por exemplo, apontou que o tempo gasto pelos terapeutas no engajamento na prática deliberada relacionada aos seus atendimentos foi significativamente associado aos resultados positivos de seus clientes.

Considerando a necessidade de identificar as variáveis críticas que interferem no desempenho do terapeuta, um tema pouco falado será abordado neste capítulo: erros, falhas, fracassos terapêuticos ou, simplesmente, dificuldades inerentes à prática clínica. Sabemos que há certa negligência ou, talvez, fuga/esquiva de enfrentar equívocos terapêuticos e, até mesmo, de lidar com o fracasso. Entretanto, na caminhada clínica, os erros estarão presentes em algum momento. Não há como se esquivar ou fugir deles se o psicoterapeuta lida com diferentes pessoas e problemas no exercício da profissão e também no seu cotidiano de vida. Nesse sentido, as falhas e dificuldades enfrentadas na prática clínica colocam os psicoterapeutas em um lugar interessante: de terapeutas imperfeitos, ou melhor, de terapeutas reais.

Para alguns psicoterapeutas, o sentimento de fracasso e de incompetência (produzidos por erros reais ou simplesmente pela autocrítica elevada – produzida por experiências na história de vida) pode ser extremamente aversivo e pode simplesmente afastá-los do que é valoroso nos atendimentos, ou seja, da melhora clínica dos clientes. Sabemos que, se o nosso comportamento for controlado primordialmente por reforçamento negativo, ou seja, por fuga/esquiva de estímulos aversivos, também nos esquivaremos de possíveis reforçadores positivos presentes na interação com o meio. Para outros, aqueles que são corajosos e flexíveis o suficiente para olhar para dentro de sessão e para si, pode indicar uma oportunidade de crescimento. Para os corajosos, resta olhar com franqueza para as contingências que vigoram no contexto da relação terapêutica, identificar as dificuldades e, percorrendo uma rota conectada aos valores de ser um bom psicoterapeuta, seguir calibrando as intervenções psicoterápicas de acordo com cada demanda apresentada.

POR QUE É IMPORTANTE PARA A PRÁTICA CLÍNICA REFLETIR SOBRE AS DIFICULDADES ENCONTRADAS NO EXERCÍCIO DA PROFISSÃO?

Para chegarmos a um lugar-comum na discussão de nossas dificuldades enquanto psicoterapeutas, precisamos considerar algumas contingências vividas na profissão. Por exemplo, psicoterapeutas vivem gerando expectativas sobre os clientes, a sociedade e, muitas vezes, deles próprios que geralmente são difíceis de cumprir. O terapeuta, o cliente e a intervenção perfeitos existem apenas no nosso imaginário. E, mais do que isso, a interação entre múltiplos fatores não permitirá que a idealização do terapeuta e da psicoterapia se concretize de alguma forma.

Outro cenário vivenciado pelos psicoterapeutas é a falta de literatura, relatos, exposições de colegas da profissão que contem suas dificuldades e equívocos cometidos ao longo de sua experiência clínica. Falhas, equívocos, dificuldades do terapeuta raramente são discutidos abertamente na literatura.[8] Depois de cometer um erro de análise ou um erro estratégico de planejamento de sessão, muitos de nós nos sentimos culpados, com vergonha e vulneráveis de expor o ocorrido publicamente. É bem desagradável mostrarmos nossas dificuldades, e certamente nos sentiremos desconfortáveis, uma vez que é difícil encontrar um público seguro, acolhedor e receptivo.

Certamente e infelizmente, alguns editores de periódicos científicos concordam que as imperfeições do terapeuta devem ser ignoradas, já que poucas pesquisas com resultados não significativos são publicadas. Existe uma taxa de rejeição consideravelmente maior para estudos que relatam resultados nulos e uma visão enviesada contra aqueles que lidam com resultados negativos.[9]

A busca por nos tornarmos um psicoterapeuta perfeito também é reforçada por alguns de nossos professores e supervisores que transmitem seus avanços brilhantes e casos perfeitos nos congressos da área, configurando um cenário de terapeutas que não erram ou que não perdem um cliente sequer.[10] Mesmo não sendo essa a intenção, a concepção de "casos e psicoterapeutas perfeitos" é criada a partir da contingência que vigora: ensinar estudantes e profissionais a atender relatando o que "deu certo". Poderia ser válida uma nota de rodapé nos *slides* ou uma fala de abertura que avise aos ouvintes de que aquele caso foi editado inúmeras vezes para chegar àquele formato didático da apresentação.

E, se não tirarmos dos "bastidores" os erros terapêuticos, continuaremos romantizando a psicoterapia como um contexto em que tudo dá certo, derivando uma relação de oposição do fazer psicoterápico: ou está certo, ou está errado. Ou seja, precisamos falar sobre erros, que precisam ser discutidos de maneira franca e aberta para que a realidade do trabalho com os clientes possa ser retratada com mais precisão e realidade, refinando os quesitos essenciais para o treinamento de psicoterapeutas.[10-12]

Diante desse panorama de "esconder" falhas terapêuticas, é importante pensarmos em outras contingências que também vigoram, por exemplo, políticas públicas criadas que, em muitos países, cobram por resultados mais rápidos e sem desperdício financeiro (análise de custo-benefício, isto é, da eficácia da terapia) pelas companhias de seguros, convênios de saúde, públicos específicos de consumidores e advogados.[13]

A psicoterapia, como a maioria das profissões de serviço, é orientada para o desempenho. Em um mercado competitivo em que há agências de saúde que regulam o direcionamento de verbas e capital, muitas especialidades e orientações teóricas estão competindo por espaço e os clientes estão se tornando consumidores mais críticos e mais exigentes sem, necessariamente, terem o conhecimento dos mecanismos de mudança clínica envolvidos em cada modelo psicoterápico.[14,15]

Obviamente, diante dessa contingência, é muito natural que os psicoterapeutas que não obtenham o sucesso estabelecido por diretrizes arbitrárias que definem o que é melhora na saúde mental do cliente tenham receio de procurar auxílio de seus pares para a discussão de casos clínicos, de expor suas vulnerabilidades e dificuldades na condução de uma terapia. De fato, não há como controlarmos como os nossos pares entenderão o nosso pedido de ajuda e o nosso relato das dificuldades no atendimento de determinados clientes.

PSICOTERAPIAS SÃO SEMPRE EFICAZES? OS FRACASSOS TERAPÊUTICOS

Como humanos, mas também como pesquisadores e clínicos, podemos aprender muito com nossos fracassos. Se considerarmos os estudos de resultados, nos quais a eficácia e a efetividade são expressas em termos de melhora média (alívio dos sintomas), teremos taxas de melhora que são altamente semelhantes em diferentes abordagens terapêuticas,[16] mas que ocultam a diversidade subjacente dentro dos grupos de tratamento. Por exemplo, embora muitas pessoas melhorem substancialmente ao longo da terapia, outras melhoram apenas levemente, não melhoram, ou mesmo pioram.[17] Em outras palavras, há sempre alguns participantes que não se beneficiam da terapia (ou seja, não apresentam sintomas de melhora ou piora). E por que devemos considerar os clientes que também não melhoraram no ensino da prática clínica?

A questão dos insucessos nos tratamentos psicoterápicos é importante, pois deles podemos inferir possíveis sinais que os antecedem e as melhores estratégias para lidar com eles. A partir desse conhecimento, há a possibilidade de derivar treinos de habilidades terapêuticas mais efetivos na formação de nossos colegas de profissão. Na psicoterapia, também estamos cientes do fato de que a quantidade de efeitos indesejados é muito semelhante a campos do conhecimento como a farmacoterapia. O número de pacientes que relatam esses efeitos está entre 3 e 15% dos casos.[18]

Infelizmente, a falha do tratamento recebeu pouca atenção dentro da literatura de pesquisa em psicoterapia. Em um estudo antigo sobre falhas de tratamento, Foa e Emmelkamp[19] especularam sobre o motivo de o tema ter sido amplamente ignorado. Uma das hipóteses consideradas foi a crença exagerada na premissa que contém a "verdade absoluta" ao ensinar sobre psicoterapia: se o terapeuta faz um diagnóstico preciso e uma formulação e análise do caso coerente, procedimentos apropriados serão aplicados, e o sucesso será inevitável. Será?

Em 2012, o estudo de Swift e Greenberg[20] sugeriu que aproximadamente 1 em cada 5 clientes ainda opta por encerrar a psicoterapia antes de sua conclusão. Da mesma forma, Lambert[21] demonstrou que 5 a 10% dos pacientes pioram na terapia e 35 a 40% dos participantes em ensaios clínicos não melhoram.

Posteriormente, na tentativa de derivar mais dados sobre os insucessos de intervenções e psicoterapias, várias dificuldades surgiram:

- As propostas metodológicas para estudar os efeitos positivos muitas vezes obscurecem os efeitos negativos.
- A complexidade do processo terapêutico.
- A falta de acordo sobre a definição e conceito de "falhas de tratamento".

De fato, o fracasso do tratamento tem sido usado como um termo genérico para uma ampla gama de efeitos indesejados da psicoterapia, como resistência, falta de mudança clínica do cliente, recaída e piora das condições e/ou sintomas do cliente.[22] Desafios adicionais ao medir o resultado e definir o sucesso e o fracasso terapêutico incluem: qual perspectiva está sendo usada (cliente, terapeuta ou pesquisador), que tipos de resultados são medidos, com quais instrumentos e metodologia, além do ponto temporal do processo terapêutico apropriado de monitoramento do resultado.

Outro cenário pouco estudado no campo da psicoterapia é sobre os possíveis efeitos colaterais de sua prática, justamente porque eles são pouco rastreados e coletados pelos profissionais de saúde, além de alguns assumirem que são eventos raros.[23] Por exemplo, uma revisão sistemática dos registros de ensaios clínicos sobre hipnose encontrou apenas alguns relatos de dados de efeitos colaterais dessa terapia.[24] No entanto, vários estudos sugeriram que entre 27 e 93% dos clientes experimentam pelo menos alguns efeitos indesejados de terapia no geral.[25,26]

Na última década, a psicoterapia foi considerada uma forma complexa de interação e que difere em alguns aspectos dos relacionamentos da vida cotidiana. Independentemente do método terapêutico específico, o papel do terapeuta é, de forma ampla, facilitar a mudança no cliente e melhorar seu funcionamento em sua vida cotidiana, de acordo com os objetivos do modelo clínico adotado. Na perspectiva do pesquisador, as falhas no tratamento têm sido relacionadas a processos interpessoais negativos em psicoterapia.[27] Além disso, rupturas não reparadas estão relacionadas à interrupção unilateral e ao abandono dos clientes.[28-30]

Um conjunto de variáveis também relevante que produzem resultados negativos e apontam para psicoterapias inefetivas pode estar relacionado a erros técnicos cometidos por psicoterapeutas (p. ex., escolha de intervenções inadequadas) ou condições psicopatológicas específicas dos clientes. Em estudos clínicos pioneiros, ambas as variáveis podem ser observadas: os fenômenos de transferência/contratransferência no caso de Anna O, de Breuer,[31] e o abandono do tratamento de Dora com Freud.[32]

Após seu estudo de erros terapêuticos comuns, Robertiello e Schoenwolf[33] concluíram que a maioria das falhas é causada pela falta de cuidado do clínico. Geralmente não é uma ausência deliberada ou displicente do cuidado, mas a existência de dificuldades construídas durante a história de vida do terapeuta que acabam sendo emitidas em sessão, na interação com clientes. Os autores concluem que "Nós, terapeutas, devemos reconhecer a existência e a persistência de uma grande quantidade de psicopatologia em nós mesmos e devemos abandonar nossa atitude defensiva. Devemos reconhecer o fenômeno da contratransferência como universal" (Robertiello e Schoenwolf,[33] p.286). Ou seja, as questões do terapeuta também são variáveis indispensáveis para que o processo terapêutico seja produtivo para o cliente e, como enfatizado anteriormente, o terapeuta é uma pessoa real que, apesar de dominar as habilidades teórico-conceituais e técnicas, são as habilidades interpessoais que farão a diferença na aplicação das intervenções e adesão ao tratamento.

A premissa deste livro é que aceitar o fracasso e os equívocos na condução da psicoterapia é essencial para o bem-estar do terapeuta e, portanto, para o processo terapêutico. Nosso foco está na experiência de fracasso do terapeuta e no aprendizado que emerge a partir de uma exploração dessa experiência subjetiva: como o terapeuta convive com e para além do fracasso.

Vamos para um depoimento de uma terapeuta real (Lila):

"Vou até a sala de espera e encontro um homem branco, em torno dos seus 40 anos, e o convido para seguirmos até minha sala. Ao começarmos a sessão, Alfredo desabafa: 'Estou aqui porque não sei quem eu sou. Me perdi. Minha esposa me diz que eu não sei nada sobre mim. Que nem sei falar sobre meus sentimentos. Bom, que nem sei perceber o que estou sentindo. Me sinto perdido. Minha vida não faz sentido'.

Enquanto eu o escutava, meus pensamentos flutuavam e me tiravam do momento presente porque meu parceiro estava vivendo uma situação semelhante à do cliente. Meu parceiro também sentia que a vida não fazia sentido e eu, como esposa, achava a mesma coisa que a esposa do meu cliente.

Minha autocrítica também não me deixava em paz. Ora ficava brava comigo por não estar totalmente conectada ao relato do cliente, ora me sentia impotente para lidar com essa queixa que eu estava evitando em casa. Ao terminar a sessão, outros pensamentos me invadiram: eu lembrava de todas as coisas ditas e das coisas que eu poderia ter dito ou feito melhor em sessão.

Ao sentar para preencher o prontuário desse novo cliente, me deparei com sentimentos de incapacidade, já que percebi que pouco sabia sobre a queixa trazida por ele. Minha experiência pessoal com meu parceiro estava 'entrando em sessão' também, e eu precisava separar as realidades e os contextos. Dada a falta de clareza na análise da queixa e as lacunas presentes no relato do cliente, dúvidas sobre o que fazer em sessão apareciam insistentemente.

Passei a lembrar de inúmeras falas de meus supervisores sobre a prática clínica em si: 'Você não deveria saber o que fazer num primeiro momento, mas vai conseguir ajudá-los no decorrer do processo psicoterápico' ou 'Não se apresse, você saberá o que está acontecendo eventualmente. A análise do caso ainda precisa ser feita'.

Na verdade, nunca senti muito conforto e tranquilidade com esses conselhos. Minha questão foi sempre tentar estar 100% no momento presente e saber, logo de início, o que fazer. Mesmo sabendo que é impossível atingir os 100%. Ninguém faz isso! Dúvidas são meu grande problema. Não saber o que fazer me traz sentimentos de incapacidade, medo, impotência, fracasso. Sentir que eu não sei ou que não vou conseguir ajudar me abala. Apego-me à crença de que devo trazer TODAS as minhas habilidades e aprendizado para me dar apoio no momento de sessão com cada cliente. Penso também que eu devo estar disposta a arriscar, a experienciar meus sentimentos e fazer um exercício de compreender quanto da minha história está pesando na minha profissão e, obviamente, lidar comigo como uma terapeuta real. Meu medo é saber que posso experimentar o sucesso, mas posso facilmente enfrentar o fracasso.

Olha a grande ambiguidade de tudo isso! Embora eu pense que o fracasso ou o sucesso no caso seja apenas meu (o que não é verdade), sei que o cliente também participa ativamente de seu processo. Não sou só eu na relação. Mas aí me cobro pensando: o cliente é o que tem tudo a ganhar ou a perder. Também sinto o peso da confiança depositada em mim e no meu trabalho, uma vez que o cliente me escolheu para ser sua psicoterapeuta acreditando que eu posso fazer a diferença na vida dele. Sinto o peso dessa confiança, sua presença e pressão, o que me faz estudar ainda mais e 'separar' muitos recursos terapêuticos possíveis.

Sei que, quanto mais tempo eu passo com meus clientes, mais eu tenho a noção do que está causando sofrimento neles, da análise do caso, do contexto dos sintomas físicos atuais, de sua história de vida, incluindo seus segredos mais sagrados. E, obviamente, também sei que vou conseguir ter clara a melhor maneira de ser útil para ele como terapeuta. Minha reputação, confiança e senso de competência parecem entrar em jogo com cada novo cliente que atendo. Parece que não fico muito sensível aos casos que terminam a terapia se sentindo bem, com resultados para além de sintomas, ou seja, positivos. Pergunto-me em cada caso novo: será que vou conseguir fazer de novo?".

No depoimento de Lila, podemos refletir sobre várias situações vividas por uma psicoterapeuta que, neste caso, recebe um cliente com queixa parecida com o problema que estava vivendo em sua vida pessoal. Além das semelhanças com os problemas de sua vida atual, a psicoterapeuta também externaliza muitos de seus pensamentos e sentimentos que apareceram em sessão diante do cliente. O interessante a notar é que podemos fazer inferências e até boas hipóteses sobre a história de vida dessa terapeuta e de como seu comportamento na interação com as pessoas foi modelado ao longo do tempo. Provavelmente uma pessoa fruto de um ambiente exigente, crítico, julgador, que a ensinou sobre o que é ter sucesso, o que é fracassar e o quanto ela é a única responsável em produzir esses resultados (responsabilização excessiva). Além de Lila ser uma mulher cis, que também sofreu (e ainda sofre) influência da cultura patriarcal e machista na qual foi criada e ainda vive. Dessa maneira, se não houver autoconhecimento da terapeuta nas suas relações com os clientes, muitas das suas dificuldades não serão apropriadamente endereçadas e prejudicarão a condução dos processos psicoterápicos (T1 ou dificuldades do terapeuta que ocorrem também na relação com o cliente).

Anos de experiência, além de supervisão, prática deliberada e psicoterapia pessoal, podem auxiliar o terapeuta a lidar com inúmeras questões evocadas em sessão diante de cada cliente, mas uma coisa é fato: a imperfeição é inerente ao nosso trabalho. Nas palavras de um psicanalista lutando para corresponder às suas próprias expectativas e às dos outros: "Todos nós sentimos que somos menos que perfeitos – porque nós simplesmente somos. Todos nós nos sentimos vulneráveis, porque a condição humana é vulnerável. Todos nós queremos mais do que possuímos – mais amor, mais dinheiro, mais prestígio, mais reconhecimento. Porque todo ser humano se sente limitado (e é limitado), ele procura alguém que torne sua vida tão perfeita quanto possível" (Strean e Freeman,[34] p.8). Apesar dessas expectativas irrealistas, a única escolha razoável é aceitar nossas imperfeições de lidarmos com a vulnerabilidade da condição humana.

Compartilhar as fraquezas e falhas do terapeuta oferece a cada um de nós uma rica oportunidade de aprendizado e crescimento que nos permitirão exercer nossa profissão de forma real, como psicoterapeutas reais, num possível acordo com a nossa falibilidade. A seguir há uma breve descrição de possíveis equívocos cometidos pelos mais diversos terapeutas e que serão aprofundados em capítulos subsequentes deste livro.

ASSUMIR RESPONSABILIDADE DEMAIS PELA MELHORA DO CLIENTE

Um dos temas mais comuns ao longo da experiência de terapeutas iniciantes é assumir total responsabilidade pela "cura" do cliente (ver capítulo 5). Depois de ouvir as preocupações iniciais do cliente, o terapeuta assume que sabe o que é melhor e começa um processo de coleta de dados e intervenções para realizar esse objetivo. Em vez de fornecer a oportunidade para o cliente agir, o terapeuta age, quase que sozinho. Essas ações do terapeuta podem incluir analisar e encontrar os recursos necessários para sua melhora presentes na comunidade, livros sobre temas-chave como alternativa para a psicoeducação, técnicas para determinadas condições psicológicas (p. ex., técnica de respiração para ansiedade) ou até mesmo fornecer interpretações equivocadas sobre a queixa apresentada.[35]

De um jeito metafórico, é como se o terapeuta mostrasse ao cliente um cardápio cheio de opções do que comer e ainda dissesse o que ele deveria comer. Por exemplo, muitos alunos estagiários no início da prática, diante de uma queixa de ansiedade, ensinam técnicas de respiração sem, ao menos, entender o contexto produtor de ansiedade.

Para citar um caso, vamos ao da terapeuta Heloísa, recém-formada em psicologia clínica, que trabalhava em uma agência comunitária de saúde mental. Ela estava aconselhando uma jovem que estava pensando em sair de um trabalho. Heloísa não apenas estruturou o diálogo de modo que a mulher estivesse convencida de que "pedir a conta" do trabalho era a melhor solução, mas, em seu zelo em ser útil, tomou todas as providências para que o passo a passo fosse realizado naquela semana. Ou seja, recomendações imprecisas devido a um sentimento intenso de responsabilidade em produzir melhoras "rápidas" da terapeuta, que podem causar dano ao cliente.

Declarações do tipo "Consegui que ele mudasse de emprego", "Finalmente a convenci deixar o namorado", "Eu a mantive viva depois que sua mãe morreu", refletem o senso de superimportância do terapeuta e o perigo inerente de estabelecer uma relação de dependência.

De mãos dadas com esse conceito de responsabilidade excessivamente zelosa, ajudar um cliente a ter sucesso devido às necessidades do terapeuta resulta no próprio terapeuta fazendo muito do trabalho do cliente. Os estagiários são informados por mentores experientes de que, se estiverem trabalhando mais do que o cliente, algo está errado. No entanto, essa mensagem é frequentemente esquecida à medida que novos terapeutas continuam a atrair todos os tipos de responsabilidades – não apenas porque precisam de sucesso, mas também porque não confiam na capacidade inerente dos clientes de resolver os seus próprios problemas. Sentindo que eles deveriam ser oniscientes e onipresentes, muitos terapeutas acabam, inadvertidamente, assumindo a responsabilidade pela saúde do cliente e sua "cura".

DÉFICITS EM HABILIDADES TERAPÊUTICAS

Muitas vezes alguns terapeutas apresentam um déficit na sua formação com relação ao ensino de habilidades terapêuticas necessárias para o manejo clínico. No capítulo 4 há um aprofundamento das habilidades necessárias para a prática clínica, que são compiladas em quatro conjuntos: técnicas, conceituais, relacionais e culturais. No capítulo 6 o leitor também poderá se aprofundar mais no tema sobre habilidades conceituais.

No início de nossas carreiras é provável que percamos clientes por causa de nossos esforços desajeitados e não polidos de "coletarmos os dados". Na tentativa de entender a queixa e formular a análise do caso de maneira apressada, fazemos perguntas demais, emitimos falas empáticas de menos e, ainda, derivamos uma análise imprecisa. É sempre gratificante observar estagiários conduzindo as primeiras sessões – não apenas porque nos lembra quão longe chegamos (para terapeutas experientes), mas porque também entramos em contato com quão eficazes aprendemos a ser, mesmo que seja na emissão de uma simples fala empática. Apesar da imprecisão na linguagem, da voz afetada e nervosa, da hesitação, do foco superficial, muitos psicoterapeutas, ao passarem por horas de treinamento, podem aprender a lidar com essas questões, além de se tornarem notavelmente eficazes usando as habilidades de escuta ativa.[36]

Ao assistir às gravações ou ler transcrições de sessões de alunos de graduação da universidade na qual a primeira autora leciona, é interessante observar vários comportamentos que podem indicar dificuldades vivenciadas enquanto psicoterapeuta em treino. Essa observação fornece dicas importantes para quais comportamentos e situações atentar, evitar e ensinar:

- Maneirismos ou expressões faciais que distraem.
- Poucas habilidades de atendimento e contato visual.
- Dificuldade em seguir e selecionar o que é importante no relato verbal do cliente.
- Uso de perguntas fechadas e um estilo interrogativo que pode evocar no cliente comportamentos de fuga/esquiva na interação.
- Interrupções frequentes do fluxo natural de expressão do cliente.
- Ficar sob controle do conteúdo da fala do cliente sem analisar a sua função.
- Usar autorrevelação excessiva e colocar o foco de forma inadequada em si mesmo.
- Passividade exagerada no estilo terapêutico.
- Dificuldade em tolerar o silêncio.
- Aparentar, por meio de gestos, posturas corporais e tom de voz, indiferença e rigidez comportamental diante do sofrimento do cliente.

- Comportar-se de forma sedutora e informal demais sem considerar se o cliente se beneficiará dessa postura.
- Ser agressivo ou punitivo em confrontos, dentre outros.

Estar ciente de tais erros básicos pode ajudar o profissional a permanecer vigilante durante as sessões com os clientes e, assim, alterar o comportamento que obviamente impede o progresso terapêutico.

TIMING

Uma variável difícil de operacionalizar e, portanto, de ensinar aos psicoterapeutas é o que chamamos de *timing* do cliente, ou seja, o tempo ideal para perguntarmos sobre temas relevantes da queixa clínica e de aplicar intervenções. Muitas vezes percebemos que alguns terapeutas ficam sob o controle de coletar dados sobre a queixa e ficam pouco sensíveis às variáveis da interação no momento presente do processo terapêutico. Um exercício de *role-play* aplicado pela primeira autora do capítulo aos alunos que se matricularam na disciplina de atendimento clínico pela primeira vez evidencia tal questão: enquanto a supervisora interpreta uma cliente que vem para a terapia, os alunos iniciam perguntas para entender a queixa (o que te trouxe para a terapia?, desde quando os sintomas ocorrem?, o que você está pensando agora? etc.) e praticamente se esquecem de emitir qualquer fala empática, de acolhimento e de compreensão genuína da dificuldade que é estar diante de uma pessoa desconhecida que pergunta, incessantemente, sobre a dor vivida no momento atual de vida.

Nessa experiência, observam-se dois extremos de comportamentos dos alunos: ou perguntam apenas da queixa (e, dependendo do cliente, é o que menos ele falará num primeiro momento, já que aprendeu a se esquivar da dor da experiência), intervindo cedo demais, ou, em outros casos, principalmente com clientes com problemas de relacionamentos interpessoais mais severos, esperando demais para qualquer intervenção.

Vamos para mais exemplos:

O cliente Pedro começou a sessão inicial descrevendo sua depressão e desespero. Essa contingência vivida em sessão pelo terapeuta João fez com que ele tentasse encontrar uma causa para a depressão e, portanto, uma solução ou, no mínimo, uma interpretação para o que acontecia com Pedro. Pressionado a pelo menos dar uma interpretação plausível para o cliente Pedro, João pediu que o cliente contasse sua história de vida. E assim Pedro fez. Em dado momento do relato, João interrompe Pedro e interpreta que seus problemas de depressão eram provenientes da história de alcoolismo e abandono de seu pai. Mal ouviu que o cliente tinha se divorciado recentemente e que sua nova namorada o criticava demais. João, não permitindo que Pedro completasse sua história, continuou seguindo uma linha de raciocínio sobre os motivos da depressão e, consequentemente, tirando conclusões precipitadas sobre seu cliente. Como resultado, Pedro não retornou à segunda sessão.

Já o terapeuta Bento queria que sua cliente Maria gostasse dele e se sentisse confortável em terapia. A cliente procurou a terapia porque estava passando por episódios de ansiedade intensa caracterizada por hiperventilação, tontura, sudorese e eventual ataque de pânico. Querendo obter um histórico completo, Bento passou as primeiras quatro sessões questionando Maria sobre sua vida. Ele tinha certeza de que ela gostava dele porque ela o elogiava a cada vez que se encontravam e Maria aparecia cedo para as suas sessões. Certa manhã, Bento recebeu um telefonema de Maria, e era seu marido que pedia socorro. Dizia com voz preocupada que Maria estava tremendo na cama, paralisada e suando muito frio. Bento não sabia bem o que fazer, porque nesse caso, a ênfase dada nas primeiras sessões foi em aspectos gerais da história de vida de Maria, sem qualquer foco na queixa de ansiedade trazida.

Em ambos os exemplos, os psicoterapeutas ficaram sob controle de recortes do relato verbal do cliente que, de certa forma, não eram os mais relevantes naquele momento da terapia. Podemos até inferir algumas variáveis que interferiram na escolha do terapeuta por uma intervenção ou outra, mas o ponto principal da discussão é que a tomada de decisão do terapeuta se mostrou equivocada, prejudicando sua capacidade de ouvir atentamente o que o cliente estava dizendo e, assim, definir prioridades. Estar certo de um diagnóstico sem ouvir boa parte da história ou não atender ao que é mais urgente e crítico para o cliente são exemplos extremos no *continuum* da intervenção equivocada. Muitas vezes não é tanto uma questão de saber o que dizer que desafia terapeutas, mas quando dizê-lo (ver também capítulo 9).

MEDO DA CONFRONTAÇÃO

A preocupação de ser agradável e querido pelos clientes é algo que naturalmente está presente quando se inicia o primeiro contato psicoterápico com eles. Alguns pensamentos aparecem com regras do tipo: "se o cliente gostar do terapeuta, certamente retornará semana após semana e será um sucesso". Muitos terapeutas, portanto, em sua busca por aprovação, evitam estabelecer limites importantes com os clientes, em uma tentativa de evitar um possível conflito ou confrontação.

Por exemplo, o cliente Theo não pagou as primeiras sessões ao terapeuta Antônio. A questão maior nessa situação era a dificuldade de Antônio cobrar o cliente Theo, com receio de que poderia surgir uma tensão e um conflito, impactando no encerramento prematuro da terapia. O terapeuta resolveu não falar nada na expectativa de que o cliente se lembrasse da dívida e pagasse as sessões realizadas. De acordo com análise da queixa trazida por Theo, ficou claro para o terapeuta que seu cliente distanciava as pessoas dele por não se comprometer com as demandas das pessoas com quem se relacionava. Era exatamente como o terapeuta estava se sentindo com Theo: distante, desanimado, desmotivado e sobrecarregado pelas demandas dele, sem que Theo tivesse qualquer preocupação aparente com o terapeuta. O cliente, percebendo a falta de responsividade imediata do terapeuta às suas demandas, interrompeu a terapia depois de dez sessões com a justificativa de que o terapeuta não havia solucionado seu problema.

No exemplo supracitado, a dificuldade em lidar com possíveis situações de conflito interpessoal, de ser desagradável com o outro, de colocar limites, de ser julgado negativamente, de ser assertivo, dentre outros, pode ser considerada um comportamento-problema do terapeuta (T1) que prejudica o andamento do processo terapêutico com o cliente em questão. Diante da emissão de um comportamento-problema de Theo na relação terapêutica ("esquecer de pagar as sessões"), o terapeuta, ao não responder efetivamente a esse comportamento de Theo, reforçou um comportamento problema que também estava presente nas interações cotidianas de Theo. Esse equívoco produziu a desistência de Theo da terapia.

Olhando sob a perspectiva dos clientes, muitos deles também vêm à terapia esperando que o terapeuta concorde e/ou dê conta de todos os pedidos e demandas. Terapeutas iniciantes tendem a ceder a essas demandas na tentativa de evitar confrontos e preservar a relação terapêutica (ver capítulo 13).

FALTA E EXCESSO DE AUTOCONFIANÇA

Geralmente, quando se inicia a prática clínica, podemos ir a dois extremos problemáticos: ter falta de confiança ou o excesso dela. O primeiro resulta em muitas inseguranças, que surgem tanto no contexto da sessão quanto nos contextos da formulação de caso e planejamento de intervenções. O segundo, o excesso de confiança, pode nos levar a tomadas de decisão clínica equivocadas, levando a riscos desnecessários para a relação terapêutica. Podemos dizer que a maioria das falhas dos psicoterapeutas é causada pelo extremo desse *continuum*.

Vamos imaginar uma psicoterapeuta, Cecília, com uma história de punição ao expressar sentimentos, pensamentos e opiniões em seu ambiente familiar. Aprendeu a ficar quieta nas relações, deixar suas demandas de lado e atender as demandas alheias. Atualmente, depois de passar por um divórcio difícil em um relacionamento abusivo, ter permanecido boa parte de sua vida na função de esposa dependente (pela violência sofrida) e de mãe, inicia a sua carreira como clínica.

Seus filhos adolescentes não validavam seus sentimentos e nem a consideravam alguém para ser levado a sério. Seu ex-marido, que continuou sendo abusivo mesmo depois da separação, também não lhe permitia ser quem de fato ela gostaria de ser, controlando-a excessivamente. Ao olharmos para outro detalhe de sua história, havia um pai alcoolista, violento, que dizia para ela não "abrir a boca" e não importuná-lo porque senão ela apanharia (violência física sofrida quando criança).

Cecília tinha uma história em que até mesmo o contato visual constante com alguém era muito aversivo. Sua voz era suave, seus gestos, mais tímidos. Embora ela fosse bastante amorosa, habilidosa e bem-intencionada, seus clientes abandonavam prematuramente o processo terapêutico. Aparentemente eles achavam difícil confiar na competência de alguém que parecia ter pouca confiança em si mesmo. Cecília entrava com essa história para dentro da sessão na interação com seus clientes. Muitas vezes tentava se mostrar mais confiante, com um tom de voz mais firme e procurando contato visual, mas nada sustentável por mais tempo. Era como se sua insegurança tomasse conta dela e camuflasse seu conhecimento e cuidado. Ela temia cada sessão porque era como se estivesse testando seu valor. Exibia comportamentos pessimistas e tidos culturalmente como fracassados, que eram externalizados por expressões verbais do tipo "acho que sim", "talvez não", "acho que não", "não sei".

Com as recorrentes desistências de seus clientes, uma história de fracasso foi construída na vida de Cecília como psicoterapeuta. Pelas dificuldades vivenciadas na interação com seus clientes, Cecília também não conseguiu retomar treinamentos e supervisão que a auxiliariam a mudar esse cenário. Era aversivo se expor para outras pessoas. Felizmente, Cecília procurou a psicoterapia para que pudesse compreender todas as suas dores, aceitá-las e se comprometer com mudanças que a levariam para quem ela gostaria de ser e viver.

Não é apenas a falta de confiança que acontece no cenário da psicoterapia. Há outro extremo importante a ser considerado: o excesso de confiança que coloca muitos psicoterapeutas em apuros nas interações com seus clientes.

CONSIDERAÇÕES FINAIS

Embora em muitos momentos acreditemos que estamos sozinhos em nossa sensação de incapacidade, imperfeição e incerteza, neste capítulo entramos em contato com a literatura sobre fracasso e equívocos terapêuticos cometidos pelos mais diversos terapeutas. Quando conseguimos confiar em nossos colegas de profissão e comentar nossas preocupações enquanto clínicos, descobrimos que eles têm os mesmos medos e imperfeições que temos. Aprendemos com nossos próprios erros e com os dos outros, aprendizagem que vai além de falar sobre sucesso.

É fácil lembrar claramente de situações difíceis e de equívocos cometidos na condução de alguns processos psicoterapêuticos: os clientes com os quais falhamos, aqueles que desistiram da terapia abruptamente, as famílias que orientamos de forma equivocada, as dicas perdidas e os diagnósticos errados. Não há dúvida, todo terapeuta poderia nomear instantaneamente um caso que não deu certo e oferecer todos os tipos de razões pelas quais isso ocorreu.

Dada a relutância generalizada em discutir contratempos e erros, dado um ambiente profissional desconfiado e vigilante, dada a nossa dúvida e o cinismo de um público impaciente e de críticos, são poucos os lugares aos quais podemos recorrer para encontrar alívio ou até mesmo acolhimento. Se falarmos pouco sobre nossas imperfeições e falhas por medo das consequências (que geralmente são bem reais), como podemos melhorar nossa eficácia e chegar a um acordo com a nossa falibilidade humana?

REFERÊNCIAS

1. Beutler LE, Malik M, Alimohamed S, Harwood TM, Talebi H, Noble S, et al. Therapist variables. In: Lambert MJ. Bergin and Garfield's handbook of psychotherapy and behavior change. 5 ed. New York: Wiley; 2004. p.227-306.

2. Hayes JA, Vinca M. Therapist presence, absence, and extraordinary presence. In: Castonguay LG, Hill CE. How and why are some therapists better than others? Understanding therapist effects. Washington: American Psychological Association; 2017. p.85-99.
3. Gelso CJ, Perez-Rojas AE. Inner experience and the good therapist. In: Castonguay LG, Hill CE. How and why are some therapists better than others? Understanding therapist effects. Washington: American Psychological Association; 2017. p.101-15.
4. Strauss BM, Petrowski K. The role of the therapist's attachment in the process and outcome of psychotherapy. In: Castonguay LG, Hill CE. How and why are some therapists better than others? Understanding therapist effects. Washington: American Psychological Association; 2017; p.117-38.
5. Tsai M, Kohlenberg RJ, Kanter JW, Kohlenberg B, Follette WC, Callaghan GM. A guide to functional analytic psychotherapy: awareness, courage, love, and behaviorism. New York: Springer Science + Business Media; 2009.
6. Rousmaniere T, Goodyear RK, Miller SD, Wampold BE. The cycle of excellence: using deliberate practice to improve supervision and training. New York: John Wiley & Sons; 2017.
7. Chow DL, Miller SD, Seidel JA, Kane RT, Thornton JA, Andrews WP. The role of deliberate practice in the development of highly effective psychotherapists. Psychotherapy. 2015;52(3):337-45.
8. Krivzov J, Notaerts L, Van Nieuwenhove K, Reitske M, Truijens F, Goossens A. The lack of failure reports in published psychotherapy case studies: implications for dis-"illusioning" of research and practice. Eur J Psychother Couns. 2021;23.
9. Barbrack CR. Negative outcome in behavior therapy. In: Mays DT, Franks DM (eds.). Negative outcome in psychotherapy and what to do about it. New York: Springer; 1985.
10. Ladany N, Hill CE, Corbett MM, Nutt EA. Nature, extent, and importance of what psychotherapy trainees do not disclose to their supervisors. J Couns Psychol. 1996;43(1):10-24.
11. Hill CE. Helping skills: facilitating exploration, insight, and action. 5 ed. Washington: American Psychological Association; 2020.
12. Knox S, Hill K. Training and supervision in psychotherapy: what we know and where we need to go. In: Barkham M, Lutz W, Castonguay LG. Bergin's and Garfield's handbook of psychotherapy and behavior change. New York: John Wiley & Sons, Inc.; 2021. p.327-49.
13. Cook SC, Schwartz AC, Kaslow NJ. Evidence-based psychotherapy: advantages and challenges. Neurotherapeutics. 2017;14:537-45.
14. Strieker G, Abrahamson DJ, Bologna NC, Hollon SD, Robinson EA, Reed GM. Treatment guidelines: the good, the bad, and the ugly. Psychotherapy. 1999;36:69-79.
15. Tanenbaum SJ. Evidence-based practice as mental health policy: three controversies and a caveat. Health Affairs. 2005;24:163-73.
16. Luborsky L, Rosenthal R, Diguer L, Andrusyna TP, Berman JS, Levitt JT, et al. The dodo bird verdict is alive and well: mostly. Clin Psychol. 2002;9(1):2-12.
17. Norcross JC, Wampold BE. Evidence-based therapy relationships: research conclusions and clinical practices. In: Norcross JC. Psychotherapy relationships that work: evidence-based responsiveness. Oxford: Oxford University Press; 2011. p.423-30.
18. Berk M, Parker G. The elephant on the couch: side-effects of psychotherapy. Aust N Z J Psychiatry. 2009;43:787-94.
19. Foa EB, Emmelkamp PMG. Failures in behavior therapy. New York: John Wiley & Sons; 1983.
20. Swift JK, Greenberg RP. Premature discontinuation in adult psychotherapy: a meta-analysis. J Consult Clin Psychol. 2012;80(4):547-59.
21. Lambert MJ. Outcome in psychotherapy: the past and important advances. Psychotherapy. 2013;50:42-51.
22. Aaron D. Therapists' experiences of therapeutic mistakes. D Clin Psychol thesis. Leeds: University of Leeds; 2012.
23. Barlow D. Negative effects from psychological treatments: a perspective. American Psychologist. 2010;65(1):13-20.
24. Bollinger JW. The rate of adverse events related to hypnosis during clinical trials. Am J Clin Hypn. 2018;60(4):357-66.

25. Rozental A, Kottorp A, Boettcher J, Andersson G, Carlbring P. Negative effects of psychological treatments: an exploratory factor analysis of the negative effects questionnaire for monitoring and reporting adverse and unwanted events. PLoS One. 2016;11(6):e0157503.
26. Schermuly-Haupt M-L, Linden M, Rush AJ. Unwanted events and side effects in cognitive behavior therapy [journal article]. Cognit Ther Res. 2018;42(3):219-29.
27. Xiao H, Castonguay LG; Hayes JA, Janis RA, Locke BD. Reconstructing dropout: building from multiple definitions, therapist effects, and center effects. Psychother Res. 2023;33(2):146-57.
28. Eubanks CF, Muran JC, Safran JD. Repairing alliance ruptures. In: Norcross JC, Lambert MJ. Psychotherapy relationships that work: evidence-based therapist contributions. Oxford: Oxford University Press; 2019. p.549-79.
29. Gülüm V, Soygüt G, Safran JD. A comparison of pre-dropout and temporary rupture sessions in psychotherapy. Psychother Res. 2018;28(5)685-707.
30. Safran JD, Muran JC, Eubanks-Carter C. Repairing alliance ruptures. In: Norcross JC. Psychotherapy relationships that work: evidence-based responsiveness. Oxford: Oxford University Press; 2011. p.224-38.
31. Breuer J, Freud S. (1895). Fräulein Anna O. In: Freud S. Estudos sobre a histeria. Obras psicológicas completas. v. 2. Rio de Janeiro: Imago; 1974. p.393.
32. Freud S. Estudos sobre a histeria. In: Edição standard brasileira das obras completas de Sigmund Freud. Rio de Janeiro: Imago; 1905.
33. Robertiello RC, Schoenewolf G. 101 common therapeutic blunders: countertransference and counterresistance in psychotherapy. Northvale: Jason Aronson; 1987.
34. Strean HS, Freeman L. Behind the couch: revelations of a psychoanalyst. New York: Wiley; 1988.
35. Buckley P, Karasu TB, Charles E. Common mistakes in psychotherapy. APA. 1979;136(12):1578-80.
36. Hill CE, Spiegel SB, Hoffman MA, Kivlighan DM, Gelso CJ. Therapist expertise in psychotherapy revisited. Couns Psychol. 2017;45(1):7-53.
37. Castonguay LG, Hill CE. How and why are some therapists better than others? Understanding therapist effects. Washington: American Psychological Association; 2017.
38. Kanter JW, Landes SJ, Busch AM, Rusch LC, Brown KR, Baruch DE, et al. The effect of contingent reinforcement on target variables in outpatient psychotherapy for depression: a successful and unsuccessful case using functional analytic psychotherapy. J Appl Behav Anal. 2006;39(4):463-67.
39. Norcross JC. Psychotherapy relationships that work: therapist contributions and responsiveness to patients. Oxford: Oxford University Press; 2002.
40. Parker G, Paterson A, Fletcher K, McClure G, Berk M. Construct validity of the experiences of therapy questionnaire (ETQ). BMC Psychiatry. 2014;14(1):369.

4
Definindo habilidades terapêuticas

Joana Figueiredo Vartanian
Claudia Kami Bastos Oshiro

INTRODUÇÃO

Uma afirmação incontestável é que, para que o psicoterapeuta desempenhe suas atividade é necessário o desenvolvimento de algumas habilidades específicas. É isso o que buscamos construir ao longo de nossa formação e, além, durante todo o tempo atuando como clínicos. E, apesar de um amplo consenso de que tais habilidades existem, ainda é tarefa difícil definir quais são elas de forma inequívoca.[1]

Afinal, o que importa para desempenharmos nosso trabalho? O que caracteriza bons terapeutas e como tornar isso mensurável? O que precisamos desenvolver e aprimorar para atingirmos objetivos clínicos no cotidiano com nossos clientes?

Este capítulo tem por objetivo discutir as habilidades terapêuticas a partir de uma leitura que possibilite sua sistematização e operacionalização, correlacionando teoria e prática clínica. É parte da pesquisa de doutorado da primeira autora, conduzida sob orientação da segunda autora deste capítulo na Universidade de São Paulo (USP).[2] Pelo fato de a pesquisa consistir em uma investigação sobre o ensino da psicoterapia conduzida nessa tese, trechos de supervisão com os terapeutas participantes e de suas sessões com seus clientes puderam ser registrados. Dados e trechos de supervisão e sessão de uma díade terapeuta-cliente serão aqui trazidos para embasar a discussão sobre habilidades terapêuticas na prática clínica.

Nessa investigação, o modelo proposto por Anderson e Hill[3] foi aplicado à psicoterapia analítica funcional (FAP),[4] exemplificando como as habilidades terapêuticas podem ser atribuídas dentro de cada abordagem psicoterapêutica. Pelo fato de a FAP trabalhar com os comportamentos que ocorrem no momento presente, tanto da supervisão quanto da sessão, torna-se um bom modelo para a discussão dessas habilidades, já que possibilita a observação tanto das dificuldades dos terapeutas em supervisão quanto a maneira como elas aparecem nas sessões com seus clientes e os impactos sobre o processo terapêutico.

Diante das vantagens e aplicabilidade do modelo proposto pelos autores, tal definição de habilidades terapêuticas pode ser considerada uma possibilidade de solução para impasses observados na área clínica e de formação de terapeutas. Investigações mais aprofundadas acerca do modelo, possibilidades metodológicas e aplicação clínica são incentivadas.

MODELO CONTEXTUAL DE HABILIDADES TERAPÊUTICAS

Subdividindo as habilidades terapêuticas em quatro grandes grupos, Anderson e Hill[3] propuseram uma organização flexível para utilização em diferentes abordagens psicoterapêuticas. Essa organização possibilita clarear análises e descrições sobre o que se espera que o terapeuta seja capaz de executar em seu trabalho com seus clientes. Os conjuntos de habilidades são: técnicas, conceituais, relacionais e culturais.

Habilidades técnicas

Referem-se às intervenções propriamente ditas, ou seja, ao que o terapeuta faz em sessão em termos de estratégias e técnicas utilizadas. Podem ser consideradas e avaliadas dentro de três níveis: tratamento, sessão e sentença.[5] No tratamento, tem-se a abordagem do terapeuta (comportamental, psicodinâmica, humanista etc.), cuja aderência pode ser avaliada com base no seguimento de manuais ou mesmo por observações diretas. Na sessão, enquadra-se a aplicação de determinadas estratégias e técnicas, as quais são também descritas especificamente por cada abordagem e planejadas para a sessão ou o momento terapêutico. Avaliar o que foi conduzido em termos de estratégias pelo terapeuta em cada sessão é importante inclusive para ponderar a predominância excessiva de determinada técnica em uma mesma sessão, que pode ser fator de impacto sobre a relação terapêutica. Por último, no nível da sentença, avaliam-se interações verbais pontuais do terapeuta com o cliente, por exemplo, falas para reflexão sobre sentimentos ou interpretativas.

Habilidades relacionais

Referem-se às maneiras como o terapeuta recebe e se expressa nas trocas interpessoais e emocionais na relação com o cliente. Como o terapeuta interage e responde às necessidades de seus diversos clientes? Dificuldades globais do terapeuta no que se refere a interações com outras pessoas entram nesse conjunto. Mais adiante será discutido o sistema Fiat (*Functional Idiographic Assessment Template*),[6] que, por avaliar o repertório interpessoal do terapeuta e do cliente, traz contribuições também para esse conjunto de habilidades terapêuticas.

Habilidades conceituais

Fazem parte do corpo de conhecimento do referencial teórico adotado pelo terapeuta para compreensão e organização do caso. É o que norteia o olhar do terapeuta e, por esse motivo, seu principal foco é no nível do tratamento, ou seja, mais abrangente. Contudo, também se pode observar como essas habilidades são praticadas em momentos mais específicos, considerando como o terapeuta pensa e planeja sessão a sessão, por exemplo, quais as metas terapêuticas para o momento atual do processo, como analisar rupturas e progressos pontuais etc. Já no menor nível, da sentença, observa-se como intervenções micro estão alinhadas com metas terapêuticas que dizem respeito ao olhar sobre o cliente, ou seja, à conceituação de caso. Assim, essas habilidades envolvem uma perspectiva sobre o todo, mas também sobre cada momento do processo terapêutico.

Mais especificamente no que ocorre nos níveis da sessão e da sentença, os autores também destacam elementos das habilidades conceituais que são essenciais para o processo. São eles:

- Compreender o que o cliente precisa naquele momento.
- Ter consciência sobre seus próprios pensamentos e sentimentos na relação com aquele cliente.

- Ter clareza sobre quais são os próximos passos nesse processo e como eles se relacionam com as metas terapêuticas de forma macro, ou seja, quais são as metas do momento atual e as metas do tratamento como um todo.

Nesse sentido, observa-se um fio condutor que vai do macro até o micro, sendo que todas as intervenções estão alinhadas a um referencial teórico e uma abordagem psicoterápica. Quanto mais refinadas as habilidades conceituais, mais harmônicas estarão as intervenções nos três níveis, compreendendo-se que o raciocínio clínico do terapeuta está aplicado de forma coerente.

É importante perceber que essas habilidades conceituais não se traduzem necessariamente em comportamentos observáveis dentro da sessão, podendo se configurar de forma encoberta. Mais ainda, é possível inclusive que estejam bem desenvolvidas, mas que não se expressem em comportamentos abertos do terapeuta devido a dificuldades em outro conjunto de habilidades. Por exemplo, o terapeuta pode ter clareza da análise do caso e metas terapêuticas bem definidas (ambos elementos das habilidades conceituais), contudo não possuir bom repertório de habilidades técnicas para desempenhar determinada intervenção de forma efetiva. Ou, mesmo, é possível que esteja ocorrendo alguma dificuldade momentânea do terapeuta com o caso ou que dificuldades interpessoais do terapeuta (habilidades relacionais, a serem discutidas adiante) estejam sendo trazidas à tona em sessão por conta de características do cliente ou da dinâmica da relação terapêutica.

Habilidades culturais

As variáveis culturais são de importante consideração para o trabalho do psicoterapeuta, e considerá-las envolve compreender elementos da cultura da qual ambos fazem parte e como cada indivíduo é afetado de formas diferentes a depender das variáveis a que foi exposto. Essas variáveis têm tanta relevância que neste livro foi destinada uma seção inteira para a discussão de seus impactos sobre a prática psicoterapêutica (ver Seção 4).

Como o terapeuta observa, avalia e maneja com seus clientes elementos culturais? Questões referentes a etnia, classes sociais, gênero etc. são construções importantes e impactam possíveis análises, intervenções psicoterapêuticas, bem como a relação terapeuta-cliente. Quanto a este último aspecto, trata-se de compreender como diferenças (ou mesmo semelhanças) culturais entre terapeuta e cliente podem influenciar o processo. Por exemplo, sendo uma terapeuta mulher, posso me perceber mais atenta a comportamentos opressivos de meu cliente homem em seu relacionamento com sua esposa (ou mesmo comigo em sessão). Como essa diferença de perspectivas entre nós pode afetar a relação terapêutica ou mesmo ser transformada em formas de atingir certas metas desse cliente?

Os quatro conjuntos de habilidades terapêuticas são uma divisão didática que auxilia na avaliação do repertório dos terapeutas e de como uma impacta a outra. A proposta dos autores, Anderson e Hill,[3] foi a de possibilitar que cada abordagem psicoterapêutica se debruçasse sobre esse modelo para definir e operacionalizar o que se enquadraria em cada conjunto de forma mais específica e precisa. Assim, os nortes filosóficos e conceituais de cada abordagem podem embasar a definição do que será incluído em um e, por esse motivo, são um modelo flexível.

Além disso, os quatro conjuntos são inter-relacionáveis, sendo que o modelo favorece sua integração. Dessa maneira, também é possível avaliar a flexibilidade do terapeuta em integrar e transitar entre eles. Isso diz respeito à maneira como ele responde à complexidade que é inerente ao trabalho psicoterapêutico, que faz necessário que o psicoterapeuta esteja atento a inúmeros elementos a todo tempo.

Como exemplo, pode-se pensar que um terapeuta que tem análise do caso bem desenvolvida e com bom embasamento teórico (habilidades conceituais) tem, contudo, dificuldade na aplicação das intervenções dentro da sessão (habilidades técnicas) ou então para levar em conta diferenças culturais importantes que impactariam a efetividade na condução do caso (habilidades culturais). Ou, então, terapeutas com bom repertório de habilidades técnicas em determinada psicoterapia, mas com dificuldades em observar aspectos do cliente que afetam a conceituação de caso, ou seja, pontos fracos nas habilidades conceituais.

A proposta também engloba sua aplicação em três níveis (tratamento, sessão e sentença), e isso possibilita compreender se existem dificuldades do terapeuta não apenas em certas habilidades, mas também em sua aplicação nos diferentes níveis.

A vantagem dessa sistematização é que se torna possível compreender e definir as dificuldades e os pontos fortes dos terapeutas dentro de cada elemento. Possibilita, assim, uma organização do próprio clínico para análise de seu repertório, mas, principalmente, impacta o ensino e a formação de terapeutas. Dado que as habilidades terapêuticas estejam definidas para determinada abordagem ou método de ensino/formação, avaliar o repertório dos terapeutas em construção torna-se algo mais palpável, objetivo e, inclusive, mensurável. Por esse motivo, também impacta pesquisas em psicologia clínica e a construção de conhecimento no campo, o que também afeta o clínico que consome dados derivados dessa construção.

A PSICOTERAPIA ANALÍTICA FUNCIONAL

Dentre as terapias comportamentais contextuais, a FAP[4] é a que traz maior enfoque sobre a inter-relação dos repertórios de cliente e terapeuta em sessão. Um impacta o outro. Isso significa que, enquanto certos clientes podem nos demandar menos, outros serão muito mais desafiadores por suscitarem no próprio terapeuta dificuldades relacionadas ao seu papel e também à sua própria vida.

Os relacionamentos humanos são essenciais na construção de nosso repertório e, inúmeras vezes, fonte de dificuldades diárias. Partindo de leitura analítico-comportamental (p. ex., Skinner[7]) sobre o tema, a proposta da FAP é a de que a relação terapêutica é uma oportunidade de acesso às dificuldades dos clientes (comportamentos-problema ou CCR1) e também o espaço em que o terapeuta pode instalar e fortalecer mudanças comportamentais (comportamentos de melhora ou CCR2).

Oshiro et al.[8] descreveram os pilares que embasam a FAP enquanto uma terapia comportamental contextual. Tem como pressuposto filosófico (pilar 1) o behaviorismo radical de Skinner[7] e propõe um olhar sobre a relação terapêutica alinhado com a análise do comportamento. Dentro desse paradigma, sua avaliação sobre o repertório do cliente (pilar 2) envolverá os comportamentos que ocorrem na relação terapeuta-cliente, compreendendo que as mesmas dificuldades e melhoras ocorrem no cotidiano do cliente e com outras pessoas. Nesse pilar da formulação de caso são englobados tanto os comportamentos do cliente quanto os do terapeuta, já que estes últimos são o instrumento para mudança comportamental em sessão. Esse aspecto será mais bem descrito adiante.

Como pilar 3, tem-se o modelo de intimidade,[9,10] destacando que a ausência de relações íntimas favorece um funcionamento patológico, como discutido pelos estudos que investigaram a importância de relacionamentos com conexão social.[11-14] As autoras enfatizam ainda que, do ponto de vista da análise do comportamento, essa compreensão de patologia ou de transtornos mentais deve sempre ser considerada a partir de uma perspectiva funcional, ou seja, aqueles comportamentos que são dificultadores ou impeditivos para o acesso a reforçadores importantes.

Por último, em termos de saúde mental (pilar 4), a FAP propõe que a busca, existência e construção de relacionamentos íntimos pelo indivíduo são elementos que favorecem uma vida de qualidade e significativa, com o aumento de acesso a reforçadores essenciais para o ser humano.

Devido à centralidade do aspecto interpessoal para a FAP, percebe-se que é coerente que também a relação terapêutica seja central para a produção de mudanças clínicas. Obviamente que os conteúdos trazidos pelos clientes, seus relatos cotidianos e sobre sua história de vida são importantíssimos para a compreensão do caso. Entretanto, a FAP traz para a conceituação do caso e também para as intervenções conduzidas o foco no processo interpessoal que ocorre na relação terapêutica.[15]

Mais do que o relato da cliente sobre uma briga intensa com a mãe que ocorreu naquela semana, o terapeuta FAP observa e se questiona sobre como a cliente conta sobre isso em terapia. Ela conta de forma distanciada, com poucas demonstrações afetivas? Ou ela não reflete sobre sua responsabilidade na situação? Ela espera e observa as reações do terapeuta? Em síntese: qual o comportamento emitido pela cliente em sessão e qual sua função dentro da relação com o terapeuta?

Como se percebe, portanto, os dados do processo interpessoal envolvem a observação e análise funcional daquilo que ocorre no momento presente da relação terapêutica.[15-17] Assim, o conteúdo (tema, relato) trazido pelo cliente é importante, entretanto as contingências presentes em sessão são o foco do terapeuta FAP. E isso passa por compreender que o repertório que ocorre no cotidiano do cliente também ocorre na relação com o terapeuta.

Dentro de classes molares, têm-se as mais variadas topografias de respostas com uma mesma função.[18-20] O trabalho do terapeuta FAP será observar o comportamento do cliente, traçando paralelos funcionais que levam a definir CCR1 e CCR2: as grandes classes molares de respostas são o alvo dessa psicoterapia. Manejando as contingências dentro da sessão, o terapeuta atua principalmente com foco em evocar CCR2 (evocação) e em prover consequências aos comportamentos dos clientes (consequenciação) em sessão. Os ganhos terapêuticos são programados para que ocorram também no cotidiano do cliente, seja discutindo possíveis paralelos, seja propondo tarefas de casa, por exemplo.

Sobre essas intervenções na FAP, é importante destacar que a evocação é compreendida como o contexto dado pelo terapeuta para que o cliente emita CCR2.[2,15,19,21,22] Isso pode se dar de inúmeras formas e não é o foco do capítulo esse aprofundamento, mas pode-se compreender que os comportamentos do terapeuta em sessão podem ser favoráveis à emissão de melhoras pelos clientes. No caso da consequenciação, ela é, em síntese, a consequência que o terapeuta dá ao comportamento do cliente com o intuito de aumentar CCR2 e diminuir CCR1. A construção do repertório de melhora ocorre de forma progressiva, por meio do procedimento de modelagem de respostas. Nesse contexto, é importante considerar que as aproximações sucessivas são parte da modelagem, e isso implica o terapeuta estar atento a pequenas mudanças no CCR1 do cliente que estejam direcionadas à instalação do CCR2 alvo.[15,18,21]

E, se estamos discutindo a relação terapêutica como o lugar onde ocorrem os problemas e as mudanças clínicas, é essencial considerar os próprios comportamentos do terapeuta em sessão. Esses são ambiente para os CCR do cliente e, como qualquer outro indivíduo, o terapeuta também vem de uma história de vida que construiu um repertório comportamental. Essa história, da mesma maneira que com nossos clientes, implica dificuldades que podem ser trazidas à luz dentro da relação com certos clientes ou em determinados momentos de nosso trabalho.

Os comportamentos-problema do terapeuta (T1) são parte da conceituação de caso por elucidarem aspectos do caso clínico e também por serem fonte de atenção do terapeuta. A meta é que este passe a se engajar em comportamentos de melhora (T2), que são os comportamentos facilitadores para a melhora do cliente. Assim, em síntese, os chamados T1 são dificuldades do terapeuta que interferem na condução de um caso, e os T2 são os comportamentos de melhora do terapeuta, a serem desenvolvidos em supervisão, em ações de ensino e em sua prática cotidiana.

Parte de como o terapeuta constrói a conceituação (e também avalia o caso do cliente ao longo do processo) passa por observar seus próprios sentimentos em sessão. Como esse cliente me faz sentir? Como eu reajo a certos comportamentos dele? O que ocorre comigo em sessão que pode ser similar ao que outras pessoas sentem? Os impactos produzidos pelo cliente sobre o terapeuta são fonte constante de informações, particularmente porque sinalizam possíveis contingências ocorrendo na relação terapêutica.

Ao observar esses impactos, o terapeuta se utiliza de um importante termômetro também para o mapeamento de possíveis Ts que podem dificultar o processo terapêutico. Estar presente no momento da sessão possibilita que o terapeuta FAP perceba os efeitos que os comportamentos dos clientes produzem sobre seus sentimentos e sobre seu próprio comportamento.[15]

E, como o repertório interpessoal é de grande relevância para a FAP, analisar classes de respostas de ambos também se faz necessário. Com essa proposta, o Fiat (Sistema Modelo de Avaliação Funcional e Idiográfica)[6] organiza esse repertório em cinco classes:

1. Asserção de necessidades (classe A): refere-se à identificação e à asserção de necessidades e valores na relação com outras pessoas.
2. Comunicação bidirecional (classe B): relativo à sensibilidade e percepção do outro, além de responsividade nas relações interpessoais.
3. Conflitos interpessoais (classe C): envolve elementos relacionados à identificação e manejo de conflitos.
4. Autorrevelação e intimidade (classe D): como se dá a expressão de vulnerabilidade e o desenvolvimento de relacionamentos íntimos.
5. Expressão e experiência emocional (classe E): refere-se à identificação e à manifestação de experiências emocionais

HABILIDADES TERAPÊUTICAS NA FAP

Diante do exposto sobre a FAP e considerando seus objetivos clínicos e embasamento teórico, pode-se derivar algumas habilidades que são importantes para a atuação do terapeuta. Intencionou-se que as descrições a seguir fossem o mais operacionalizadas possível, levando em conta que isso faz diferença para a avaliação do repertório dos terapeutas em sessão e em processos de formação.

É importante destacar que a construção a seguir foi realizada de forma assistemática, partindo da literatura e de conhecimentos sobre essa psicoterapia e da experiência clínica das autoras tanto em suas atuações clínicas quanto em formação de terapeutas. Por esse motivo, essa primeira proposta não pretende esgotar a definição de habilidades terapêuticas para essa psicoterapia. Ao contrário, pretende-se abrir a discussão e estabelecer uma proposta inicial para avaliação do repertório dos terapeutas que atuam ou querem atuar com a FAP. Futuros aprofundamentos teóricos, práticos e também investigações de pesquisas são incentivados e essenciais para a construção científica da área.

As pontuações a seguir foram parte da avaliação inicial da supervisora clínica de Hilde, responsável por desenvolver as habilidades terapêuticas nessa psicoterapia. Foi definida uma pontuação em escala *likert* de 1 a 4, a fim de avaliar as dificuldades (pontuações menores) e os pontos fortes (pontuações maiores) da terapeuta. Assim, os itens cuja pontuação ficaram entre 1 e 2 foram estabelecidos como T1 alvo principais, e na Tabela 1 estão destacados em cinza.

TABELA 1 Operacionalização dos comportamentos de terapeutas na FAP orientados pelos conjuntos de habilidades terapêuticas[3] e pontuações da terapeuta Hilde

	Comportamentos em supervisão	Hilde
Habilidades conceituais	Descreve relações entre comportamentos do cliente em sessão e: a) outros que ocorrem fora da sessão; b) aspectos de sua história de vida; c) ambos	3
	Descreve impactos causados pelo cliente sobre seus pensamentos, sentimentos ou comportamentos em sessão	4
	Relata impactos do seu comportamento sobre o do cliente	3
	Reflete sobre hipóteses funcionais ou propõe análises funcionais sobre o caso	2
	Descreve funcionalmente comportamento do cliente em sessão, estabelecendo relações com o processo interpessoal estabelecido	2
	Define claramente metas de CCR2 para a etapa atual de modelagem (macro)	2
	Define claramente metas de CCR2 como meta do tratamento (micro)	1
Habilidades técnicas	Demonstra conhecimento teórico sobre a FAP no que se refere ao processo interpessoal, evocação e consequenciação de comportamentos e generalização de CCR2	4
	Descreve evocações de CCR2 adequadas às metas da sessão e do tratamento e às contingências do momento da sessão	2
	Descreve consequenciações de CCR adequadas às metas da sessão e do tratamento e às contingências do momento da sessão	1
	Descreve generalização de CCR2 adequadas às metas da sessão e do tratamento e às contingências do momento da sessão	2

(continua)

TABELA 1 Operacionalização dos comportamentos de terapeutas na FAP orientados pelos conjuntos de habilidades terapêuticas3 e pontuações da terapeuta Hilde (*continuação*)

	Comportamentos em supervisão	Hilde
Habilidades técnicas	Descreve ou planeja o uso de intervenções que relacionam as metas terapêuticas da conceituação de caso e as contingências do momento da sessão (aplicação das habilidades conceituais para evocação e modelagem de CCR2)	2
	Descreve tanto CCR2 meta da sessão (micro) quanto CCR2-2 meta do tratamento (macro), demonstrando compreender as diferenças	2
	Descreve seus impactos sobre o cliente (já ocorridos ou como previsão)	3
Habilidades relacionais	Classe A (asserção de necessidades): Como identifica e expressa suas necessidades ao cliente? Como faz pedidos? Demanda demais ou pouco do cliente? Como responde ao não ter suas necessidades ou demandas atendidas?	2
	Classe B (comunicação bidirecional): Como avalia sua responsabilidade e a do cliente sobre o tratamento e sobre o momento da sessão? Como são suas expectativas sobre o cliente? Estão alinhadas, aquém ou além do que o cliente pode fazer no momento? Como observa e avalia seu impacto sobre o cliente? Está hiperatento a esse impacto ou minimiza essa atenção? Como fornece e recebe elogios e críticas? Coloca pouco ou em excesso seus pensamentos, sentimentos e opiniões ao cliente?	2
	Classe C (conflito): Como regula conflitos e tensionamentos na relação terapêutica? Busca o conflito, afasta-se dele ou não percebe quando ocorre? Assume a culpa em excesso ou responsabiliza o cliente? Como recupera o vínculo após um conflito?	2
	Classe D (autorrevelação e intimidade): Como se coloca vulnerável? Existe excesso ou déficit em sua vulnerabilidade? Como interpreta e responde ao cliente diante de uma expressão de vulnerabilidade? De que forma expressa suas experiências relacionadas à intimidade?	3

(*continua*)

TABELA 1 Operacionalização dos comportamentos de terapeutas na FAP orientados pelos conjuntos de habilidades terapêuticas3 e pontuações da terapeuta Hilde (*continuação*)

	Comportamentos em supervisão	Hilde
	Classe E (expressão e experiência emocional): Como identifica e expressa suas emoções? Percebe o sentimento quando ele ocorre? Esconde intencionalmente o que sente ou expressa em excesso ou de forma intensa? É capaz de tomar perspectivas em seus sentimentos, avaliando o contexto, seu próprio papel e o do outro nos mesmos?	3
Habilidades culturais	Descrição de variáveis culturais existentes na relação terapeuta-cliente e de possíveis impactos sobre o processo interpessoal	4
	Descrição de intervenções sobre comportamentos de cliente ou de comportamento do terapeuta relacionadas a variáveis culturais (já ocorridos ou previstos)	4

CCR: comportamento clinicamente relevante; CCR1: comportamentos-problema; CCR2: comportamentos de melhora; CCR2-2: comportamentos de melhora final; FAP: Psicoterapia Analítica Funcional.

CASO CLÍNICO – HILDE E CLARICE

Quando iniciou o processo de supervisão, a terapeuta Hilde tinha 25 anos, um ano de experiência clínica e cursava qualificação na área. Sua cliente Clarice tinha 23 anos, apresentava sintomas ansiosos e muita dificuldade para solução de problemas e significativa estagnação. Assim, apesar de sentir insatisfação em importantes áreas da vida, era difícil para a cliente se movimentar na direção de mudanças. Esse padrão de certa passividade começou a impactar inclusive as sessões com Hilde, que se percebia frequentemente tomando as rédeas da sessão.

A dinâmica era Clarice relatando situações que estava vivendo e, em seguida, esperando o aprofundamento da terapeuta, sem se engajar em detalhar melhor a situação ou então em se implicar no relato, seja descrevendo sentimentos, incômodos ou propondo reflexões, por exemplo. Tornou-se um padrão de espera, em que a cliente aguardava o que viria de Hilde, mas sem compartilhar responsabilidade pela direção da sessão ou do tratamento. Clarice, ainda, concordava em excesso com análises da terapeuta, que se sentia demandada a analisar com mais frequência.

Trecho de supervisão

Hilde – E aí eu comecei a perceber que, quando eu tentava trazer essa resolução de problema, ela ficava muito num movimento mais passivo. E aí eu comecei a perceber que eu ficava... eu ficava... tava tendo um comportamento muito diretivo na terapia, e não tava, isso tava sendo um problema pra ela e pra mim, porque aí ela também não desenvolvia esse repertório [...]

Supervisora – Tá. Faz sentido. Que aí, diante dessa diretividade, ela fica mais concordando, ela fica menos reflexiva.

Um exemplo muito claro eram as respostas "não sei" que surgiam com altíssima frequência em sessão e que eram grande fonte de incômodo para a terapeuta. Hilde se sentia demandada a responder, propor temas para discussão e conduzir o processo, mas isso também não resultava em mudanças de comportamento de Clarice em sessão e fora dela. O ciclo se tornava frustrante, e certo desgaste na relação terapêutica também culminou em T1 importantes de serem trabalhados.

Trecho de sessão

Hilde – Que que será que... o que ou a falta do que produz esse desânimo?

Clarice – Não sei (riso). Eu acho que... Falta de fazer o que eu fazia antes, da minha rotina...

Hilde – Tipo o quê?

Clarice – As coisas que eu fazia antes, né [...]

Hilde – E dentro desse contexto que a gente tá hoje. Pensando assim, né, tamo numa pandemia,* tal... [...] Ter a vida de antes, não vai dar. Mas, na medida do possível, que que dá pra fazer? Do que você falou que sente falta...?

Clarice – Não sei (riso). Não sei mesmo. Parece tudo meio impossível, sabe, de acontecer de novo por enquanto... Então eu não sei.

Hilde – Uhum. Hum... Mas... é, aí a gente tem que ser criativo, né, e pensar... Será que não dá de repente pra... então, pensando... de conversar com amigos e tal... tentar adaptar pra fazer mais [...]

Clarice – Uhum. Sim. É, sei lá (riso). Ai, é muito complicado, porque... Por mais que eu... Preciso me movimentar pra não ficar nisso e não cair numa coisa mais profunda, enfim... Negativamente, né. Ao mesmo tempo, é muito difícil se manter. E aí, quando eu vou fazer, nem foi tão legal assim (riso).

* A coleta de dados dessa pesquisa ocorreu durante o segundo ano da pandemia de Covid-19. Por esse motivo, as supervisões e sessões com a cliente ocorreram integralmente via internet.

Com o passar das supervisões e também no treino teórico-experiencial† realizado com a terapeuta, tornou-se clara a análise de que a cliente tinha dificuldades em identificar as próprias necessidades (classe A do Fiat) e, portanto, solicitar ao outro o que precisava (mesmo que fosse propor temas próprios para a sessão, por exemplo). Como se percebe no trecho apresentado, era difícil para Clarice descrever com clareza do que sentia falta no seu cotidiano, ou seja, quais os reforçadores, o que gostaria de fazer caso pudesse e o que traria sentido para o seu dia a dia.

Também a expressão de sentimentos (classe E) ocorria de forma que distanciava a outra pessoa, já que muitas vezes Clarice contava situações de grande impacto emocional negativo amenizando o relato, por exemplo, rindo ou de forma desconectada, como no trecho visto. Era difícil para a terapeuta "ler" o que poderia ser mais importante para a cliente, que também não conseguia comunicar com clareza a intensidade dos impactos das situações sobre si. Com pessoas de seu cotidiano, evitava também comunicar seus sentimentos, comumente apenas se afastando sem explicações.

Contar situações importantes ou graves nesse formato impedia também uma expressão de vulnerabilidade que é importante para o aprofundamento de relacionamentos íntimos e, por isso, também se analisou que Clarice apresentava dificuldades na classe D do Fiat. Além disso, observava-se grande evitação de conflitos (classe C) e, como discutido, ela pouco buscava compartilhar a responsabilidade nos relacionamentos (classe B), mantendo-se apática e aguardando a condução de outras pessoas (inclusive da terapeuta) sobre as situações e sobre sua própria vida.

Simultaneamente à construção dessa análise das grandes classes de respostas de funcionamento interpessoal da cliente, também se foi observando o repertório da terapeuta que surgia em sua relação com Clarice. Como pontos fortes, em supervisão ela demonstrava excelentes descrições dos impactos causados pela cliente sobre a terapeuta. Possuía bom repertório de auto-observação, o que facilitou muito a identificação de T em conjunto com a supervisora.

Enquanto sentia muita empatia pela história de vida e relações com os pais da cliente, também sentia frustração diante do excesso de respostas "não sei" e da falta de responsabilidade da cliente pelo rumo do processo terapêutico.

† A pesquisa envolveu a condução de supervisões pela primeira autora do capítulo e a realização de um treino teórico-experiencial conduzido pela segunda autora com suporte da primeira. Para detalhes metodológicos e dos resultados obtidos, ver Vartanian.[2]

Entretanto, a relação entre o que ocorria na sessão e o que era parte das dificuldades de Clarice no seu cotidiano (paralelos funcionais de dentro e fora da sessão, essenciais para a FAP) ainda era um ponto de dificuldade de Hilde, e esse foi um dos focos dentro das habilidades conceituais.

Trecho de supervisão

Supervisora – [...] Mas que a gente precisa mexer no repertório também. O que que falta?

Hilde – Hum... Acho que... autorregulação emocional em relação às ansiedades que ela tem, que dão essa paralisada, essas reações físicas, né, de diarreia, insônia... Acho que um repertório de autonomia.

Supervisora – Sim. Que seria o quê? Ela fazer as coisas por ela mesma...

Hilde – É, ela... Ela identificar quais as necessidades dela e conseguir ter variabilidade comportamental suficiente pra ter respostas alternativas.

Supervisora – Perfeito, ela não sabe que que ela quer – e aí ela também não sabe como fazer pra atingir aquilo, né, de alguma forma.

Hilde – É, então. E aí eu como terapeuta também não sei muito bem como eu evoco isso. Então, assim, quais perguntas eu poderia fazer, é... Não sei.

Supervisora – Tá. Me fala o seguinte, Hilde, quem que é a Clarice? Assim, se você fosse olhar pra ela, tentar defini-la. Quem que é a Clarice? [...]

Hilde – Acho que a Clarice [...] É uma pessoa tímida, é... Mais reservada, bastante ansiosa... Meio perdida... Eu fico com um pouco de dificuldade de falar, porque... Assim... Ela também não traz muito, né, mas eu vejo ela bem confusa, ela é bem sensível ao outro, bem cuidadosa, é...

Supervisora – Então... É isso, né, você falou "eu tenho dificuldade de falar, porque ela também não traz muito". É como se essa confusão tivesse aí em tudo, ela também não sabe quem ela é, pra onde ela tá indo, o que ela tá fazendo... Apesar de ter coisas que ela gosta. O que que você vê como valores... Necessidades que ela reconhece?

Hilde – Bom, cuidado com o outro é bem valoroso, né, a relação familiar parece ser também... Relações estáveis... Não à toa ela namora há cinco anos...

Nesse trecho percebe-se que a habilidade conceitual referente aos paralelos funcionais da FAP estava sendo modelada pela supervisora dentro do relato trazido por Hilde. Essa construção continua, e a terapeuta passa a identificar como as dificuldades da classe A de Clarice permeavam a sessão, deixando também a própria terapeuta incerta de para onde seguir com a cliente. Era nesse contexto que frequentemente ela tomava as rédeas da sessão, evitando o desconforto produzido pela dificuldade e desamparo de Clarice. Nesse sentido, pode-se discutir que tanto as habilidades conceituais estavam em foco nesse ponto, sendo modeladas análises de paralelos funcionais da cliente, quanto um T1 muito significativo de Hilde que tinha relação com perceber ou produzir desconforto em seus clientes.

Trecho de supervisão

Hilde – Tipo... Acho que, se colocar um papel, eu tenho mais facilidade pra fazer uma análise funcional do que, na hora da sessão, conseguir fazer o como, de entrar mais em contato, principalmente quando ela, são sentimentos mais difíceis, eu percebo que... Eu tenho às vezes um pouco de dificuldade de mergulhar nisso com o paciente.

Outro trecho que exemplifica essa dificuldade da terapeuta:

Trecho de supervisão

Hilde – Eu fiquei meio culpada de... que a gente entrou num ponto muito delicado... e aí eu fiquei um pouco "nossa, eu cutuquei um negócio muito significativo, será que eu acolhi bem? Porque agora a gente entrou num ponto muito delicado, eu preciso ter essa responsabilidade afetiva"... e aí eu fiquei com um pouco de receio. Porque é algo muito delicado, eu não posso fazer qualquer coisa, a gente tá falando de algo sensível.

As análises de Hilde sobre o caso tinham bom refinamento funcional e a terapeuta tinha excelente conhecimento teórico. Outro ponto forte era nas habilidades culturais, sendo que ela conseguia estabelecer boas reflexões sobre o contexto cultural de Clarice e possíveis impactos sobre sua história de vida e seu repertório atual. Contudo, as análises do caso estavam mais focadas em comportamentos fora da sessão do que naqueles que ocorriam na relação terapêutica e eram impeditivos para o processo. Apesar de atentar aos próprios sentimentos em sessão, faltavam mecanismos para avaliação desses impactos. Essas dificuldades nas habilidades conceituais também passaram a se expressar nas habilidades técnicas, como será discutido adiante.

Ao mesmo tempo, as metas de Hilde eram CCR2 muito distantes daquilo que a cliente conseguiria emitir no momento, ou seja, do seu momento de modelagem. Compreender que o repertório dos clientes é construído ao longo do tempo é importante para ajustar tanto as expectativas do terapeuta quanto identificar pequenas mudanças que ocorrem nos comportamentos do cliente, mesmo que essas mudanças pareçam muito pouco perto daquilo que é esperado do resultado final do processo.

Tal habilidade conceitual referente à observação de mudanças comportamentais menores também impactava diretamente certas habilidades técnicas. As expectativas da terapeuta precisaram ser reguladas a fim de não deixar passar despercebido os CCR2 "menores" da cliente que poderiam ser alvo de consequenciações que levariam a CCR2 "maiores".

Também as evocações precisaram ser refinadas. Com essa cliente, evocações como, por exemplo, "o que você está sentindo" não produziam o efeito de trazer para a sessão comportamentos de melhora, já que a cliente tinha dificuldades em expressar e, muitas vezes, nomear sentimentos. Isso significa que foi necessário desenvolver com a terapeuta formas diversas de dar contexto para CCR2 (estímulo antecedente - evocação), de forma sensível ao que a cliente possuía como repertório no momento. Isso significou, muitas vezes, possibilitar que a cliente apenas atentasse aos seus sentimentos e pensamentos, mesmo que ainda não possuísse repertório para comunicar isso de forma clara a Hilde.

Trecho de sessão

Hilde – E se a gente fosse pensar em processo mais pessoal, assim... por onde você quer adentrar? Que que você quer conhecer de você?

Com relação ao trecho acima, ele também explicita um comportamento de melhora da terapeuta. Um comportamento-problema importante de Hilde (T1) era buscar solucionar dificuldades e entregar interpretações à cliente. Isso fazia com que a terapeuta buscasse orientar Clarice na direção de resolver algumas situações-problema trazidas por ela. Contudo, isso fazia com que Hilde tomasse para si a responsabilidade maior do processo, impedindo-a de desenvolver repertórios importantes para a cliente. As sessões passaram a ficar angustiantes e, ao mesmo tempo, quando ela devolvia as perguntas (classe B do Fiat – a terapeuta buscando se responsabilizar menos pelo processo), Clarice respondia de forma evasiva ou com "não sei", o que produzia grande sentimento de desamparo na terapeuta e a fazia se engajar em mais T1: "puxar" a responsabilidade para si. Essa análise foi modelada em supervisão e no treino:

Trecho de supervisão

Hilde – Sim. É, porque senão ela não desenvolve também esse repertório de... Sozinha olhar pras coisas e querer as coisas... E, de novo, ela não se sente capaz, porque realmente tem alguém fazendo por ela, né, que é a terapeuta dando mil regras.

A seguir, uma supervisão que ocorreu depois, após a do trecho anterior.

Trecho de supervisão

Hilde – E aí eu falei "então, fico pensando que, se eu tô sentindo isso aqui com você, isso que a gente tá num espaço que você fala bastante sobre você, que você sente que é seguro dizer as coisas, se eu tô sentindo essa confusão e não entendendo muito bem quando você gosta, quando você não gosta, pra onde cê quer caminhar, será que não é um pouco isso que acontece fora daqui, no cotidiano, com as outras pessoas? E daí que aparecem muitas confusões?". Ela falou "nossa, nunca tinha pensado nisso, é verdade". Aí ela começou a falar mais, assim, ela falou "a grande pergunta pra mim é como eu vou fazer essas coisas que eu quero", aí eu falei "então, é justamente isso que a gente tem que descobrir, porque eu não posso fazer por você, a gente tem que fazer junto, porque é um espaço seu". "Senão eu tô colocando o que me faz sentido como Hilde e não como Clarice. E a gente tem que descobrir o seu aqui, é o seu espaço." [...]

Supervisora – Uau! E ela?

Hilde – E aí ela ficou... "É, tá, mas como é que a gente faz isso então?" (Riso).

Em contrapartida, Hilde tinha facilidade em expressar sentimentos (classe E) e com autorrevelações (classe D), e esses eram excelentes repertórios também para aplicação no âmbito das habilidades técnicas. Entretanto, pelas dificuldades no estabelecimento de paralelos funcionais e metas terapêuticas, a aplicação dessas habilidades também se tornava prejudicada: quando a terapeuta emitia alguma intervenção, surgiam mais comportamentos-problema da cliente, prejudicando assim o processo e o vínculo terapêuticos. Assim, essas habilidades e essa dinâmica foram foco do processo de ensino.

No trecho a seguir percebe-se a terapeuta já modificando a forma de perguntar (evocar) para que Clarice emitisse CCR2 ao invés de CCR1.

Trecho de sessão

Clarice – Nossa, não sei, muito complexo isso (riso). Não sei nem o que eu quero comer amanhã... não faço ideia. Acho que eu tenho que parar e pensar sobre isso.

Hilde – Pensa agora, então, a terapia tá aqui pra isso (riso).

Clarice – Eu não sei (riso). Não sei real.

Hilde – Que que cê tá sentindo agora?

Clarice – Agora? Ansiedade, tô muito ansiosa esses dias todos (riso).

Hilde – Mas, assim, com as perguntas que eu tô te fazendo, que que cê sentiu?

Clarice – Sei lá. Animada, mas... Eu acho que eu tô um pouco tentando não ter tanta expectativa alta pelo contexto geral, então eu fico animada, mas fico um pouco receosa, sabe. Então eu fico "ok, tem mil possibilidades, mas ainda não".

A primeira linha é um CCR1 típico de Clarice: "não sei", "risos" e pouco aprofundamento sobre os temas. Hilde reapresenta a pergunta de forma leve e recebe o mesmo tipo de comportamento-problema de Clarice. Então, modifica a forma de perguntar, retornando a um T1 que envolve questionar de forma direta os sentimentos de Clarice, o que comumente traria respostas mais evasivas. Nesse caso, um "pequeno" CCR2 é emitido: a cliente descreve a ansiedade, mesmo que amenizando como uma ansiedade que já vinha sentindo há dias, ou seja, não teria relação com o que estava sendo discutido no momento. Hilde aprofunda novamente, bloqueando a esquiva e reapresentando a pergunta: nesse momento a pergunta está bastante refinada, e, de forma específica, a terapeuta questiona sobre os sentimentos que aquela interação entre terapeuta e cliente produziu sobre Clarice. Ela trouxe para o processo interpessoal, dando contexto para que a cliente observasse seus sentimentos naquele momento e emitisse CCR2. Por fim, a descrição de Clarice está mais precisa, ela se aprofunda nas descrições e nomeia sentimentos, se arriscando, inclusive, em maior vulnerabilidade com a terapeuta (classe D).

A partir do momento do processo de formação em que as análises do caso e os paralelos funcionais ficaram bem estabelecidos para Hilde, o refinamento das demais habilidades se tornou mais fluido (avaliação aqui subjetiva da supervisora do caso!) e também muito do que era discutido em supervisão passou a ser transcrito em mudanças comportamentais de terapeuta e também de cliente em sessão.

Trecho de sessão

Hilde – Uhum. Tá. E aí essa tristeza... Como é que ela vinha, é uma... É uma sensação de vazio, é uma sensação de decepção? Que tem vários tipos de tristeza... é difícil falar assim dos sentimentos, né... mas... Como que ela é?

Clarice – Eu sinto que é mais uma tristeza do tipo "quero um abraço", sabe? (Riso). Eu fico, tipo... Pra baixo, querendo ser acolhida, sabe... Eu acho que é de me sentir sozinha.

Hilde – Tá.

Clarice – Tem mais esse sentido.

Hilde – Uhum. Cê se sente desamparada?

Clarice – Acho que de alguma forma, sim.

Percebe-se uma mudança na forma de perguntar de Hilde: ela passou a fornecer "pistas melhores" para Clarice acerca do que ela poderia falar em vez de perguntar apenas "como você se sente". Como consequência, observa-se uma interação que, de forma crescente, refina a descrição da cliente. Isso impacta não apenas como a cliente percebe seus próprios sentimentos, mas também a forma como ela os comunica para outras pessoas. Ainda, faz parte da construção do repertório de intimidade (classe D), essencial para o aprofundamento de vínculos com outras pessoas. A descrição a seguir da cliente é representativa dessa vulnerabilidade: ela fala sobre como se sente em sessão e traz o foco para a relação terapêutica.

Trecho de sessão

Clarice – Eu fico meio... Sei lá, ansiosa, murchada... Porque parece que, quando a gente fala dessas coisas, parece que fica sempre no mesmo lugar, sabe? Não sei se é pela sensação... dessa coisa da quarentena, que a gente já conversou... Ou se é pela coisa da faculdade... Por esse movimento meu de ter começado há pouco tempo, sabe? Não sei, mas isso me deixa meio angustiada, sabe, ansiosa...

Hilde – Talvez por tudo isso, né, de não ter formado ainda... quando a gente ainda não formou, tem um congelamento mesmo... De não conseguir trabalhar. Então, por isso, pela pandemia... A área que você tá foi uma das mais afetadas.

Clarice – Sim, total. Mas me diz você... eu andei alguma coisa? (Riso).

Hilde – (Riso) eu acho que você andou, sim, muito! Lembra... as outras sessões, você falava vários "não sei"s quando eu te perguntava alguma coisa, e a gente ficava nessa tentando achar o incômodo, tentando achar as coisas... E agora você tá me dizendo o que que te incomoda, o que te dá aflição... Até quando a gente fala sobre esse tema, cê fala "ah, me dá aflição isso, por causa disso, disso e disso"... Então te vejo tendo uma fluência melhor de entender o que você tá sentindo... De entender da onde vem sua aflição... Então agora você falou "ah, eu me sinto paralisada". Então... Esse sentimento já existia antes, mas agora você tá verbalizando isso, então fica muito mais fácil de te entender, você se faz muito mais clara. E isso é superimportante.

CONSIDERAÇÕES FINAIS

A organização das habilidades terapêuticas em grandes conjuntos possibilita compreender e estabelecer descrições acerca daquilo que é esperado do terapeuta em sua atuação clínica. Nesse sentido, avalia-se que a proposta aqui descrita e explorada traz bastante flexibilidade, necessária ao trabalho do psicoterapeuta e, simultaneamente, facilita a organização dos dados e elementos presentes dentro de determinada abordagem clínica sem promover rigidez que influenciasse negativamente o trabalho do terapeuta.

REFERÊNCIAS

1. Vilares JEC. As competências clínicas para as diferentes terapias comportamentais [dissertação]. São Paulo: Pontifícia Universidade Católica de São Paulo; 2022.
2. Vartanian JF. Efetividade de um pacote multicomponente de ensino em FAP sobre os comportamentos de terapeuta e cliente em sessão [tese]. São Paulo: Universidade de São Paulo; 2022.
3. Anderson T, Hill CE. The role of therapist skills in therapist effectiveness. In: Castonguay LG, Hill CE. How and why are some therapists better than others: understanding therapist effects. Washington: American Psychological Association; 2017.
4. Kohlenberg RJ, Tsai M. Functional analytic psychotherapy: a guide for creating intense and curative therapeutic relationships. New York: Plenum; 1991.
5. Stiles WB, Hill CE, Elliott R. Looking both ways. Psychother Res. 2015;25:282-93.
6. Callaghan GM. The functional idiographic assessment template (Fiat) system. Behav Anal. 2006;7(3):357-98.
7. Skinner BF. Science and human behavior. New York: MacMillan Company; 1953.
8. Oshiro CKB, Vartanian JF, Sartor MS, Silva EF. A psicoterapia analítica funcional. In: Oshiro CKB, Ferreira TAS. Terapias contextuais comportamentais: análise funcional e prática clínica. Santana de Parnaíba: Manole; 2021.
9. Reis HT, Shaver P. Intimacy as an interpersonal process. In: Duck SW. Handbook of personal relationships. New York: Wiley; 1988.
10. Reis HT, Patrick BC. Attachment and intimacy: component processes. In: Higgins ET, Kruglanski AW. Social psychology: handbook of basic principles. New York: Guilford Press; 1996.
11. Holt-Lunstad J, Smith TB, Layton B. Social relationships and mortality risk: a meta-analytic review. PLoS Medicine. 2010;7(7):e100016.
12. Holt-Lunstad J, Smith TB. Social relationships and mortality. Soc Personal Psychol Compass. 2012;6(1):41-53.
13. Holt-Lunstad J. Why social relationships are important for physical health: a systems approach to understanding and modifying risk and protection. Annu Ver Psychol. 2018;69:437-58.
14. Kiecolt-Glaser JK, Gouin JP, Hantsoo LV. Close relationships, inflammation and health. Neurosci Biobehav Rev. 2010;35(1):33-8.
15. Holman G, Kanter JW, Tsai M, Kohlenberg RJ. Functional analytic psychotherapy made simple: a clinician's guide to using the Awareness-Courage-Love (ACL) model in session. Oakland: Oakland New Harbinger Publications; 2017.
16. Tsai M, Kohlenberg RJ, Kanter JW, Kohlenberg B, Follette WC, Callaghan GM. A guide to Functional Analytic Psychotherapy: Awareness, courage, love, and behaviorism. New York: Springer Science + Business Media; 2009.
17. Weeks CE, Kanter JW, Bonow JD, Landes SJ, Busch AM. Traduzindo a teoria para a prática: uma estrutura lógica de interações de psicoterapia analítica funcional para pesquisa, treinamento e fins clínicos. In: Favati JC, Sartor MS, Silva EF, Oshiro CKB. Rev Bras Ter Comport Cogn. 2023;24:1-33.
18. Catania AC. Aprendizagem: comportamento, linguagem e cognição. Porto Alegre: Artmed; 1999.
19. Follette WC, Bonow JT. The challenge of understanding process in clinical behavior analysis: the case of functional analytic psychotherapy. Behav Anal. 2009;32(1):135-48.
20. Waltz TJ, Follette WC. Molar functional relations and clinical behavior analysis: implications for assessment and treatment. Behav Anal. 2009;32(1):51-68.
21. Darrow SM, Dalto G, Follette WC. Equifinality in functional analytic psychotherapy: different strokes for different folks. Int J Behav Consult Ther. 2012;7(2-3):38-44.
22. Vartanian JF. Efeitos da evocação sobre os comportamentos clinicamente relevantes na psicoterapia analítica funcional [dissertação]. São Paulo: Instituto de Psicologia da Universidade de São Paulo; 2017.

SEÇÃO II

Início da prática clínica: dificuldades vivenciadas pelos terapeutas

5

Aprender a sofrer junto: perigos clínicos do anseio por salvar

Gabriela Jacques de Moraes Dalgalarrondo

"A única saída é através"
The way out is through (Nine Inch Nails)

INTRODUÇÃO*

A psicoterapia é uma profissão do cuidado. Evidentemente, estar na posição de escutar, acolher e ajudar exige responsabilidade. Em geral, optar por essa ocupação envolve se importar com o sofrimento alheio – felizmente. No entanto, para exercê-la, **suportar** tal sofrimento é igualmente imprescindível. Este capítulo abordará, sob a ótica analítico-comportamental, a maneira como o anseio do terapeuta por **salvar** – ou seja, interromper a dor – pode ser um empecilho para o contato necessário com o que aflige. Em contrapartida, serão propostas alternativas para um cuidar mais amplo e profundo.

QUAL A FUNÇÃO DA CLÍNICA?

Para entender os problemas de um psicólogo muito preocupado em **salvar**, primeiro é necessário elucidar o que uma boa prática clínica se propõe a rea-

* Agradeço aos professores Tiago Alfredo Ferreira e Claudia Oshiro pelos comentários e reflexões valiosos na escrita deste capítulo. É um privilégio ter com quem trocar, ainda mais quando essas pessoas têm olhos e ouvidos tão bons para refinar ideias.

lizar. Quando o terapeuta não tenta salvar, o que ele faz? Qual é o objetivo de um processo psicoterápico?

Na história da análise do comportamento, encontramos algumas respostas para essa pergunta. Teóricos da terapia analítico-comportamental (TAC) propõem como objetivo terapêutico o aumento da autoconsciência e, por consequência, do autocontrole do paciente.[1] Por **autoconsciência** entende-se a capacidade de observar e descrever os determinantes do próprio comportamento; e por **autocontrole** entende-se o manejo dessas variáveis.[2] Formulações sobre liberdade, que serão destrinchadas mais adiante, complementam essa noção de autocontrole.[3] Partindo de uma articulação desses conceitos, é possível defender uma clínica em que a promoção de **autonomia** está entre os principais objetivos.

A psicoterapia analítica funcional (do inglês *functional analytic psychotherapy*, ou FAP) enfatiza objetivos clínicos associados a **habilidades interpessoais**, tais como asserção de necessidades, expressão emocional e intimidade.[4] Essas habilidades são trabalhadas, principalmente, a partir do vínculo entre terapeuta e paciente (ver capítulo 12), para que ganhos comportamentais em sessão sejam generalizados para outros contextos.[5,6]

A terapia de aceitação e compromisso (ACT, do inglês *acceptance and commitment therapy*) se propõe a fortalecer **flexibilidade psicológica**: um conjunto de processos que promovem engajamento em ação significativa mesmo diante de experiências aversivas.[7] Esse caráter "significativo" se refere, em especial, a comportamentos **valorizados** – e nosso entendimento de "valores" será explicado mais adiante no capítulo.

Os objetivos dessas diferentes abordagens clínicas são complementares, não exclusivos. Uma psicoterapia pode trabalhar simultaneamente autoconsciência, autocontrole, habilidades interpessoais e flexibilidade psicológica. O desenvolvimento desses campos está, inclusive, inter-relacionado – e pode ser prejudicado por uma falta de flexibilidade psicológica do próprio terapeuta.

Este capítulo fará um exercício didático para ilustrar mecanismos que, juntos, compõem estados de inflexibilidade psicológica experienciados por qualquer terapeuta (ora mais, ora menos). Esse exercício será realizado observando como essa inflexibilidade pode se apresentar, especificamente, em impulsos apressados em retirar o paciente do contato com o próprio sofrimento – que aqui chamamos de "anseio por salvar".

Esses mecanismos estão representados em quatro itens:

1. Terapeuta esquivo.
2. Terapeuta impulsivo.
3. Terapeuta autoritário.
4. Terapeuta vaidoso.

Apesar dessa divisão didática, é importante compreender que todas essas características são manifestações de inflexibilidade que se retroalimentam, como ilustrado na Figura 1.

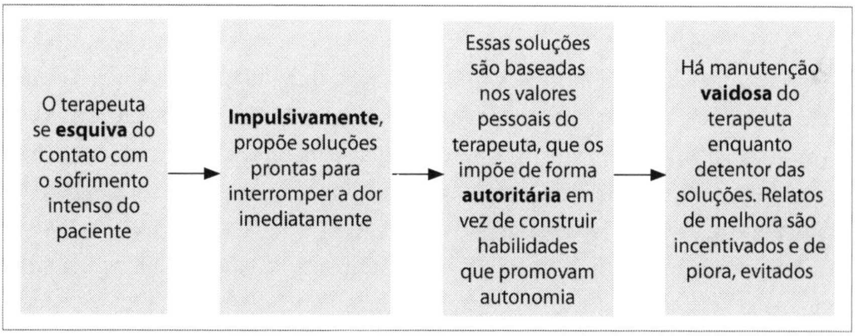

FIGURA 1 Esquematização dos problemas descritos.

O TERAPEUTA QUE SÓ QUER SALVAR É UM TERAPEUTA ESQUIVO

Enquanto terapeutas, ficarmos excessivamente sob controle da responsabilidade de "salvar" frequentemente resulta em um **padrão clínico esquivo**. Respostas esquivas são aquelas que previnem uma estimulação aversiva.[8] Na psicologia clínica, é usado o termo "esquiva experiencial" para especificar comportamentos de esquiva em relação a sentimentos e pensamentos.[9,10] Se o sofrimento do paciente é caracterizado como um fracasso pessoal do psicoterapeuta, é provável que ele seja experienciado pelo profissional como algo próximo do intolerável. Como resultado, experiências dolorosas – tema frequente em uma psicoterapia implicada –, em vez de serem investigadas profundamente, podem ser minimizadas pelo próprio terapeuta.

Imagine, por exemplo, que uma paciente hipotética, Marina, está há algum tempo em um relacionamento amoroso com um parceiro controlador, mas afetuoso. Marina reconhecia, em terapia, que o relacionamento talvez tivesse aspectos nocivos, mas se sente muito apegada ao namorado e diz temer, mais que qualquer coisa, que ele a abandone: "Eu não sei o que eu faria". Em uma determinada sessão, Marina revela que o namorado terminou com ela. Em seguida, diz que, apesar de ficar chateada, sabia que o relacionamento não era bom e que, portanto, está melhor sem o parceiro.

Esse relato alivia a terapeuta, que então reforça essa descrição, dizendo algo como: "é interessante como você estava com tanto medo desse término, mas agora você expressa esse alívio, talvez porque mesmo apreensiva você sabia que a relação não te fazia bem". A partir dessa fala da terapeuta, Marina se inibe de expressar a intensidade da solidão que está sentindo. Em sessões futuras, ela deixa de elaborar as motivações em relação a ir a um evento em que sabe que o ex estará presente, evitando analisar como aspectos do desejo por ele ainda a controlam.

Uma característica importante da esquiva é que ela é **pervasiva.**[11-13] Diferentemente de comportamentos mantidos pela produção de um reforçador, os comportamentos de esquiva são mantidos pela **prevenção** de um aversivo. Isso significa que é improvável experienciar o momento em que uma resposta de esquiva passa a ser desnecessária.

Pensemos no exemplo de Jéssica, que tem um histórico em que mentir sobre seus sentimentos foi selecionado para evitar hostilidade. Em um dado momento, Jéssica se encontra em situações em que a expressão genuína de sentimentos não será mais punida, mas ela ainda exibe um comportamento esquivo. Nesse novo contexto, a hostilidade não aconteceria de qualquer forma, mas a experiência de Jéssica é idêntica à de quando ela prevenia a hostilidade, **portanto a esquiva não é extinta.**

No caso do terapeuta esquivo, isso significa que evitar expressões de sofrimento intenso – por exemplo, sobre ideação suicida – o impede de experienciar situações em que tanto ele quanto o paciente são capazes de sustentar o contato com esse sofrimento sem consequências catastróficas. Além da manutenção do próprio comportamento de esquiva, o terapeuta pode modelar comportamentos evitativos também em seu paciente: relatos que minimizam o sofrimento são reforçados e benefícios resultantes da elaboração de sentimentos angustiantes não são experienciados.

A alternativa à esquiva experiencial são comportamentos de aceitação.[11,15] Aqui, entendemos "aceitação" como comportar-se em função de **buscar e manter contato com eventos psicológicos que anteriormente evocaram fuga ou esquiva.**[16] Um terapeuta que exercita e, consequentemente, modela aceitação é aquele que exibe **curiosidade** diante de expressões dolorosas. Isso significa investigar profundamente o que esses afetos revelam sobre as necessidades, desejos e repertório do paciente – em vez de interromper o contato do sujeito com seu sofrimento.

O TERAPEUTA QUE SÓ QUER SALVAR É UM TERAPEUTA IMPULSIVO

Como descrito anteriormente, sustentar o contato com o sofrimento de pacientes pode ser difícil para psicólogos. Um terapeuta controlado por essa dificuldade tende a buscar, o mais rápido possível, interromper a dor quando ela se apresenta. Isso pode se manifestar em respostas resolutivas apressadas, sob controle da aversividade experienciada pelo paciente e pelo próprio psicólogo.

No início do capítulo, mencionou-se **autocontrole** como a manipulação de variáveis que determinam o próprio comportamento.[16] Compreensões posteriores desse tema também descrevem o engajamento em comportamentos que produzem reforçadores tardiamente – em oposição a apenas agir de forma imediatamente reforçada.[17,18] Um terapeuta controlado pela aversidade do sofrimento do paciente pode ficar insensível a reforçadores que seriam produzidos a longo prazo a partir da investigação dessa experiência. Comportar-se apenas em função da aversidade imediata, desconectado de benefícios futuros, é não exercer autocontrole.

Podemos definir **impulsividade**, então, como **ações controladas apenas pela estimulação imediata**. Mas como é possível ficar sob controle de reforços tardios se não estamos em contato com seus efeitos no momento da ação? Partiremos de um exemplo em que dois terapeutas reagem de formas distintas a uma situação similar.

Às nove da noite de uma sexta-feira, o terapeuta Marcos está em um bar com os amigos quando recebe uma mensagem de sua paciente, Thaís. Ela escreve que está muito angustiada com algo que ocorreu no trabalho e que gostaria de conversar com ele. Marcos, imediatamente, lembra de uma tentativa de suicídio na adolescência de Thaís e volta para casa para realizar uma chamada de vídeo com sua paciente.

Em uma posição semelhante, a terapeuta Marcela optou por outra intervenção. Quando recebeu uma mensagem de seu paciente, Victor, respondeu que sentia muito, mas não poderia atendê-lo no momento. Sugeriu que ele escrevesse o que estava sentindo e trouxesse o escrito na próxima sessão para que eles, juntos, elaborassem o ocorrido. Marcela tomou essa decisão considerando tanto suas próprias necessidades e limites quanto a análise que vem fazendo do caso. Ela avaliou que o benefício terapêutico em incentivar Victor a sustentar o contato com sua angústia até a próxima sessão seria maior do que o risco de comportamento autodestrutivo.

A conceituação de "valores" feita pela ACT nos ajuda a entender o que ocorreu nesses exemplos. Desde Skinner,[19] a análise do comportamento descreve como, através da linguagem, ficamos sob controle de consequências que não experienciamos diretamente. Chamamos de **regras** as descrições das relações entre nossa história, nossos comportamentos e suas consequências. Na ACT, o terapeuta auxilia o paciente a identificar e elaborar descrições que, quando associadas a uma ação, aumentam sua frequência. Quando essas regras descrevem características abrangentes e estáveis do comportamento, podemos dizer que elas descrevem **valores**.[20]

Por exemplo, uma pessoa cansada, com vontade de ficar sozinha em casa, pode escolher ir ao aniversário de sua amiga mesmo sem muitos incentivos imediatos para fazê-lo. Quando a pessoa associa ir ao aniversário ao **valor** de cultivar seus afetos, o caráter reforçador desse comportamento é aumentado. Aqui, **cultivar afetos** é um valor porque pode ser associado a uma ampla gama de comportamentos diferentes (e, portanto, é abrangente); e porque sua influência pode ocorrer durante um longo período da vida do sujeito (e, portanto, é estável).

Em psicoterapia, podemos considerar que estão em jogo três grandes conjuntos de valores: os **valores do paciente** serão investigados a partir de sua história de vida específica. São observados padrões nos eventos reforçadores para esse sujeito e o efeito de diferentes narrativas nesses padrões. Esses valores frequentemente irão divergir dos **valores pessoais do terapeuta**. Por isso, o psicólogo deve analisar (em supervisão, por exemplo) como regras que influenciam as escolhas em sua própria vida estão atravessando o atendimento, para que seus valores não sejam impostos de forma autoritária. Um terceiro grupo é o dos **valores compartilhados** entre paciente e terapeuta, relativos, principalmente, aos objetivos clínicos previamente mencionados – terapeuta e paciente estão, juntos, em uma construção em que é valorizado o desenvolvimento de autoconhecimento, flexibilidade e autonomia da pessoa atendida.

A partir dessas ideias, pode-se entender as intervenções dos terapeutas apresentados anteriormente. O primeiro terapeuta, Marcos, reagiu automaticamente ao sofrimento da paciente. **Impulsivamente**, se dispôs – mesmo que a contragosto e levemente inebriado – a suprir a demanda imediata de Thaís. Já Marcela, ao se ver na mesma situação, considerou sua intervenção como parte de um processo que visa, a longo prazo, o desenvolvimento de recursos emocionais de seu paciente. Para fazê-lo, Marcela precisou **suportar** sua ansiedade imediata, mantendo-se em contato com seus **valores** em relação a uma boa prática terapêutica.

A intervenção de Marcela é apenas uma pequena etapa em uma longa cadeia de intervenções que visa ao desenvolvimento de autonomia, algo que a terapeuta valoriza em sua clínica. Intervenções impulsivas, como a de Marcos, trazem "soluções prontas" sem considerar esse longo percurso em que seriam adquiridos recursos comportamentais aos poucos. Esse percurso envolve o que chamamos na terapia comportamental de **modelagem**: reforçar o passo a passo da aprendizagem de um novo comportamento.[8] Na modelagem, parte-se de um comportamento mais simples e são reforçadas **aproximações sucessivas** até o desenvolvimento da habilidade complexa em questão. Visar a esse tipo de aprendizagem, portanto, envolve paciência – é, como dizem, "trabalho de formiguinha".

O TERAPEUTA QUE SÓ QUER SALVAR É UM TERAPEUTA AUTORITÁRIO

Uma prática clínica impulsiva, repleta de "soluções prontas", corre também grandes riscos de ser uma prática **autoritária**. Se os caminhos propostos pelo terapeuta não são construídos aos poucos, conjuntamente, qual é a métrica do que é um "problema"? Qual é o objetivo de uma "solução"? No que são baseadas as propostas terapêuticas? Para que o trabalho clínico não seja mera imposição dos valores pessoais do terapeuta, é necessário que ele se preocupe com a promoção de **autonomia**.

"Autonomia" pode ser definida como possibilidade de **escolha**. Na análise do comportamento, pensamos "escolhas" em termos das oportunidades à disposição do sujeito para que ele alcance aquilo que quer e precisa. Isso significa que, para que uma pessoa possa escolher genuinamente, ela precisa ter tido acesso à aquisição de habilidades e ter a oportunidade de utilizar essas habilidades para suprir suas principais demandas.[3]

Fatores a serem considerados para compreender a qualidade dessas oportunidades de escolha são: o **custo de resposta** das alternativas disponíveis (quanto de energia precisa ser despendido para acessar algo); o **estado de privação** do indivíduo (p. ex., alguém com fome está mais sujeito a condições coercitivas de trabalho) e os **agentes controladores** de todos os fatores citados (p. ex., quando detentos precisam trabalham para acessar direitos, a prisão é a instituição coercitiva que controla as alternativas para produção de consequências e o estado de privação dos envolvidos).[3]

Um terapeuta que promove autonomia auxilia seu paciente a expandir seu repertório para que ele tenha diferentes ferramentas para escolher de que forma irá suprir suas necessidades e desejos. Uma "solução pronta", em geral, não acumula para a criação desse repertório e apresenta uma forma única, dificilmente generalizável, de abordar demandas. Para exemplificar, vamos comparar dois cenários de psicoterapia para uma pessoa autista em que são trabalhadas habilidades sociais.

No primeiro cenário, regras específicas são passadas em terapia como orientações ("você não deve falar demais sobre um interesse específico em um primeiro encontro"; "antes de criticar algo, faça um comentário positivo"). Exercícios de *role-playing* são realizados em sessões em que a terapeuta avalia as respostas da paciente como mais ou menos adequadas, reforçando "acertos" e reprimindo "erros". O "certo" e o "errado" nesses exercícios têm uma íntima relação com a **normatividade**, isto é, com noções sobre o que é esperado de um comportamento-padrão e com o que é valorizado pessoalmente pela psicóloga.

No segundo cenário, a terapeuta pede que a paciente conte seus encontros e tente descrever diferentes interações. As duas, juntas, observam padrões em diferentes manejos sociais e seus efeitos ("Me parece que, quando você comparou o jogo que você gosta ao filme favorito do seu amigo, ele se engajou mais na conversa, você também teve essa impressão? Como você se sentiu se esforçando para conectar seu interesse ao dele?"). A psicóloga também demonstra, em sessão, quando tem mais ou menos facilidade de entender o que a paciente está sentindo; e divide com ela algumas impressões ("Como você mudou o tom de voz e fechou os braços, estou com a sensação de que algo que eu disse a incomodou, é isso que aconteceu ou estou te entendendo mal?).

Com essas intervenções, a psicóloga está ajudando a paciente a notar *feedbacks* sociais com os quais ela historicamente tem dificuldades. A partir do vínculo entre as duas, também é desenvolvido repertório de comunicação e sensibilidade à reação dos outros. Assim, a pessoa sendo atendida desenvolve habilidades que aumentam suas possibilidades no futuro. Mas **quando** e **como** aplicar essas habilidades adquiridas fica a seu critério, não de sua terapeuta.

O TERAPEUTA QUE SÓ QUER SALVAR É UM TERAPEUTA VAIDOSO

Como descrito, o foco de uma clínica **autoritária** é a implementação de regras, não o desenvolvimento de repertórios amplos. Dessa forma, não há uma construção cujo sentido seja o fortalecimento da independência do paciente. **Se a terapia é simplesmente um espaço onde são fornecidas orientações, o psicólogo se mantém como recurso principal**, ou único, de resolução de demandas. Isso pode inflar o senso de autoimportância do clínico, que ouve diversas vezes: "O que eu faria sem você?", "Só você poderia me ajudar assim...".

Anteriormente, descreveu-se uma situação em que um terapeuta responde às pressas a uma ligação de uma paciente angustiada. Se sentir necessário pode ser altamente reforçador para alguém que, como muitos psicólogos, se importa com cuidar e se sentir conectado aos outros. No entanto, elaborações de estratégias diversas para situações difíceis colaboram para que a resposta do terapeuta não seja imprescindível. Resistir a tendências vaidosas na clínica significa tanto reconhecer as limitações de sua prática quanto trabalhar para que ela seja mesmo limitada – já que queremos que o espaço clínico seja apenas um dentre muitos recursos do sujeito atendido.

Além de cultivar uma dinâmica que intensifica sua importância, um terapeuta vaidoso pode incentivar relatos de melhora clínica e desestimular expressões de dificuldades, enviesando a percepção do processo psicoterápico. O que é percebido como desenvolvimento clínico pode ser, simplesmente, resultado de um terapeuta que ensina seu paciente a relatar melhora – mesmo sem perceber. Por uma perspectiva skinneriana, entender o significado de uma frase é entender as condições nas quais ela é usada, e não buscar uma relação essencial entre a frase e aquilo que ela supostamente descreve.[19] Isso significa que, quando uma pessoa descreve algo, essa descrição não é determinada só pelas características do que é descrito: ela é principalmente definida pelas condições em que o comportamento de descrever foi aprendido.

Para os psicoterapeutas, entender esse fenômeno é fundamental – caso contrário, relatos do paciente serão compreendidos como uma reprodução dos fenômenos relatados quando, na realidade, são comportamentos determinados por um histórico em que alguns tipos de relato foram reforçados e outros punidos. Esse tipo de consideração é importante, por exemplo, no uso de formulários para avaliação de evolução de sintomas.

O uso de instrumentos como o Inventário Beck de Depressão (BDI) pode ser útil, principalmente para fins de pesquisa.[21] Os dados por eles obtidos, no entanto, devem ser sempre analisados como evoluções nos **relatos dos sintomas**, e não nos sintomas em si. Ainda que haja uma relação importante entre esses dois fenômenos, eles podem ser controlados por variáveis distintas – por exemplo, um processo de psicoterapia pode aumentar o relato de um sintoma a partir do desenvolvimento da habilidade de notá-lo, e não pelo aumento de sua frequência em si.

CONTRAPONTOS: INTERVENÇÕES DE URGÊNCIA E ROMANTIZAÇÃO DO SOFRIMENTO

Este capítulo parte de uma proposta clínica que tem entre seus objetivos a promoção de flexibilidade psicológica, a ampliação de habilidades interpessoais, o autocontrole e a autonomia. Defendemos um processo psicoterápico que tenha em vista esses objetivos, em oposição a uma clínica que os atropele em tentativas apressadas de soluções prontas para salvar o sujeito do seu sofrimento. As problemáticas de uma clínica ansiosa por salvar, no entanto, não devem ser utilizadas como justificativas para negligenciar situações de emergência.

Ainda que o objetivo de uma psicoterapia não seja "salvar" o paciente, a preservação da vida é, obviamente, critério absolutamente necessário para o desenvolvimento de qualquer objetivo clínico. Para a realização dos objetivos aqui apresentados, é preciso sustentar o contato com o sofrimento e é também importante saber identificar situações em que a vida do paciente está em risco e, se necessário, intervir em prol de sua segurança (p. ex., em comunicação com uma equipe interdisciplinar de saúde).

No entanto, intervenções sempre em função de uma "garantia absoluta" de segurança podem minar, a longo prazo, a autonomia e as possibilidades de ampliação do repertório comportamental da pessoa atendida. Quando isso acontece, o terapeuta não está realizando sua função. As intervenções, portanto, devem ser feitas com cuidadosa ponderação sobre seus benefícios e riscos, tendo em vista objetivos clínicos abrangentes.

Outra ressalva importante é que as conceituações aqui apresentadas sobre as problemáticas de padrões esquivos não devem ser utilizadas em nome de uma romantização do sofrimento. A habilidade de sustentar o contato com sentimentos angustiantes é valorizada na medida em que uma vida autônoma e significativa necessariamente implica suportar sofrimento em alguns momentos. A dor pode ser valorizada enquanto sinal de engajamento com algo que importa. Aliviar a intensidade do sofrer, no entanto, é, em diversos contextos, necessário para que esse engajamento seja possível. Sair de um emprego punitivo e evitar contato com um sujeito abusivo são exemplos de respostas de fuga e esquiva que contribuem para a realização dos objetivos clínicos aqui citados.

Valorizar o contato com o sofrimento não significa que o sofrimento é valoroso em si.

CONSIDERAÇÕES FINAIS

Este capítulo descreveu como o foco em interromper a dor do paciente sem a consideração de objetivos mais amplos pode levar a uma prática problemática. Dentre esses problemas, destacou-se que uma clínica demasiadamente sob controle de "salvar" é:

- Esquiva (expressões de angústia são evitadas por ambos terapeuta e paciente).
- Impulsiva (intervenções são reações automáticas ao sofrimento).
- Autoritária (são fornecidas regras prontas, determinadas pelos valores pessoais do terapeuta).
- Vaidosa (é cultivada uma centralidade da função do terapeuta na vida do paciente, que é treinado a relatar melhora clínica).

Defenderam-se alguns objetivos clínicos que vão na direção contrária dessas características nocivas: **o contato com sentimentos difíceis** (investigações curiosas promovem aceitação e autoconhecimento), **o autocontrole** (a identificação do que é **valoroso** permite decisões em função de benefícios a longo prazo) e a **autonomia** (a ampliação de habilidades viabiliza que um paciente escolha, dentre uma variedade de alternativas, como acessar o que precisa de forma independente do terapeuta). Esses objetivos envolvem habilidades que devem ser exercidas também pelo psicólogo – em um processo em que tanto quem atende como quem é atendido precisam ser pacientes, bancando investigações árduas, mas que, com alguma sorte, contribuam para a construção de uma vida autônoma e significativa.

REFERÊNCIAS

1. Silva Ferreira TA, Santos FMS, Matos JPA, Moura MCBL, da Silva Rodrigues S. Qual o objetivo da análise do comportamento clínica? Acta Comportamentalia: Revista Latina de Análisis de Comportamiento. 2017;25(3):395-410.

2. Skinner BF. Ciência e comportamento humano v.10. São Paulo: Martins Fontes; 2003. [Trabalho original publicado em 1953.]
3. Fernandes RC, Dittrich A. Expanding the behavior-analytic meanings of "freedom": the contributions of Israel Goldiamond. Behav Soc Iss. 2018;27:4-19.
4. Callaghan GM. The Functional Idiographic Assessment Template (Fiat) system: for use with interpersonally-based interventions including Functional Analytic Psychotherapy (FAP) and FAP--enhanced treatments. Behav Anal. 2006;7(3):357-98.
5. Kohlenberg RJ, Tsai M. Functional analytic psychotherapy: creating intense and curative therapeutic relationships. New York: Plenum Press; 1991.
6. Oshiro CKB, Vartanian JF, Sartor MS, da Silva EF. A psicoterapia analítica funcional. In: Terapias contextuais comportamentais: análise funcional e prática clínica. Santana de Parnaíba: Manole; 2021.
7. Tarbox J, Szabo TG, Aclan M. Acceptance and commitment training within the scope of practice of applied behavior analysis. Behav Anal Pract. 2020;1-22.
8. Catania AC. Aprendizagem: comportamento, linguagem e cognição. 4 ed. São Paulo: Artmed; 1999.
9. Hayes SC, Wilson KG, Gifford EV, Follette VM, Strosahl K. Experiential avoidance and behavioral disorders: a functional dimensional approach to diagnosis and treatment. J Consult Clin Psychol. 1996;64(6),1152-68.
10. Hayes-Skelton SA, Eustis EH. Experiential avoidance. In: Abramowitz JS, Blakey SM. Clinical handbook of fear and anxiety: maintenance processes and treatment mechanisms. Washington: American Psychological Association; 2020. p. 115-31.
11. Solomon RL, Wynne LC. Traumatic avoidance learning: Acquisition in normal dogs. Psychological Monographs: General and Applied. 1953;67(4),1-19.
12. Craske MG, Barlow DH. A review of the relationship between panic and avoidance. Clin Psychol Rev. 1988;8(6):667-85.
13. Krypotos AM, Effting M, Kindt M, Beckers T. Avoidance learning: a review of theoretical models and recent developments. Front Behav Neurosci. 2015;9:189.
14. Hayes S, Strosahl K, Wilson K. Acceptance and Commitment Therapy: an experiential approach to behavior change. New York: The Guilford Press; 1999.
15. Cordova JV. Acceptance in behavior therapy: understanding the process of change. Behav Anal. 2001;24:213-26.
16. Skinner BF. Ciência e comportamento humano. Vol. 10. São Paulo: Martins Fontes; 2003. [Trabalho original publicado em 1953].
17. Rachlin H, Green L. Commitment, choice and self-control. J Exp Anal Behav. 1972;17(1):15-22.
18. Rachlin H. Self-control. Behaviorism. 1974;2(1):94-107.
19. Skinner BF. Verbal behavior. Connecticut: Martino Publishing; 2015. [Trabalho original publicado em 1957.]
20. Ferreira TA, Simões AS, Ferreira AR, Dos Santos BOS. What are values in clinical behavior analysis? Perspectives on Behavior Science. 2020;43(1):177-88.
21. Jackson-Koku G. Beck depression inventory. Occup Med. 2016;66(2):174-5.
22. Goltz SM. On power and freedom: extending the definition of coercion. Perspect Behav Sci. 2020;43(1):137-56.
23. Hayes SC, Wilson KG, Gifford EV, Follette VM, Strosahl K. Experiential avoidance and behavioral disorders: a functional dimensional approach to diagnosis and treatment. J Consult Clin Psychol. 1996;64(6):1152.

6

Habilidades terapêuticas conceituais para a prática clínica

Analu Ianik Costa
Jocelaine Martins da Silveira

Ao longo de um processo de terapia, vão surgindo momentos críticos que requerem a tomada de decisões importantes por parte do terapeuta, por exemplo, quando o cliente está em risco considerável de suicídio ou quando o processo terapêutico parece ter estagnado. De quais procedimentos o terapeuta precisa lançar mão e com base no quê decide por eles?

Outros momentos desafiadores são, por exemplo, aqueles em que o próprio cliente precisa fazer escolhas, que definirão seu contexto de interações: mudar de emprego, de cidade, da escola para os filhos, engajar-se em um relacionamento ou rompê-lo. Nesses momentos decisivos e em muitos outros mais corriqueiros, a teoria sobre o que está acontecendo com o cliente, isto é, a base conceitual que apoia as predições específicas para seu caso clínico, é imprescindível.

Neste capítulo, ilustramos a maneira como as habilidades conceituais do terapeuta têm implicações em situações-problema comuns do contexto clínico: quando é difícil obter dados por meio do relato do cliente, momentos em que ele parece ambivalente sobre o que deseja da terapia, quando o terapeuta se sente apagando um incêndio a cada sessão e nas situações em que uma técnica não reverte no resultado esperado.

As orientações teóricas em psicologia têm seus fundamentos epistemológicos, éticos e ontológicos. Assim, as visões de mundo e de homem mantêm-se atreladas àqueles fundamentos. Com isso, a clareza dos aspectos conceituais e dos fundamentos filosóficos proporciona uma prática clínica com consistência nos procedimentos e coerente com a teoria. Esse conjunto de conhecimentos apoia também as concepções do sofrimento humano e dos mecanismos e processos, que estão relacionados à demanda do cliente em terapia.

A terapia analítico-comportamental (TAC) é alinhada filosoficamente ao behaviorismo radical e à análise do comportamento. A análise do comportamento é uma ciência voltada à previsão e à influência do comportamento. Considerando o comportamento como interação entre organismo e ambiente, cabe ao terapeuta identificar variáveis distais, que o selecionaram, e proximais, que o influenciam, bem como conduzir o processo terapêutico de modo a proporcionar novas aprendizagens.

Na análise do comportamento, a própria descrição das relações entre o organismo e o ambiente enseja o planejamento da intervenção. Por exemplo, se o cliente sistematicamente muda de assunto ao se aproximar da temática relacionada ao pai, o terapeuta, descrevendo essas relações, levanta hipóteses de eventos adversos nessa área e planeja o que fazer. Ele pode, por exemplo, planejar, no momento oportuno, evocar e fornecer consequências para tatos sobre o pai, sentimentos em relação a ele etc.

Uma confusão conceitual pode aumentar a chance de falhas na escolha de estratégias e técnicas. Vamos supor que um parceiro, em uma terapia de casais, está perdendo oportunidades importantes de expressar seu afeto para a parceira. O terapeuta precisa relacionar essa ausência de resposta com um ou com outro conceito, cada qual levando a procedimentos distintos. Se o parceiro deixa de expressar seu afeto para a parceira porque, em sua história de vida, não aprendeu a fazer isso, o terapeuta pode ir fornecendo um modelo, fazendo surgir qualquer resposta nessa direção e aperfeiçoando sua forma, via modelagem. Se, por outro lado, a ausência de resposta acontece em razão de contingências punidoras no contexto do cliente, o terapeuta pode evocar sua emissão e, então, reforçar naturalmente, até que uma nova classe de respostas positivamente reforçada se torne mais provável na relação com a parceira.

Em um contexto de causação múltipla, é muito frequente que variadas escolhas por procedimentos revertam em um mesmo resultado terapêutico esperado. No entanto, trocas constantes de concepções ou inconsistência na interpretação do caso, ao longo do processo, dificultam o alcance das metas terapêuticas. Assim, as habilidades do terapeuta para elencar conceitos pertinentes e para usá-los na interpretação do caso clínico são essenciais. Estamos chamando de habilidades conceituais as que envolvem a aplicação de conceitos, e aqui destacamos os analítico-comportamentais, na interpretação do caso clínico, isto é, dos eventos comportamentais observados diretamente ou relatados pelo cliente.

Os conceitos mais básicos que norteiam a observação e a interpretação feita pelo terapeuta são as contingências de reforços positivos ou negativos, na explicação de comportamentos que ocorrem em alta frequência e de punições positivas ou negativas, no entendimento de classes de resposta pouco frequentes. É importante também a compreensão de condições antecedentes. Elas podem ser divididas em discriminativas ou em operações motivadoras – quando não há dois cursos de ação, em que um deles sinalize o reforço, caso o responder ocorra.[1] Além desses conceitos mais elementares, as relações equivalentes observadas no repertório do cliente são o ponto central dos tratamentos, porque permitem explicar processos simbólicos marcantes na vida da pessoa em atendimento.

De modo bem geral, as interpretações feitas pelo terapeuta envolvem três paradigmas: o de relações respondentes, o de relações operantes e o de relações equivalentes. As habilidades conceituais do terapeuta analítico-comportamental consistem, entre outras coisas, em identificar como esses paradigmas ocorrem no contexto do cliente e como se influenciam mutuamente.

As habilidades conceituais do terapeuta o ajudam a compor a formulação de caso ao longo do processo terapêutico. Por meio do raciocínio clínico, que é embasado pela integração dos dados do cliente com a orientação teórica, o terapeuta pode tomar uma decisão sensível à demanda e coerente conceitualmente.

A conceituação (ou formulação) do caso clínico não é um mero estágio preliminar ao planejamento da intervenção, e sim uma espécie de compasso, que ajuda a observar desvios em relação às metas terapêuticas, a sair de impasses éticos, a prever riscos e a definir o quanto um comportamento ainda precisa ser decomposto na promoção da mudança clínica. Ela tem caráter dinâmico, sendo constantemente atualizada, à medida que novas informações são relatadas pelo cliente ou observadas pelo terapeuta. Com o estabelecimento da relação terapêutica, relatos e outros comportamentos, que poderiam ser punidos na vida diária, são apresentados em sessão e complementam ou modificam a conceituação de caso.

Existem diversos tipos de formulários de conceituação de caso clínico em análise do comportamento. Algumas estratégias comportamentais contextuais dispõem de um modelo próprio para formular o caso. Por exemplo, na psicoterapia analítica funcional (FAP), busca-se definir os comportamentos clinicamente relevantes – com enfoque no repertório interpessoal do cliente, mas não só, pois são importantes também os progressos ou problemas na vida diária, seus valores e comportamentos sociopolíticos. As instâncias relevantes do comportamento do terapeuta, que servem de condição naturalmente antecedente e consequente para os do cliente, são também identificadas. Há propostas de buscar a flexibilidade voltada para objetivos interpessoais.[2] Na terapia de aceitação e compromisso (ACT),[3] os processos de inflexibilidade psicológica são examinados para a formulação do caso. A fusão cognitiva, a atenção inflexível, o *self* como conteúdo, a falta de clareza quanto aos valores e a ação não congruente com eles são processos comportamentais/contextuais sistematizados para desenvolver o tratamento na ACT.

Para ilustrar a influência das habilidades conceituais do terapeuta em sua postura no tratamento, serão apresentadas a seguir quatro situações-problema comuns no cotidiano da clínica. Esses dilemas são resolvidos à medida que recorremos a conceitos que embasam teoricamente a formulação do caso e, consequentemente, a prática clínica.

SITUAÇÃO-PROBLEMA 1

O terapeuta sente-se limitado para coletar dados por meio de relato, na entrevista clínica inicial

Ao final de uma entrevista clínica inicial, o terapeuta está em condições de assumir uma posição quanto às demandas do cliente. Ele já dispõe de informações sobre a queixa e o problema clínico, ainda que de forma incipiente. Para a obtenção dessas informações, o terapeuta maneja a entrevista solicitando relatos do cliente e observando seu comportamento em sessão. Dados relevantes relativos à história de vida (e de contingências) do cliente são coletados. Também cabe ao psicoterapeuta observar padrões de interação e obter informações, que vão além do que é relatado.

Alguns clientes têm um discurso prolixo e difuso, enquanto outros são monossilábicos. Há clientes que apresentam queixas múltiplas ou mesmo inespecíficas. Certas pessoas deixam claro o quanto estão desesperançosas, enquanto outras parecem estar apostando todas as fichas no tratamento. O manejo de interações com esses clientes, a escolha do momento para fazer uma pergunta e do que investigar dependerá das habilidades conceituais do terapeuta.

Como, na entrevista inicial, o terapeuta ainda não tem dados suficientes sobre o cliente, para compor a formulação do caso e, a partir daí, tomar decisões pautadas em uma compreensão idiográfica, ele pode se amparar em guias para a condução da entrevista inicial.[4] À medida que se apropria mais da base conceitual, o clínico pode conduzir as primeiras sessões de modo mais espontâneo, ficando menos preocupado com um roteiro.

Conforme posto anteriormente, a formulação de caso não termina após as sessões iniciais. Então, dominar a base teórico-conceitual auxilia o terapeuta também a refinar as informações nas sessões mais avançadas do processo terapêutico, melhorando assim a compreensão do caso e enriquecendo a formulação. Nessas situações, a teoria guiará o terapeuta nos próximos passos, garantindo o estabelecimento do vínculo com o cliente e a obtenção de informações relevantes.

Vamos ilustrar como as habilidades conceituais do terapeuta interferem nos momentos da obtenção de dados quando o cliente simplesmente não fala ou quando para de relatar alguma coisa. Todos os nomes apresentados no capítulo são fictícios.

Estudo de caso clínico 1

Emília é uma mulher de 58 anos que chegou à entrevista a pedido de seu filho, um estudante universitário, que precisava se ausentar durante muito tempo ao longo da semana. O marido de Emília ficava fora da cidade por vários dias, porque era caminhoneiro. Então, o filho julgou que Emília poderia se sentir bem falando com uma psicoterapeuta enquanto estava sozinha ao longo da semana. Na entrevista, Emília falou um pouco sobre sua rotina, relatou preocupação com a vida financeira da família, descreveu o trabalho do marido e, então, parou de falar. Nesse ponto, a terapeuta poderia se perguntar se o silêncio de Emília indicava estimulação aversiva ou se ela não tinha mais o que relatar. Com um pouco mais de incentivo da terapeuta para que ela continuasse contando sobre sua vida, foi possível interpretar que Emília estava diante de situações cotidianas que a preocupavam, mas que, aparentemente, essas inquietações não caracterizavam uma queixa clínica ou demanda para tratamento. Essa hipótese parece ter sido corroborada quando Emília se mudou para uma chácara e, sentindo-se mais tranquila, dispensou o atendimento.

Estudo de caso clínico 2

Já o silêncio de Josiane foi diferente. Embora ela também tivesse relatado sua vida cotidiana e então ficado calada, a terapeuta pôde deduzir que aquele era outro processo. Josiane falou que a mudança de cidade, migrando de uma região do país para outra, após o falecimento dos pais, estava sendo um desafio. Queixou-se do novo emprego, da sobrecarga de trabalho. Entretanto, foi nitidamente sucinta ao relatar aspectos de seu relacionamento com o marido. E, nesse ponto, a sessão pareceu ter ficado vazia, como se tivesse chegado ao fim. A terapeuta poderia se basear nas mesmas possibilidades conceituais de interpretação. Ela reapresentou perguntas sobre o marido de Josiane e, mais uma vez, obteve respostas curtas e evasivas. Nesse caso, supondo que havia estimulação aversiva ligada ao tema, deixou para tratá-lo em sessões futuras. Por enquanto, seria mais estratégico fortalecer o vínculo e ajudar Josiane a se sentir à vontade na terapia. Essa hipótese também se confirmou, depois de muitas sessões, quando Josiane começou a relatar preocupação com o casamento, contando que, já havia algum tempo, o marido não demonstrava interesse sexual.

O mesmo comportamento, diferentes funções

Na interação com Josiane e com Emília, a observação do comportamento das clientes durante a sessão, principalmente nos aspectos respondentes, juntamente com o que relataram, ajudou a terapeuta a integrar suas experiências com as clientes e os conceitos para interpretá-las. A aposta em conceitos distintos para explicar o que estava acontecendo com cada uma poderia induzir procedimentos também diferentes. A terapeuta poderia ter evocado, desnecessariamente, relatos de mal-estar ou de frustrações em Emília. E, no caso de Josiane, poderia ter insistido, prematuramente, na evocação de relatos sobre um tema sensível, comprometendo, assim, a adesão ao tratamento.

Nas interações iniciais, é comum que o terapeuta acabe reforçando comportamentos que, mais tarde, seriam considerados problemáticos, requerendo o fornecimento de outro tipo de consequência. Por exemplo, o terapeuta pode reforçar atitudes generosas de um cliente e apenas posteriormente vir a compreender que elas eram um modo indesejável de obter aceitação e aprovação, em detrimento do próprio bem-estar. Mesmo terapeutas experientes estão suscetíveis a agir assim. Contudo, sabendo que o processo de interação e mudança clínica é dinâmico e contínuo, sempre é possível mudar a postura diante de relatos/comportamentos que outrora foram reforçados e que, mediante a atualização da formulação do caso, passam a ser um ponto de interesse para os objetivos terapêuticos.

SITUAÇÃO-PROBLEMA 2

O terapeuta tem pistas contraditórias quanto ao que o cliente quer da terapia

A visão de comportamento como um processo define a forma de ouvir o que o cliente relata em sessão. Ela implica dar ênfase ao processo do relato (como é relatado e em função de quê), deixando seu conteúdo em segundo plano. Ela também direciona a atenção do terapeuta para os paradigmas de relações respondentes e equivalentes, além de operantes, por exemplo, notando em que parte do relato o cliente se emociona e as associações temáticas contidas nele.

O cliente pode afirmar que não sente falta de um filho adulto, com quem teve um conflito recente (relações operantes em um episódio verbal com a terapeuta), mas relata isso com lágrimas nos olhos (relações respondentes). E, então, passa a contar como se sente injustiçado no trabalho, por haver se dedicado durante anos a uma empresa, que o demitiu. "Sinto-me uma luva descartável" (relações equivalentes que também remetem às vivências com o filho).

Seja como for, a observação do terapeuta fica sob controle do que o cliente está fazendo ao relatar. Por exemplo, se, ao relatar, o cliente impacta o terapeuta, fazendo-o percebê-lo como uma pessoa organizada e infalível, ou alguém forte ou frágil demais, a ponto de não poder ser confrontado etc. Enfim, o conteúdo do relato é apresentado por meio de processos diversos, que indicam a provável função, na interação interpessoal com o terapeuta. Embora, conceitualmente, esse aspecto não represente uma grande dificuldade, seu manejo em sessão é sempre mais custoso.

Vamos a uma ilustração da distinção entre o conteúdo do relato e o do processo de relatar, em uma sessão de terapia de casal. Essa distinção acarreta decisões diferentes por parte do terapeuta.

Estudo de caso clínico 3

Camila e Filipe estão juntos há mais de 10 anos. Camila tem 37 anos e trabalha em um escritório jurídico. Filipe tem 36 anos e é professor de música em uma escola municipal. Eles se conheceram na época da faculdade. Camila cursava direito e Filipe, belas artes. O casal buscou atendimento queixando-se de dificuldades na comunicação. Camila afirma que Filipe é bastante fechado. Segundo ela, o marido tem dificuldade para expor suas opiniões e sentimentos e ela fica sem saber o que está se passando com ele. Camila diz que esperava que ele planejasse passeios para eles, cuidasse das finanças, que ele a surpreendesse com planos e decisões que tivesse tomado. Filipe diz que nota o desconforto causado em Camila por agir assim e que, em razão disso, sente-se motivado a mudar. O que Camila e Filipe falam um do outro, isto é, o conteúdo de seus relatos, leva a entender que Camila gostaria que a terapia ajudasse Filipe a expressar melhor seus eventos privados e que Filipe desejaria a mesma coisa. Focando o processo, a terapeuta pode entender que, em vez disso, Camila é quem conduz a sessão, indicando assertivamente o que ambos querem da terapia, enquanto Filipe permanece aguardando a iniciativa da esposa quanto ao que fazer. Então, os conceitos sugerem à terapeuta que esses processos, ocorrendo em alta frequência, são positiva ou negativamente reforçados. E que muito provavelmente os comportamentos de Camila e de Filipe, de algum modo, têm função mantenedora, mutuamente. Olhando para a interação de ambos, os processos parecem apontar na direção oposta à do que está sendo dito.

Interessantemente, as habilidades conceituais da terapeuta a ajudam inclusive a observar seu próprio comportamento. Então, a terapeuta pode notar que está inclinada a fazer o que Camila reporta como seu desejo, e de levar Filipe a falar e a ter iniciativas. Em vez disso, apostando na noção operante descrita, a terapeuta convida ambos a observar o processo em curso e a descrevê-lo, sem julgamentos. "Eu, Camila, estou aqui tomando a frente na sessão e falando, sem esperar que Filipe se expresse". "Eu, Filipe, sinto-me confortável e aliviado vendo Camila falar por mim." A história de vida de Camila a ensinou a ser ágil e a antever problemas e solucioná-los, o quanto antes. Durante anos ela havia cuidado da mãe, que apresentava um transtorno psiquiátrico grave. Já Filipe veio de uma família original que fornecia muita proteção, arranjando cuidadosamente seu ambiente para que suas necessidades fossem atendidas (p. ex., notando seu talento, proporcionaram a ele aulas de música desde pequeno etc.). Mais uma vez, as habilidades conceituais da terapeuta a guiaram para procedimentos muito distintos. De tal sorte que, ao final do processo, Camila estava mais consciente de que sua demanda clínica envolvia aguentar o desconforto emocional de ceder a vez para que Filipe agisse, decidisse, escolhesse etc. Filipe, por outro lado, estava consciente de que tinha suas próprias demandas e poderia ou não agir em razão das exigências da esposa. O mais terapêutico, para ele, talvez fosse nomear suas necessidades para si mesmo, expressá-las ou não para a esposa e agir em consonância com suas auto-observações.

Essa situação-problema ilustra, portanto, momentos em que o relato do cliente parece não corresponder a suas outras ações, observáveis na forma de processo. Diante disso, o terapeuta pode, intuitivamente, sentir que algo não se encaixa. A formulação de caso contém informações que contemplam o conteúdo da fala do cliente, pois é por meio dela que temos acesso à história de vida e de contingências atuais fora da sessão. Mas é fundamental que outras variáveis de influência estejam também descritas, dependendo da observação do processo. É o referencial teórico que mostra a distância entre o conteúdo do relato e as interações clinicamente relevantes para o cliente.

Segundo Meyer et al.,[5] terapeutas, especialmente iniciantes, tendem a ficar mais sob controle do conteúdo da fala do cliente, em vez de perceberem outros comportamentos verbais e não verbais. Estar atento e perceber variáveis que vão além do tema do relato faz com que o terapeuta tenha mais possibilidades de compreender o caso para além do que o cliente demonstra.

SITUAÇÃO-PROBLEMA 3

O terapeuta se sente apagando um novo incêndio a cada sessão

É comum que o terapeuta iniciante e clientes que não tiveram contato anterior com psicoterapia considerem cada sessão de terapia determinante e tenham dificuldade de ver o processo como um todo. O cumprimento das metas terapêuticas e a mudança se dão ao longo do acumulado das sessões e não de uma especificamente. É como em um jogo de palavras ilustrado certa vez em uma bienal em um museu em Curitiba: nada acontece do nada, do nada tudo acontece – ou seja, o processo de mudança clínica se desenrola paulatinamente ao longo das sessões e certa feita o cliente e o terapeuta se deparam com o novo repertório consolidado.

É possível identificar essa percepção por verbalizações por parte do cliente, como "Essa semana não aconteceu nada, não sei nem o que vou falar hoje"; ou, diante de uma tentativa do terapeuta de retomar algum assunto relevante de sessões passadas, o cliente pontua que "isso já passou, essa semana tenho coisas novas para contar". A partir desse posicionamento, cabe ao terapeuta alinhar com o cliente as expectativas e características sobre o transcorrer da psicoterapia.

Como dito anteriormente, o terapeuta também pode ter essa percepção isolada de cada sessão e ter dificuldade em identificar e manejar esse fio condutor que alinhava o processo terapêutico. Quando os terapeutas ficam sob controle de cada sessão individualmente, têm dificuldade em identificar os padrões que estão por trás dos objetivos e que, por meio de um refinamento da formulação de caso, seriam os objetivos centrais do processo terapêutico. Seguindo a base conceitual da análise do comportamento, diferentes topografias de comportamento podem se relacionar a uma função.

Frequentemente terapeutas se mostram sensibilizados diante de urgências do cliente que são reafirmadas a cada sessão, como o exemplo de Larissa, no Estudo de caso clínico 4.

Estudo de caso clínico 4

Larissa, uma jovem que em toda sessão demonstra angústia ao relatar situações que ocorreram naquela semana. Conforme a cliente reafirma sua dificuldade interpessoal de se posicionar, o terapeuta se engaja em acolhê-la e a fornecer orientações diretivas sobre como ela deve agir em situações análogas às relatadas. Essa postura do terapeuta o faz sentir como se o objetivo daquela sessão fosse atingido. No entanto, nas sessões seguintes os relatos dos problemas interpessoais permanecem e até se intensificam (uma vez que foram reforçados pelo terapeuta, e que o cerne dessa questão não foi trabalhado). O cliente pode ter a sensação que a sessão é onde ele vai periodicamente obter dicas para direcionar suas ações. Enquanto essa dinâmica de interação for mantida, o cliente pouco avançará em direção a uma melhora efetiva e o terapeuta poderá se questionar sobre sua competência.

Para quebrar essa corrente – e idealmente evitar que ela aconteça –, o terapeuta precisa ficar menos sob controle de urgências do cliente e mais na formulação de caso e no planejamento de intervenções que talvez não sejam aquelas que o cliente quer, mas certamente são aquelas de que ele precisa. Ao focar majoritariamente nos objetivos do cliente, o terapeuta não terá clareza sobre quais são as metas terapêuticas, como atingi-las, e poderá reforçar padrões de esquiva.

Voltando ao exemplo de Larissa, ao fornecer orientações sempre que a cliente solicita diretamente ou por meio de mandos disfarçados, que comportamento de esquiva está sendo reforçado? Que outras pessoas podem estar desempenhando esse papel na vida dela? Quais comportamentos ela precisa desenvolver para conseguir se posicionar dentro e fora da sessão? Essas e outras perguntas podem ajudar o terapeuta a delimitar melhor o seu fenômeno de interesse.

O repertório de esquiva reforçado pode inclusive ser o do terapeuta. Às vezes, em nome de olhar para a terapia como um processo que permeia todas as sessões e os eventos que ocorrem entre elas, o terapeuta precisa frustrar o cliente. É uma situação delicada, pois o excesso de frustração pode gerar o abandono da terapia, porém a sensação de não estar atingindo os objetivos esperados também. Então, é importante que tanto o cliente quanto o terapeuta entendam que, em nome de construir uma mudança de médio e longo prazo, alguns objetivos de curto prazo precisarão ficar em segundo plano. E que apenas com base na formulação de caso o terapeuta saberá qual ou quais serão essas mudanças de longo prazo e poderá diferenciar quais são objetivos urgentes, que vão demandar atenção no presente, e quais estão relacionados à perpetuação do mecanismo de problema de esquiva, terceirização da resolução de problemas, entre outros.

SITUAÇÃO-PROBLEMA 4

A técnica adotada não levou aos resultados esperados

Uma técnica consiste na sistematização de intervenções. Atualmente é possível encontrar muitos materiais que descrevem técnicas e apresentam ao terapeuta novas possibilidades de intervir em um caso. Independentemente da abordagem, as técnicas são embasadas em princípios teóricos e precisam estar alinhadas aos objetivos terapêuticos provenientes da formulação do caso.

Não existem garantias de que uma técnica vai produzir um efeito desejado. Para aumentar a probabilidade de sucesso, o terapeuta deve considerar o repertório atual do cliente, sua habilidade em conduzir ou explicar a técnica e como o objetivo está alinhado com a formulação de caso. O domínio teórico viabiliza a clareza na escolha da técnica e a precisão na hora de apresentá-la ao cliente. O uso de técnicas não é imprescindível para o bem caminhar do processo terapêutico; inclusive, o excesso pode sobrecarregar o cliente e o terapeuta, dificultando o aprofundamento de assuntos relevantes. Portanto, pode ser um aliado interessante, desde que utilizado com parcimônia.

Após a coleta de dados inicial, o cliente e o terapeuta estabelecem objetivos (a identificação e a descrição dos objetivos não podem ser unilaterais; a díade precisa estar alinhada e engajada em uma mesma medida – esse é um preditor de sucesso da psicoterapia). O papel do terapeuta é decompor esses objetivos pensando uma crescente de complexidade e avaliando quais respostas seriam pré-requisito de outras, e como essa programação de aprendizagem ocorreria. Essas devem ser decisões condizentes com a base teórica e respaldadas por sua concepção de homem, de mecanismos de problema e mudança.

Estudo de caso clínico 5

Pedro procurou terapia após o término de um relacionamento longo. Relatou que o principal motivo apresentado pela sua ex-namorada era a sensação constante de que ela não o conhecia devido a sua dificuldade em se comunicar e expressar sentimentos. O cliente percebia que seu desempenho no trabalho reduziu drasticamente, gerando cobranças por parte do chefe. Os familiares mais próximos e os amigos se mostraram preocupados com a irritabilidade de Pedro, que insistia em dizer que "estava tudo bem" e que "já superou". Diante desses relatos, o terapeuta hipotetiza que o cliente vem se esquivando de entrar em contato com sentimentos difíceis do pós-término e solicita que Pedro registre um diário de emoções em que conste o que ele sentiu durante a semana e uma breve descrição do contexto no momento. Na semana seguinte o cliente falta à sessão. E apenas aí o terapeuta percebe que não avaliou o repertório do cliente e suas possibilidades de executar a tarefa. Nesse caso, seria necessário primeiro compreender se Pedro sabia identificar e nomear emoções e modelar esse repertório em sessão, e apenas quando estivesse bem estabelecido solicitar tarefas como essa.

Entender os conceitos que embasam a técnica auxilia o terapeuta a discriminar quais são os repertórios prévios de que o cliente precisa dispor ou ainda quais respostas são concorrentes ao que a técnica se propõe. Supondo que um cliente apresente respostas fisiológicas acentuadas de ansiedade, algumas propostas de técnicas que se baseiam em atenção plena podem potencializar a sensação dessas respostas e gerar uma sensação maior de mal-estar. Estratégias que visam ao aterramento, à apresentação de outro estímulo (p. ex., colocar a mão ou mesmo o rosto em água com pedras de gelo), mostram-se mais eficazes para a regulação emocional.

A competência de um terapeuta não é medida pelo tanto de técnicas que ele conhece. Saber qual técnica utilizar e especialmente "quando" é que indicam a experiência profissional. Existem diversas formas de atingir um objetivo terapêutico, e cada decisão tomada pelo terapeuta e cada interação entre a díade abrem um novo leque de possibilidades. Na maioria das vezes não há como saber imediatamente se um caminho escolhido foi o mais acertado, até que se abra um outro novo leque e assim o processo terapêutico segue. Não há um certo e um errado nessa sequência de decisões com infinitas possibilidades; o que há é a formulação de caso e a busca por intervenções (sistematizadas na forma de técnicas ou não) coerentes com quem somos como terapeutas e com aquele(s) que está(ão) diante de nós no *setting* terapêutico.

CONSIDERAÇÕES FINAIS

Este capítulo teve o objetivo de sensibilizar o leitor para a importância das habilidades conceituais para a prática clínica, de modo particular, do terapeuta analítico-comportamental.

A quantidade de conceitos a serem dominados, com precisão, em análise do comportamento pode ser intimidante para nós, terapeutas. Se algum evento não é contemplado por um conceito conhecido, o terapeuta pode recorrer a duas habilidades: a de procurar recursos para refinar seus aprendizados (leituras, intervisão, supervisão, cursos, eventos científicos da área) e a de propor a questão em fóruns apropriados para discussões e desenvolvimentos conceituais, instigando novos conhecimentos.

O ofício do terapeuta contém uma natureza híbrida, profissional e científica, uma vez que a formulação de caso é composta pelo levantamento de dados, construção de hipóteses, planejamento de intervenções adequadas e avaliação de resultados, e essas etapas caracterizam o aspecto científico da atuação profissional.

Os esforços acumulados por gerações de profissionais e de pesquisadores em interpretar e aplicar conceitos fornecem um alicerce sólido que auxilia o terapeuta na prática clínica. O capítulo visa encorajar o acesso aos clássicos, ao mesmo tempo que incentiva a busca por pontes entre eles e as novas evidências ou as releituras teóricas. Destacamos como obras clássicas de especial apreço pelos terapeutas comportamentais: Catania (1999),[6] Cooper et al. (2019),[1] Ferster et al. (1975)[7] e Skinner (1957).[8]

Adicionalmente, os terapeutas podem refinar suas habilidades buscando o contato com a arte em livros, filmes, músicas, séries, ilustrações etc. Dessa forma, o profissional amplia seu repertório reflexivo, analítico e metafórico. Esse repertório balizado pelo referencial teórico-conceitual é um grande aliado na condução do processo terapêutico.

REFERÊNCIAS

1. Cooper JO, Heron TE, Heward WL. Applied behavior analysis. 3 ed. New Jersey: Pearson Education; 2019.
2. Bonow JT, Maragakis A, Follette W. The challenge of developing a universal case conceptualization for functional analytic psychotherapy. Int J Behav Consult Ther. 2012;7(2-3):2-8.
3. Bach PA, Moran DJ. ACT in practice: case conceptualization in acceptance & commitment therapy. Oakland: New Harbinger Publications; 2008.
4. Silvares EFM, Gongora MAN. Psicologia clínica comportamental: a inserção da entrevista com adultos e crianças. São Paulo: Edicon; 1998.
5. Meyer SB, Oshiro C, Donadone JC, Mayer RCF, Starling R. Subsídios da obra "Comportamento verbal" de B. F. Skinner para a terapia analítico-comportamental. Revista Brasileira de Terapia Comportamental e Cognitiva. 2008;1:105-18.
6. Catania AC. Aprendizagem: comportamento, linguagem e cognição. Porto Alegre: Artmed; 1999.
7. Ferster CB, Culbertson S, Boren MC. Behavior principles. 2 ed. New Jersey: Prentice-Hall; 1975.
8. Skinner BF. Verbal behavior. New York: Appleton-Century-Crofts; 1957.

7

O diagnóstico psiquiátrico na clínica analítico-comportamental

Julia Cafalli Favati
Gabriela Jacques de Moraes Dalgalarrondo
Airton Campos Junior

O QUE É UM DIAGNÓSTICO?

Para que possamos conversar sobre o papel do diagnóstico na clínica psicoterapêutica, tanto como facilitador quanto como dificultador da compreensão da queixa e da demanda do paciente, precisamos primeiro definir o que é um diagnóstico. A depender da área de estudo, as concepções de diagnóstico mudam: a psicanálise entenderá diagnóstico diferentemente do que a neuropsicologia entende, que, por sua vez, entende o termo de forma diferente da psiquiatria. Para a discussão que propomos neste capítulo, abordaremos "diagnóstico" como diagnóstico psiquiátrico. Mas, então, o que é um diagnóstico psiquiátrico?

Segundo Banzato, Pereira e Dantas,[1] dentro da nosologia, a ciência que estuda e classifica as doenças, o diagnóstico diz respeito à identificação da causa dos sintomas que acometem o paciente e, em sentido mais amplo, significa entender a singularidade da situação vivida por ele. A "psicopatologia", por sua vez, é o ramo da ciência que trata da natureza essencial da doença mental – suas causas, as mudanças estruturais e funcionais associadas a ela e suas formas de manifestação.[2] Segundo Sturmey,[3] o comportamento seria essa forma de manifestação da doença, originária de maus funcionamentos fisiológicos. Por essa lógica, ao observar o comportamento de um indivíduo, pode-se pressupor o mau funcionamento interno a ele e, assim, encaminhá-lo para o melhor tratamento, por exemplo, um tratamento medicamentoso. Como, então, entender qual comportamento é, ou não, manifestação de uma doença?

Para o modelo nomotético, do qual a psiquiatria faz parte, a definição do que é patológico ou saudável se dá por critérios estatísticos: o comportamento normal é aquele que aparece na população mais frequentemente, e o patológico é o comportamento associado a sofrimento, que difere significativamente da média.[4]

Goldman e Anderson,[5] Banzato e Pereira[6] e Meyer et al.[7] afirmam que é necessário reconhecer a importância das funções informativas e de comunicação de manuais nomotéticos biomédicos. No entanto, eles também alertam para o fato de que, por se pautarem em critérios estatísticos para a definição de diagnósticos e, por conseguinte, de tratamento, podem afastar os profissionais cuidadores do paciente de seu contexto particular. Nesse sentido, é importante que psicólogos que se deparam com pacientes com diagnóstico preestabelecido não se pautem exclusivamente nas diretrizes de manuais para o tratamento de psicopatologias e entendam o aparecimento do sofrimento do paciente em suas particularidades e subjetividades, lembrando que nenhuma classificação é capaz de abarcar um sujeito em sua integridade.

IMPLICAÇÕES DO SABER PSIQUIÁTRICO

A consolidação da psiquiatria como ramo da ciência biomédica que passou a regular o que seria patologia e doença mental só pode ser compreendida a partir de análises sócio-históricas. Como descreve Vieira,[8] o nascimento da psiquiatria, para além do surgimento de um novo saber médico que prescreve tratamentos para cada tipo de patologia, permite e dá início ao controle social dos indivíduos, estabelecendo o que seria a normalidade e o que seria doença e que, como tal, deve ser medicada e tratada. Um exemplo disso é que, a partir da estruturação da psiquiatria, no início do século XX, a loucura vai ser classificada como doença mental, e isso faz com que "o louco" tenha lugar social definido: os manicômios. Como diz Albuquerque,[9] "Não se pode pensar essa ordem e, correlativamente, essa desordem, senão por referência à lei ou à norma que a institui e define. Não se pode entender o que é certo, normal, e errado, patológico, senão pela norma vigente que criou tais parâmetros".

Trabalhos como o *História da loucura* (Foucault, 1961),[10] *O eu dividido* (Laing, 1960)[11] e tantos outros de Cooper,[12] Basaglia[13] e Szasz,[14] são exemplos de como a psicopatologia, como campo do conhecimento e prática social, foi historicamente analisada sob a ótica de seu uso político – o que teve consequências atrozes, como a criminalização e marginalização de pessoas cuja existência é desalinhada com determinadas normas sociais. O movimento político que busca proteger as pessoas desse tipo de marginalização e combater instituições que punem e segregam pessoas que divergem do que é considerado "normal" é chamado luta antimanicomial.[15]

Ainda que aspectos da história da psiquiatria tenham sido deletérios e persecutórios, essa área da medicina, como outras, também desenvolveu recursos que legitimamente aliviaram o sofrimento de muitas pessoas. Não nomear diferenças comportamentais não impede que estas sejam recebidas com hostilidade (quem já foi ou conheceu uma criança percebida como *diferente* em sala de aula sabe que a possibilidade de preconceito independe de um diagnóstico associado a essa diferença). Nomeá-las e buscar compreendê-las pode contribuir para o acúmulo de estratégias adequadas para lidar com demandas distintas de uma variedade de pessoas.

O diagnóstico de autismo, por exemplo, pode ser utilizado a partir da Lei Brasileira de Inclusão (LBI) para que uma criança tenha direito a profissionais preparados para lidar com suas demandas específicas. O agrupamento de padrões de comportamento em categorias diagnósticas também é útil para o acúmulo de investigações sobre tipos de tratamentos que comumente funcionam para pessoas que se encaixam naquele padrão. Procedimentos de dessensibilização, por exemplo, têm eficácia evidenciada para os comportamentos de obsessão e compulsão observados em indivíduos diagnosticados com transtorno obsessivo-compulsivo (TOC),[16] assim como procedimentos de ativação comportamental são indicados para quadros depressivos.[17-19] Entende-se, portanto, que a identificação de um padrão e sua nomeação por meio de uma categoria diagnóstica podem ser fundamentais para o tratamento adequado de sofrimentos que se assemelham a padrões cientificamente investigados.

Considerando tanto aspectos nocivos quanto o potencial terapêutico de práticas psiquiátricas, é importante entendermos as classificações diagnósticas como reduções da realidade, portanto jamais serão política e ideologicamente neutras, inclusive por se tratar de um ramo da ciência que estuda doenças que não são facilmente verificáveis como outros distúrbios aparentemente redutíveis a fenômenos físicos e fisiológicos. Devemos compreender diagnósticos como hipóteses que afetam o comportamento do psicoterapeuta na formulação de casos e na escolha de ação terapêutica e que afetam também o comportamento da pessoa que recebe o diagnóstico, enquanto sensação de pertencimento, exclusão ou expectativa de tratamento, por exemplo.[1]

O diagnóstico psiquiátrico é uma intervenção em si, tanto por possibilitar acessos a determinados tratamentos, quanto por ter impactos subjetivos na compreensão que a pessoa que o recebe terá de si mesma. "Os fenômenos psiquiátricos não são simples objetos naturais estáveis", como descrevem Banzato, Pereira e Dantas.[1] O sofrimento mental e psicológico está sempre inserido e é gerado pelo contexto do paciente, seu repertório comportamental, sua história de vida e pelo cenário sociocultural em que ele está inserido. Uma pessoa que sofre pela perda de um ente querido e que tem o tempo de que necessita para elaborar tal perda, por exemplo, pode não ser diagnosticada com Transtorno do Luto Prolongado; já alguém que não pode faltar ao trabalho sem um laudo médico talvez busque e receba o diagnóstico.

O DIAGNÓSTICO PSIQUIÁTRICO NA PRÁTICA CLÍNICA

O contexto médico no qual os diagnósticos psiquiátricos surgiram os aproxima, em práticas de saúde pública e discursivamente, de outras doenças tradicionalmente explicadas pelo viés biológico – isto é, doenças cujas "causas" são atribuídas a agentes exógenos, como vírus e bactérias, ou a características inatas (de origem genética, por exemplo), criando-se, assim, uma relação de oposição entre o que seria fruto de causas biológicas e o que teria causas comportamentais. Essa dicotomia "biológico *vs.* comportamental" é falsa tanto para psicopatologias quanto para outros ramos da medicina. Em geral, doenças são mais adequadamente explicadas por uma combinação de fatores genéticos e ambientais (como hábitos alimentares, engajamento em exercícios físicos e exposição a situações de vulnerabilidade).[20] Essa atribuição de um "determinismo biológico" em relação a diagnósticos psiquiátricos não é, portanto, uma atribuição médica ou científica, mas sim social e discursiva.

Diagnósticos psiquiátricos se destacam dos demais tipos de diagnósticos por não utilizarem substratos biológicos para sua definição, ou seja, por não serem redutíveis às alterações ou funcionamentos fisiológicos.[6] Ainda assim, o caráter médico dos diagnósticos pode levar à atribuição de um determinismo biológico para essas condições, e há uma associação feita entre "fatores biológicos" com um determinismo estático ("Eu nasci com um cérebro diferente) e "fatores ambientais" como mais plásticos ("Você só está deprimido por conta desse emprego") – a partir de um entendimento superficial de que os genes são inatos e imutáveis e o ambiente é facilmente passível de mudanças. Essa associação leva a discussões especialmente efervescentes no caso de psicodiagnósticos, por serem categorias comportamentais e por se relacionarem intimamente com as noções de identidade, comunidade e personalidade.

Essa concepção pode levar a algumas práticas e lógicas problemáticas. Uma delas é o raciocínio "ovo ou galinha": a pessoa está deprimida por causa de um mau funcionamento fisiológico que impede a produção adequada de hormônios e por isso está desanimada no trabalho ou ela está desanimada devido às condições de trabalho e isso causa um mau funcionamento fisiológico que impede a produção adequada de hormônios? Disso surge o entendimento de que é só a pessoa tomar um remédio que regularize a produção de hormônios que estará curada ou que é só trocar de emprego que tudo estará resolvido.

Outro problema dessa dicotomia é o julgamento moral que muitas vezes a acompanha. As "causas biológicas", consideradas deterministas e estáticas, seriam associadas ao que fugiria do controle do sujeito; e as "causas ambientais", como no exemplo do emprego, estariam ligadas a escolhas. Os diagnósticos psiquiátricos, no contexto dessas lógicas, acabam sendo utilizados, além de meios para acessar tratamento, como justificativas morais. Forma-se, então, uma grande contradição, em que o "doente mental" é marginalizado, como "incorrigível" e "desviante", e, ao mesmo tempo, a "doença mental" é um recurso que autoriza o sujeito a sofrer, em um cenário em que, para obter empatia e acolhimento, é necessário o adoecimento.

Isso ocorre porque criamos uma relação binária com diagnósticos: se você está com transtorno depressivo maior, pode ter direito ao afastamento remunerado de atividades de trabalho; se não tem o diagnóstico e está "apenas para baixo", não. Alguém com *burnout* finalmente terá direito a reservar um período para cuidar de sua saúde mental; para alguém que está exausto, sugerimos aguentar até as férias, ou mesmo um final de semana gostoso. A concepção determinista das doenças, ou seja, reduzir a depressão a um mau funcionamento biológico e entender, então, aquela pessoa como debilitada traz uma compaixão estranha em que o sofrimento só é compreendido quando cruza a linha do patológico.

Outro fator a ser considerado é que os limites do que se estabelece enquanto patologia são pouco palpáveis e de difícil estabelecimento. Retomemos o que o DSM-5 caracteriza como transtorno depressivo maior: "humor triste, vazio ou irritável, acompanhado de mudanças somáticas e cognitivas que afetam significativamente a capacidade da pessoa de funcionar". Sendo que, para se encaixar dentro do diagnóstico, a pessoa precisa apresentar 5 dos sintomas a seguir, incluindo o sintoma 1 ou 2, obrigatoriamente:

1. Humor deprimido na maior parte do dia, quase todos os dias.
2. Interesse ou prazer marcadamente diminuídos em relação a todas ou quase todas as atividades, quase todos os dias.
3. Perda ou ganho de peso significativo.
4. Insônia ou sono excessivo quase todos os dias.
5. Agitação ou lentidão psicomotora quase todos os dias.
6. Fadiga ou perda de energia quase todos os dias.
7. Sentir-se sem valor ou com culpa excessiva, quase todos os dias.
8. Habilidade reduzida de pensar ou se concentrar, quase todos os dias.
9. Pensamentos recorrentes sobre morte, pensamentos suicidas sem um plano, tentativa de suicídio ou plano para cometer suicídio.

A leitura dos sintomas 1 ou 2 (obrigatórios para a caracterização do quadro) já levanta algumas dúvidas: o que é "maior parte do dia", "quase todos os dias"? O que é interesse "marcadamente diminuído", como medir isso e em relação a que momento da vida do paciente? São critérios subjetivos com implicações objetivas. Para o fazer terapêutico, resta, então, a dúvida: o comportamento que necessita de atenção é somente patológico? Como olhar para o que gera sofrimento podendo entender esse comportamento dentro de uma história de vida e contexto específicos?

UMA COMPREENSÃO DA PSICOLOGIA ANALÍTICO--COMPORTAMENTAL SOBRE O COMPORTAMENTO PATOLÓGICO

A classificação diagnóstica é de extrema importância, principalmente quando consideramos o ensino e a pesquisa, que organizam diferentes padrões de sofrimento.[1] No entanto, é necessário fazer a ressalva de que, ao agruparmos um conjunto de comportamentos em um mesmo transtorno e diagnosticar com tal transtorno pessoas que apresentem tais comportamentos (p. ex., dizer que uma pessoa que apresenta alteração de apetite ou peso, alteração do sono, perda de energia e interesse ou agitação, sentimentos de desvalia ou desesperança, ansiedade e ideação suicida na maior parte do dia, quase todos os dias, por mais de duas semanas, tem transtorno depressivo maior),[21] caímos em uma concepção essencialista do sofrimento, chamando de "doença" tudo o que estaria gerando sofrimento no paciente, e criamos uma entidade independente que existiria dentro da pessoa que a doença acomete.

Assumir esse discurso explicativo na compreensão da queixa trazida pelos pacientes determina a maneira como o tratamento será realizado. O behaviorismo radical, desde sua fundação, combate o raciocínio explicativo internalista e mentalista, que inevitavelmente encontra obstáculos pela não concretude do que se busca explicar e tratar, e assume a análise das condições e variáveis ambientais mantenedoras do comportamento como possibilidade de produzir previsibilidade e controle do comportamento humano, seja ele patológico ou não.[22,23]

Ainda que o modelo analítico-comportamental também seja determinista, seu determinismo é interacionista, e não biológico. Em *Seleção pelas consequências*, Skinner[24] apresenta um modelo explicativo que parte do pressuposto de que todo e qualquer comportamento – inclusive o patológico – é selecionado a partir das histórias de interação do organismo que se comporta e seu ambiente. Isso significa que os comportamentos, de humanos e demais animais, são selecionados a partir do efeito que produzem no mundo.

Essa seleção se dá em três escalas temporais: na história da espécie do indivíduo (nível filogenético), na história do grupo ou cultura do indivíduo (nível cultural) e na história de vida do próprio indivíduo (nível ontogenético). Comportamentos inatos – como o de retirar instintivamente as mãos do fogo – são selecionados na história da espécie do indivíduo por produzirem efeitos que garantem a sobrevivência e a reprodução da espécie. Comportamentos do grupo são selecionados na história de uma cultura: o comportamento de levar filhos à escola, por exemplo, pode ser explicado, em parte, pela criação de tempo hábil para que pais de crianças trabalhem, atendendo a uma demanda cultural, dado o importante papel que o dinheiro tem atualmente para a sobrevivência. Comportamentos de um indivíduo específico também são selecionados pelas consequências que produzem em seu ambiente e são mantidos na medida em que proporcionam a adaptação do indivíduo ao contexto em que ele está inserido. Padrões comportamentais podem ser explicados a partir da análise de reforçamentos e punições que ocorrem na história individual de um sujeito – uma pessoa considerada "engraçada", por exemplo, pode ter desenvolvido esse traço por ter sido ao longo de sua vida recompensada socialmente por colegas ao fazer piadas.[24-26] A compreensão do comportamento de um indivíduo seria atingida, então, a partir da análise de histórias de interação entre ele e o ambiente. Dentro dessa perspectiva, todo comportamento é funcional – isto é, todo e qualquer comportamento só existe no repertório individual por sua "utilidade", foi selecionado pelas consequências que produziu no ambiente, seja favorecendo o acesso do indivíduo a algo que ele precisa ou deseja (história de reforçamento positivo) ou por permitir ao indivíduo evitar situações e eventos desagradáveis (história de reforçamento negativo).

É possível afirmar que, independentemente da topografia de um comportamento, ou seja, de sua forma observável, se ele continua ocorrendo, provavelmente está produzindo consequências reforçadoras, positivas ou negativas. A análise das condições ambientais que mantêm um comportamento acontecendo, ou que impedem o surgimento de outro comportamento, é chamada análise funcional.[4] A análise funcional pode ser realizada a partir da contingência de três termos, um modelo reduzido da realidade[28] que permite a organização e a identificação de três elementos básicos para uma compreensão funcional de qualquer comportamento:

1. A resposta a ser analisada (sorrir, gritar, dirigir).
2. A identificação das consequências produzidas por essas ações no ambiente (autoestimulação, ir ao encontro de uma pessoa, receber atenção).
3. A identificação de quais contextos antecedentes favorecem o surgimento dessa resposta (receber um telefonema, dormir pouco, uma determinada hora do dia).

Partindo do pressuposto da seleção pelas consequências e considerando os princípios básicos do comportamento, podemos compreender como o comportamento se estabelece, se mantém, aumenta de frequência, se intensifica ou é enfraquecido e desaparece.[28]

A natureza e a explicação do comportamento classificado como "patológico", portanto, não difere essencialmente de outros comportamentos tidos como "normais" ou "saudáveis".[24] Apesar de poder assumir uma topografia considerada inadequada (agressividade, autolesão, obsessões irreais), ou apesar de ser prejudicial ao paciente (transtorno por uso de substâncias, por exemplo), tais comportamentos também são fruto de uma história de seleção pelas consequências, em que os sujeitos desenvolvem padrões, por vezes muito sofridos, para se adaptarem ao ambiente (diminuir a estimulação aversiva e ampliar suas fontes de reforçamento positivo). Por outro lado, comportamentos aparentemente saudáveis e "normais" podem favorecer a manutenção do adoecimento, devido à função que exercem na interação do indivíduo com seu ambiente.

Tomemos, por exemplo, o caso de um indivíduo que procura uma psiquiatra queixando-se de "falta de motivação", apesar de seu excelente desempenho acadêmico e profissional. Em seu relato, conta ser perfeccionista, e revisar todos os seus trabalhos diversas vezes, garantindo, assim, entregar o melhor trabalho possível. Tendo acesso apenas ao relato de falta de motivação, poderíamos imaginar que o tratamento adequado seria ajudá-lo a retomar o interesse por suas atividades. Aprofundando-nos em seu relato, no entanto, entendemos que tal comportamento gera um sofrimento muito grande nesse indivíduo, que de modo obsessivo revê seu trabalho e fica extremamente angustiado com prazos de entrega em virtude de seu medo extremo de falhar. Ensinar-lhe técnicas para ajudar em sua falta de motivação, em uma perspectiva topográfica, poderia parecer adequado e resolveria a queixa trazida, mas, em uma perspectiva funcionalista, agir de tal maneira seria fortalecer o padrão controlador e perfeccionista que, apesar de produzir muita gratificação, também produz adoecimento.[29]

Ao considerar a análise funcional do comportamento do paciente e não se ater à forma como o comportamento se apresenta, é possível derivar um tratamento bastante diferente, adereçando diretamente o medo do indivíduo de falhar, a falta de controle em relação a eventos internos e externos e, assim, ampliar seu acesso a outras fontes de reforçamento natural.[30] A escolha de um discurso explicativo, seja ele científico ou de outra natureza, implica um enviesamento da formulação teórica e da prática clínica. O poder do discurso analítico comportamental está em sua utilidade em produzir conhecimento sobre as variáveis ambientais que determinam o comportamento humano (seja ele saudável ou patológico). Isso favorece o desenvolvimento de intervenções psicológicas (organizacionais, culturais, ocupacionais etc.) mais eficientes a partir da manipulação das variáveis ambientais que controlam o comportamento humano. Nessa perspectiva, a compreensão do que é chamado "patologia" deixa de ser tratada como uma construção abstrata e recebe a mesma dimensão que outras análises comportamentais. A patologia será definida como déficits ou excessos comportamentais que produzem sofrimento individual ou ao grupo, tendo como critério de tratamento a presença do sofrimento.[4] O diagnóstico psiquiátrico é, então, na perspectiva analítico-comportamental, uma descrição desses padrões comportamentais.

Em geral, descrições coerentes são culturalmente reforçadas e relatos contraditórios são punidos. Se, por exemplo, uma criança diz que é muito tímida, mas na semana seguinte faz uma apresentação diante dos colegas com facilidade e desenvoltura, ela pode ser corrigida – "você não é tímida!" – ou até tachada como mentirosa. Esse comportamento social foi selecionado porque, se palavras fossem usadas um dia de uma forma e no próximo de outra, seria impossível o estabelecimento da comunicação, ou seja, para que a relação entre palavras e eventos seja previsível, o ambiente social exige uma relação rigorosa entre o que se diz o que se faz e também entre o que se diz em um momento e outro.

Esse rigor, no entanto, é impossível de ser plenamente atingido, já que nossa experiência é muito mais complexa do que somos capazes de descrever. A busca pela consistência interna de descrições pode se tornar uma busca por "coerência essencial" em que as pessoas tentam não apenas demonstrar que seus relatos são coerentes entre si, mas também que eles têm uma equivalência intrínseca com as propriedades do mundo.[31] Esse histórico em que são incentivados relatos que aparentam coerência essencial pode produzir inflexibilidade: torna-se impossível conciliar informações ambíguas ou contrastantes e o sujeito passa a ser insensível a informações que contradizem modelos estabelecidos. Essa insensibilidade enrijece o repertório do indivíduo, já que a totalidade da experiência é complexa demais para ser captada por relatos de forma coerente: "Qualquer caracterização é um exagero" (Villate et al.,[31] p.65, tradução livre).

Uma alternativa mais flexível à coerência essencial é a chamada "coerência funcional", em que "a maneira como elementos se encaixam pode mudar a depender do impacto desses arranjos simbólicos no mundo em um dado contexto" (Villate et al.,[31] p.66, tradução livre). Isso significa que, para saber se uma descrição tem coerência funcional, a pergunta necessária é "essa descrição é útil?", e não "essa descrição é verdade?". A partir dessas conceituações, é possível pensar um uso de diagnósticos psiquiátricos que busquem coerência funcional, e não essencial, entre realidade e diagnóstico: esse sujeito específico, nesse momento de sua história, pode se beneficiar de um diagnóstico de depressão, por exemplo? A questão, para responder a essa pergunta, não é se a pessoa é, essencialmente, um sujeito deprimido, e sim se ela pode se beneficiar de um tratamento para depressão. Entender e comunicar o diagnóstico para as pessoas como um arranjo simbólico possível, dentre outros e apenas na medida de sua utilidade, permite uma relação com essa descrição que não constranja o sujeito a se encaixar nela quando isso não lhe convém ou não é essencialmente coerente com sua experiência.

ESTUDO DE CASO CLÍNICO

Marcela, 30 e poucos anos, chega ao consultório já com o diagnóstico de transtorno de personalidade *borderline* (ou "transtorno de personalidade limítrofe"). Sem muitas delongas, logo começa a contar sua história de vida. Casada há 3 anos, diz que nunca se sentiu tão amada como se sente pelo marido, que é "seu porto seguro" quando precisa de conselhos ou desabafar. Fala de maneira muito acelerada, agitada, gesticulando bastante. Em seu relato, para além de trazer fatos, traz várias emoções, mostrando-se confortável desde o primeiro momento com o terapeuta. Descreve-se como hipersensível, exagerada e muito reflexiva e diz que é assim desde criança, como sua própria mãe descreve. Seus pais se separaram quando ainda era pequena e desde então mudou muito de casa. Dos 5 aos 9 anos foi criada na casa dos avós para que a mãe pudesse fazer sua segunda faculdade, e ela, depois de formada em jornalismo, levou Marcela para morar nas mais diversas cidades. Conta que, durante a época em que mais se mudou, teve 3 casas no período de 8 meses. Viu muito pouco o pai por causa das mudanças e relata que ele também não a procurava muito, mesmo que por telefone. Das vezes que lembra de ter falado com o pai, essas ocorreram quando estava muito angustiada e ligava chorando para ele.

Das memórias mais fortes de infância, diz lembrar-se da mãe exigente com notas e a organização da casa, sendo que, se ela não cumprisse as regras da mãe, era sempre severamente punida com broncas e castigos. Apesar disso, sente que sempre foi um pouco cuidadora da mãe: enquanto ela trabalhava, Marcela cuidava da casa, até que, a partir de sua adolescência, reparou que também era demandada bastante emocionalmente, sentindo-se "o ombro em que sua mãe chorava". Porém, comentou que, apesar de a mãe desabafar muito com a filha, pouco queria ouvir o que Marcela tinha a dizer: ela estava ali para ouvir, não para comentar. Quando entendeu do que a mãe precisava, parou de opinar sobre os relatos e passou apenas a ouvir atentamente. Em contrapartida, sempre que a menina precisava desabafar sobre situações que estava passando, a mãe logo a chamava de exagerada e dizia que ela precisava parar de se preocupar com bobagens e chorar por pouca coisa.

Atualmente, Marcela sustenta a casa e o marido, que ganha salário muito mais baixo que o seu, mas diz ter problemas para conseguir pagar as contas, porque frequentemente gasta mais do que pode pagar comprando coisas para si, para o marido e para a casa; relata que sempre se arrepende depois, mas que, quando percebe, já gastou o dinheiro. É muito boa em seu trabalho, mas o chefe reclama de seu temperamento explosivo, o que provoca muito sofrimento. Relata que se controla o tempo inteiro para não explodir, que tenta ao máximo fazer o que pedem dela e se encaixar na política da empresa, mas fica muito brava quando os outros falam que ela errou, principalmente quando os outros não fazem o trabalho da forma que deveriam. Em seu relato é possível observar que se preocupa muito com a opinião dos outros.

Relata também que já foi a vários psiquiatras e já ouviu os mais diversos tipos de diagnóstico: anorexia e bulimia na adolescência; conta ela mesma perceber ter crises de pânico desde que era pequena, transtorno de ansiedade generalizada, TOC e agorafobia; alguns médicos inclusive já falaram em transtorno afetivo bipolar, e o diagnóstico mais recente que ela teria recebido era o de transtorno de personalidade *borderline* (TPB). Diz sentir incômodo com esses psiquiatras: entende que pode ter características de todos esses diagnósticos e que ela própria identifica as características, mas não gosta de ser "colocada em caixinhas", não gosta de ser resumida a um nome. "Não sou só isso, sou a Marcela." Segundo o DSM-5, para o diagnóstico do TPB, o paciente deve apresentar "instabilidade persistente nos relacionamentos, na autoimagem e nas emoções (desequilíbrio emocional), bem como acentuada impulsividade", padrão que deve aparecer em pelo menos 5 dos seguintes comportamentos:

1. Esforços desesperados para evitar o abandono (real ou imaginado).
2. Relacionamentos intensos e instáveis que se alternam entre idealização e desvalorização da outra pessoa.
3. Autoimagem ou senso do eu instável.
4. Impulsividade em duas ou mais áreas que podem prejudicá-los (p. ex., sexo inseguro, compulsão alimentar, dirigir de forma imprudente).
5. Comportamentos, gestos e/ou ameaças repetidos de suicídio ou automutilação.
6. Mudanças rápidas no humor, normalmente durando apenas algumas horas e raramente mais do que alguns dias.
7. Sentimentos persistentes de vazio.
8. Raiva inadequadamente intensa ou problemas para controlar a raiva.
9. Pensamentos paranoicos temporários ou sintomas dissociativos graves desencadeados por estresse.

Além disso, os sintomas devem ter acontecido no início da idade adulta, mas também podem ocorrer durante a adolescência.

O interessante de se fazer a partir de tal diagnóstico é tentar identificar na história de vida da paciente como tais comportamentos descritos pelo DSM apareceriam: eles realmente ocorrem? E, se sim, quais e quando esses comportamentos especificamente ocorrem? Uma vez que as características foram identificadas, é importante entender que elas também trazem informações relevantes sobre a história de vida do paciente para, assim, partindo da descrição topográfica dos comportamentos trazida pelo DSM, compreender as particularidades daquela história.

Pacientes com tendência à verborragia, assim como Marcela apresentou em sessão, muito frequentemente adquiriram esse comportamento a partir de um ambiente em que há dificuldade de serem escutados. A partir de repetidos momentos em que se sentiram invalidados, passam a explicar tudo detalhadamente para que não sejam questionados. Isso aparece na história de Marcela quando ela conta de sua mãe, e de como tinha seus relatos tachados de "exagerados" nas poucas oportunidades que ela pareceu ter para falar sobre seus sentimentos.

A tendência à exacerbação dos sentimentos também indica a invalidação pela comunidade verbal em que vivem, que muitas vezes se constitui como ambientes julgadores, provocando a sensação de incompreensão e inadequação. No relato de Marcela, podemos notar isso em alguns momentos: quando ela é ouvida pelo pai somente ao chorar, quando a mãe descreve seu comportamento como hipersensível e exagerada e também no incômodo de Marcela ao ser colocada em "caixinhas", como ela descreve, pelos médicos, que não conseguem entendê-la em sua totalidade.

Os referenciais diagnósticos nomotético e idiográfico resultam em diferentes tipos de formulação de caso e diferentes tipos de intervenção.[32] Estar sob controle verbal do diagnóstico (que pode aparecer como queixa e/ou expectativa e cobrança do paciente) motiva o terapeuta a buscar a resolução de problemas e a desenvolver foco excessivo nos sintomas (conteúdo das falas). Isso é prejudicial para o trabalho terapêutico na medida em que pode negligenciar os padrões comportamentais do paciente presentes durante a sessão de psicoterapia (processo relacional), que são passíveis de modelagem e estão relacionados ao funcionamento adoecedor ou saudável do paciente.

Um terapeuta que se orienta apenas pelas informações contidas nos manuais diagnósticos poderá enxergar as "expressões emocionais exacerbadas" ou a "fala verborrágica" como manifestações da "personalidade *borderline*", sem necessariamente vincular esse repertório comportamental à história de vida do paciente. Por essa lógica, esses padrões da "personalidade *borderline*" seriam tão somente inadequados e deveriam ser extintos, uma atitude potencialmente aversiva para o paciente. Entretanto, ao adotar uma perspectiva funcionalista acerca do padrão comportamental, é possível compreender que tais formas de agir aparentemente inadequadas são maneiras de evocar compreensão, validação e pertencimento social, necessidades estas que provavelmente não conseguiu satisfazer de outras maneiras.

Pacientes que apresentam frequentemente o sentimento de raiva e que podem acabar sendo agressivos provavelmente tiveram esse comportamento modelado por sua história, tendo que chegar a extremos para que a situação aversiva que se apresentava desaparecesse, por exemplo. Pacientes que terceirizam a culpa e não se responsabilizam por suas ações tendem a ter uma história dentro de uma comunidade julgadora que tornou o errar inaceitável.

Essa compreensão, além de favorecer a empatia pela própria pessoa atendida, favorece também que o tratamento seja direcionado a ampliar o repertório de comportamentos que favorecem relacionamentos interpessoais a partir da interação presente na relação terapêutica, para que, assim, o paciente tenha possibilidade de acesso aos importantes reforçadores sociais de maneira mais adequada. Não basta eliminar o comportamento classificado como patológico do repertório individual; é necessário desenvolver outros repertórios comportamentais mais eficientes para obter as consequências reforçadoras importantes para a vida do paciente. Esse desenvolvimento de repertórios é realizado na relação terapêutica a partir do processo de modelagem do comportamento que utiliza os princípios comportamentais básicos.[33]

Apesar de pessoas com o diagnóstico de TPB serem muitas vezes descritas como de difícil manejo, conseguir empatizar com o sofrimento daquele paciente que está à nossa frente é importantíssimo, e entender aqueles comportamentos contextualizando-os dentro de sua própria história pode ajudar e muito: qual foi o grau de sofrimento presente na vida do paciente para esse comportamento ser selecionado? Em quais contextos tal repertório foi desenvolvido e que contexto eram esses para que, dentro das possibilidades e alternativas, fosse esse o comportamento que se perpetuou? Será que o paciente não foi compreendido somente quando demonstrou raiva? O que aconteceu para o medo de abandono ser tão forte que foi capaz de provocar um variação do comportamento tamanha que o paciente pode até se automutilar? Será que essa impulsividade não pode estar relacionada a toda uma história de instabilidade de vida, em que o paciente se sentiu pouco seguro, o que gerou essa sensação de que as situações vividas são pouco perenes e variam muito e muito rapidamente?

Considerando essa história de invalidação de Marcela, é necessário explicitar essas análises que explicam seus padrões comportamentais – e não atribuí-los ao diagnóstico em si, que, como já mencionado, é uma descrição possível desses padrões e não uma explicação de seus estabelecimentos. A análise funcional dos comportamentos de Marcela, ao ser feita em conjunto com a paciente, é validante porque elucida a importância que cada estratégia comportamental teve em sua história. O diagnóstico de TPB pode ou não ampliar essa validação, a depender de como ele for manejado e desde que ele seja apresentado não como uma verdade estática e intrínseca, mas em relação a sua utilidade, ou seja, vinculado a estratégias clínicas associadas ao diagnóstico que foram avaliadas pelo terapeuta como úteis para Marcela.

CONSIDERAÇÕES FINAIS

Em uma tentativa de sintetizar algumas constatações presentes neste capítulo, podemos definir o ato de "confundir o diagnóstico com a pessoa" com estar sob controle verbal das descrições contidas nos manuais diagnósticos; e o ato de "enxergar a pessoa" é estar sob controle das contingências presentes durante a sessão de psicoterapia. As duas maneiras de se comportar levam a caminhos diferentes na atuação psicoterapêutica: alteram a função dos estímulos presentes em sessão e, portanto, afetam a atenção que o terapeuta dá para os diferentes acontecimentos em sessão.

O controle verbal gera insensibilidade às contingências atuais, podendo favorecer a perpetuação de narrativas sobre saúde e patologia fundamentadas em estereótipos e não na experiência histórica e individual das pessoas diagnosticadas.

Até mesmo a decisão de atribuir, ou não, diagnósticos pode ser avaliada a partir de um referencial idiográfico, analisando as funções que esse diagnóstico exercerá na vida daquele paciente específico. Em algumas ocasiões, o paciente só receberá tratamento adequado se obtiver uma classificação dentro dos manuais diagnósticos, devido às demandas do plano de saúde ou da própria empresa onde trabalha; ou então um diagnóstico pode ser uma descrição útil, no que diz respeito a auxiliar a compreensão do indivíduo sobre seu sofrimento naquele momento. Em outros casos, obter uma classificação diagnóstica pode ter efeito contrário, enrijecendo repertórios e evitando o engajamento em atividades que poderiam produzir consequências mais favoráveis para o indivíduo e a comunidade em que ele está inserido.

Diagnósticos psiquiátricos, nessa perspectiva, podem ser considerados como descrições ou narrativas clínicas possíveis, dentre outras. Essas narrativas têm como características especiais sua relação tanto com um histórico político-social de estigmatização quanto com uma série de estratégias e tratamentos especializados acumulados na literatura científica. Levando em consideração essas complexas relações e as análises funcionais idiossincráticas de cada caso, pode ser feita a decisão sobre se um diagnóstico é uma descrição útil para a pessoa específica sendo atendida naquele momento.

REFERÊNCIAS

1. Banzato CEM, Pereira MEC, Dantas CR. Classificações diagnósticas: usos e riscos. Boletim Científico da Associação Brasileira de Psiquiatria. 2006;7(1).
2. Dalgalarrondo P. Psicopatologia e semiologia dos transtornos mentais. Porto Alegre: Artmed; 2018.
3. Sturmey P. Functional analysis in clinical psychology. Chichester: John Wiley & Sons; 1996.
4. Banaco RA, Zamignani DR, Meyer SB. Função do comportamento e do DSM: terapeutas analítico-comportamentais discutem a psicopatologia. In: Tourinho EZ, Luna SV. Análise do comportamento: investigações históricas, conceituais e aplicadas. São Paulo: Roca; 2010. p.175-91.
5. Goldman G, Anderson T. Quality of object relations and security of attachment as predictors of therapeutic alliance. J Couns. Psychol. 2007;54:111-7.
6. Banzato CEM, Pereira MEC. O lugar do diagnóstico na clínica psiquiátrica. In: Zorzanelli R, Bezerra Jr. B, Costa JF. A criação de diagnósticos na psiquiatria contemporânea. Rio de Janeiro: Garamond; 2014. p.35-54.
7. Meyer SB, Villas-Bôas A, Franceschini ACT, Oshiro CKB, Kameyama M, Rossi PR, et al. Terapia analítico-comportamental: relato de casos e de análises. São Paulo: Paradigma Centro de Ciências e Tecnologia do Comportamento; 2015.
8. Vieira ARB. Organização e saber psiquiátrico. Revista de Administração de Empresas. 1981;21:49-58.
9. Albuquerque JA. Metáforas da desordem: o contexto social da doença mental. São Paulo: Paz e Terra; 1978.
10. Foucault M. A história da loucura na Idade Clássica. 5 ed. São Paulo: Perspectiva; 1961.
11. Laing RD. The divided self: an existential study in sanity and Madness. University of Michigan: Penguin Books; 1960.
12. Cooper D. Psiquiatria e antipsiquiatria. São Paulo: Perspectiva; 1967.
13. Basaglia F. L'istituzione negata: rapporto da un ospedale psichiatrico. Torino: Einaudi; 1968.
14. Szasz TS. The myth of mental illness. American Psychologist. 1960;15(2):113-8.
15. Luchmann LH, Rodrigues J. O movimento antimanicomial no Brasil. Ciência & Saúde Coletiva. 2007;12(2).
16. Reid JE, Laws KR, Drummond L, Vismara M, Grancini B, Mpavaenda D, et al. Cognitive behavioral therapy with exposure and response prevention in the treatment of obsessive-compulsive disorder: a systematic review and meta-analysis of randomized controlled trials. Comprehensive Psychiatry. 2021;106:152223.

17. Chambless DL, Baker-Ericzen M, Beutler LE, Calhoun KS, Crits-Christoph P, Daiuto A, et al. Update on empirically validated therapies (part III). Clinical Psychologist. 1998;51:3-16.
18. Abreu PR, Abreu JHSS. Ativação comportamental: apresentando um protocolo integrador no tratamento da depressão. Rev Bras Ter Comp Cogn. 2017;19(3):238-59.
19. Simmonds-Buckley M, Kellett S, Waller G. Acceptability and efficacy of group behavioral activation for depression among adults: a meta-analysis. Behav Ther. 2019;50(5):864-85.
20. Plomin R, DeFries JC, McClearn GE, McGuffin P. Visão geral. In: Genética do comportamento. Porto Alegre: Artmed; 2010. p.11-4.
21. American Psychiatric Association. Manual diagnóstico e estatístico de transtornos mentais: DSM-5. 5 ed. Porto Alegre: Artmed; 2013.
22. Carvalho Neto MB, Tourinho EZ, Zilio D, Strapasson BÂ. B. F. Skinner e o mentalismo: uma análise histórico-conceitual (1931-1959). Memorandum –Memória e História em Psicologia. 2012;22:13-39.
23. Skinner BF. Ciência e comportamento humano (Vol. 10). São Paulo: Martins Fontes; 2003. [Trabalho original publicado em 1953]
24. Skinner BF. Selection by consequences. Behav Brain Sci. 1984;7(4):477-81.
25. Skinner BF. The behavior of organisms. New York: Appleton-Century-Crofts; 1938. American Psychologist, 221, 233.
26. Skinner BF. Ciência e comportamento humano. Brasília: Ed. UnB/FUNBEC; 1970.
27. Toscano MP, Macchione AC, Leonardi JL. O uso da análise funcional na literatura brasileira de terapia comportamental: uma revisão teórico-conceitual. Perspectivas em Análise do Comportamento. 2019;10(1):98-113.
28. Todorov JC. O conceito de contingência tríplice na análise do comportamento humano. Revista Psicologia, Teoria e Pesquisa (Brasília). 1985;1(1):75-88.
29. Zamignani DR. Uma tentativa de entendimento do comportamento obsessivo compulsivo: algumas variáveis negligenciadas. Sobre Comportamento e Cognição. 2000;6(1):247-56.
30. Zamignani DR, Banaco RA. Um panorama analítico-comportamental sobre os transtornos de ansiedade. Rev Bras Ter Comp Cogn. 2001;7(1).
31. Villatte M, Villatte JL, Hayes SC. Mastering the clinical conversation: language as intervention. New York: Guilford Publications; 2015.
32. Ferreira AR, Favati JC, Oshiro CKB. Avaliação e formulação de caso cínico na FAP: análise funcional orientando o processo terapêutico. In: Oshiro CKB, Ferreira TAS. Terapias contextuais comportamentais: análise funcional e prática clínica. Barueri: Manole; 2021. p.46-61.
33. Kohlenberg RJ, Tsai M. Psicoterapia analítica funcional: criando relações terapêuticas intensas e curativas. Santo André: Esetec; 2001.

8

Clientes que desafiam a condução dos objetivos clínicos do terapeuta

Gabriela Alves Rodrigues dos Santos
Joana Figueiredo Vartanian

Como terapeutas comportamentais, somos ensinados desde o início da nossa carreira que a psicoterapia precisa traçar objetivos terapêuticos e que esses objetivos são construídos com o nosso cliente ao longo das sessões. Perguntas como "o que te trouxe para terapia?", "como você acha que a terapia poderia te ajudar?" ou "se você pudesse mudar a sua vida em um passe de mágica, como ela seria?" são algumas das perguntas utilizadas por terapeutas para entender as principais queixas e os objetivos dos clientes e, assim, iniciar as avaliações para que os objetivos terapêuticos possam ser estabelecidos e elaborados juntamente com eles.

No entanto, há algumas ocasiões em que o cliente procura terapia e não sabe bem o que busca ou mesmo como funciona o processo terapêutico, mas de algum modo ouviu falar que "faz bem" e/ou é importante porque "todas as pessoas deveriam fazer terapia". As respostas dadas pelos clientes para as perguntas do terapeuta sobre o motivo da sua busca podem ser algo como "quero um espaço para falar" ou "vim em busca de autoconhecimento" ou "acho que terapia deve fazer bem" ou mesmo "não sei". O terapeuta nesse momento pode ficar ansioso, se sentir perdido ou mesmo se perguntar: por onde devo começar e como estabelecer os objetivos com o cliente? Essa situação lhe parece familiar?

Todos já passamos por isso em algum momento; não é exclusividade dos terapeutas menos experientes. Mesmo terapeutas mais experientes podem se deparar em algum momento com a sensação de não ter clareza de quais são os objetivos terapêuticos do cliente ou mesmo ter a sensação de que não sabem se há evolução ou de que o processo se tornou um bate-papo ou o que chamamos informalmente de sessão "chá com bolo": aquela sessão cujo objetivo não sabemos bem qual é. Nesse caso, o cliente pode apresentar um relato sobre os acontecimentos da semana, como atualizações de sua vida, e ao fim de seu relato olhar para o terapeuta esperando que algo seja dito. Em outras situações, pode ocorrer de o objetivo trazido pelo cliente não ser algo atingível por meio desse processo e o terapeuta ficar "entre a cruz e a espada", sem saber como mantê-lo em terapia, mas tentando conduzi-lo para uma direção mais terapêutica. São essas algumas das situações em que o objetivo pode ficar pouco claro e o terapeuta se sentir perdido sobre o que dizer e os próximos passos a seguir.

Ainda que seja uma experiência comum, é no início de nossa prática clínica que esses impasses e questionamentos tomam proporções maiores ou ocorrem de forma mais frequente. Quando não sabemos como descrever o que está ocorrendo é que nos sentimos ainda mais perdidos, o que gera desconforto, ansiedade e autocobranças sobre nosso desempenho. Essa sensação desconfortável pode nos levar a seguir caminhos que não são os objetivos terapêuticos que estabelecemos para aquele cliente. Podemos, então, nos tornar vulneráveis para seguir o que o cliente está demandando, nos esquivar de possíveis conflitos, assumir em excesso a responsabilidade pelo andamento do caso ou mesmo caminhar em uma direção que é oposta ao que precisamos fazer pelo cliente.

Para refletir sobre esse tópico, vamos apresentar alguns casos fictícios que podem produzir esse tipo de sensação muito comum ao terapeuta. Este capítulo é um apanhado de experiências clínicas das duas autoras, fruto de uma bagagem construída pelo trato com clientes e também com supervisionandos ao longo de anos de experiência clínica. Por ser uma sistematização que parte da prática, não se esgota nos tipos de casos aqui propostos e se constitui como uma reflexão sobre como certos repertórios de nossos clientes podem impactar a nós, terapeutas, e inclusive interferir na condução dos objetivos que nós mesmos estabelecemos para eles.

Ao longo do capítulo, apresentaremos alguns casos clínicos com hipóteses inicialmente levantadas pelo terapeuta e dificuldades encontradas ao longo do processo. Serão discutidas possíveis hipóteses criadas a partir das informações do caso, bem como exemplos de objetivos clínicos e estratégias utilizadas com os clientes a partir das análises e hipóteses levantadas. Posteriormente, serão relacionados alguns aspectos a respeito de influências sobre a relação terapêutica a partir de impactos que cada cliente pode produzir sobre o terapeuta. Com base nisso, serão trazidas reflexões sobre maneiras como o profissional pode "se perder" nos objetivos clínicos a depender da forma como o repertório de cada cliente é apresentado em sessão. Por fim, reflexões serão propostas sobre como olhar para esses casos dentro da relação terapêutica.

POR QUE OS CLIENTES BUSCAM TERAPIA?

Os clientes geralmente buscam terapia por estarem em condições para cujo enfrentamento avaliam precisarem de ajuda profissional e/ou em condições de sofrimento significativo. Frequentemente, estamos falando de condições primordialmente aversivas em sua vida. Nas primeiras sessões, o terapeuta atenta ao sofrimento que trouxe o cliente para a terapia a fim de entender essas condições às quais ele está exposto, e faz perguntas sobre sua vida para conhecê-lo melhor, criar um bom vínculo terapêutico, estabelecer uma relação de audiência não punitiva e identificar as variáveis de controle do comportamento do cliente.

No entanto, como mencionamos anteriormente, existem situações em que o cliente parece não saber o que busca na terapia ou busca algo que não pode ser atingido nesse processo. Isso acontece, por exemplo, quando a terapia é indicada por outra pessoa, tal como quando um familiar leva alguém para atendimento porque essa pessoa não buscou ajuda por si própria, ou mesmo quando a busca se deve à noção geral de que as pessoas devem fazer terapia porque "faz bem" ou por ser uma forma de autoconhecimento.

Essas situações e descrições dos clientes, ainda que comuns, podem ser desafiadoras, particularmente para o terapeuta iniciante. A falta de clareza trazida pelo cliente nesses contextos pode ser fonte de confusão para nós e nos conduzir para caminhos que não seriam os mais importantes dentro do caso. Nesse sentido, existe a dificuldade do terapeuta em identificar ou manter em foco os objetivos terapêuticos desse cliente.

Contudo, antes de falarmos sobre as dificuldades enfrentadas pelos terapeutas, vamos refletir sobre as diferenças entre queixa e demanda e sobre objetivos terapêuticos.

QUEIXA E DEMANDA – ANÁLISE DO TERAPEUTA

Na clínica, a queixa é o ponto de partida para o entendimento dos objetivos terapêuticos daquele caso em específico.[1] A queixa refere-se às situações-problema diante das quais o cliente se encontra. O ato de queixar-se é basicamente reclamar ou lamentar; e, desse modo, é o momento em que o cliente descreve seu sofrimento e reclama de situações em sua vida. É a partir dessa informação que o terapeuta inicia a coleta de dados para compreender as variáveis que influenciam o comportamento do cliente, bem como os elementos que o mantêm na condição de sofrimento.

Uma confusão bastante comum quando estamos tentando identificar os objetivos do cliente é entre queixa e demanda. Considerando a origem desses termos, em uma perspectiva psicodinâmica, a queixa é o que o cliente descreve como o motivo pela busca da terapia. Já a demanda seria o que está por trás da queixa, ou seja, o que está oculto aos olhos do cliente, inconsciente, e que o terapeuta precisa descobrir e desvelar.

Desse modo, em uma perspectiva analítico-comportamental, as queixas seriam os tópicos trazidos pelo cliente como os aspectos centrais a serem trabalhados no processo terapêutico e que produzem sofrimento. Por sua vez, as demandas são os tópicos relevantes identificados pelo terapeuta com base em suas observações e análises de contingências que influenciam a condição que o cliente se encontra.[2] Assim, enquanto a queixa é trazida pelo cliente e descrita por suas próprias palavras, a demanda depende de investigação, análise crítica e articulação teórica pelo terapeuta dos elementos trazidos pelo cliente.

Considerando essa descrição, vamos imaginar a sessão de uma cliente fictícia chamada Marina, no Estudo de caso clínico 1.

Estudo de caso clínico 1

Importante destacar que vamos fazer uma análise simplificada para fins didáticos, pois a complexidade do comportamento pode ser muito maior do que a que vamos apresentar aqui. A proposta é compreendermos os casos aqui discutidos como um exercício de raciocínio clínico. Marina tem 26 anos e busca terapia com a queixa de timidez. Ela se descreve como muito tímida e afirma que devido a isso se sente muito sozinha; relata que gostaria de ter mais amigos e um namorado.

A demanda, ou seja, a análise do terapeuta sobre a queixa da cliente, poderia ser a de que ela apresenta pouco repertório social, tem dificuldade para iniciar conversas e falar em público. Quando fala entre pessoas se mostra ansiosa e tende a se esquivar das situações sociais, tanto por não ter repertório para se relacionar quanto para evitar a ansiedade que acompanha estar entre pessoas.

Partindo da queixa e investigando a história de vida e as relações da cliente, o terapeuta poderia analisar que ela teve uma família muito punitiva, bastante religiosa (com regras muito rígidas) e pouco sociável. Os pais não tinham muitas interações sociais e não a incentivavam a ter amigos, além de punir, muitas vezes, as interações que ela realizava fora do ciclo religioso. Desse modo, a demanda inicial poderia ser observada pelo terapeuta como o repertório social da cliente, que precisaria ser mais desenvolvido, sua relação aversiva com a família devido ao histórico de punição, bem como a tendência a se esquivar de situações sociais em virtude da função aversiva que essas situações adquiriram em sua história.

Ainda, existe a dificuldade em se expor às contingências sociais, ainda que aversivas, em função de reforçadores a longo prazo e de seus valores pessoais sobre a vida que quer ter e as relações que quer desenvolver. A partir dessas possíveis análises e hipóteses iniciais, pode-se estabelecer os objetivos terapêuticos da cliente e do terapeuta.

OBJETIVOS DA SESSÃO DE PSICOTERAPIA

Após identificada a queixa, o terapeuta passa a comprovar os objetivos do cliente com a terapia, uma vez que a situação de sua vida está desconfortável de algum modo, motivando-o a procurar ajuda profissional, e as mudanças que ele espera ao longo da terapia. Esse é um momento importante, pois o terapeuta tem a oportunidade de avaliar se o cliente tem expectativas factíveis para um processo. Uma vez alinhadas essas expectativas, inicia-se a coleta de dados para os objetivos terapêuticos do terapeuta.

Com base nesses aspectos, cabe uma reflexão sobre objetivos na terapia comportamental clínica. Existem ao menos dois modos de compreensão e análise acerca do objetivo de uma psicoterapia. O primeiro deles é chamado de objetivo global, que se refere ao propósito final de um processo terapêutico, por exemplo, diminuição de sintomas, aumento de repertório de autoconhecimento, ações direcionadas a valores etc. Esses objetivos são mais abrangentes e relacionados ao objetivo final de determinada psicoterapia. O segundo é chamado de objetivo local, que se refere ao propósito de um processo específico, em adequação a um cliente e a suas queixas em particular.[3] Neste capítulo vamos tratar das dificuldades com os objetivos locais, ou seja, o que o trouxe o cliente para a terapia, o que ele espera dela e os objetivos terapêuticos do profissional com base nesses dados.

Voltando ao exemplo de Marina, ela descreve que gostaria de ter mais relações interpessoais, de ter um namorado e de se sentir menos sozinha; esses parecem ser os objetivos ou metas de Marina com a terapia. A partir dessa meta da cliente, o terapeuta pode, por meio de sua análise do caso, identificar quais são os objetivos terapêuticos que ele estabelece a fim de auxiliar Marina com sua queixa.

Nesse caso, os objetivos terapêuticos poderiam ser ajudá-la a desenvolver repertório social por meio de treino de habilidades com exercícios fora de sessão ou mesmo modelagem em sessão de uma relação mais íntima com o terapeuta e generalização para outras relações, além do desenvolvimento de repertório de assertividade para colocar limites na relação com os pais, exposição a situações sociais diversas para desenvolver repertório (primeiro em condições mais seguras para que ela entre em contato com mais reforçadores e menos aversivos, gradativamente aumentando a dificuldade) etc. Os objetivos são diversos e podem ir mudando ao longo do processo, pois o processo de avaliação é dinâmico tal qual a queixa e as metas dos clientes, que podem mudar (e frequentemente mudam) com o passar do tempo.

Esse caminho na diferenciação entre quais são as queixas e as metas dos clientes, bem como as análises e objetivos do terapeuta, são pontos de partida importantes para a definição das etapas do processo e o ajuste de expectativas entre terapeuta e cliente. No entanto, mesmo com os melhores esforços por parte dos terapeutas, alguns clientes não trazem as informações tão claramente e o terapeuta se sente com dificuldade para obter essas informações, o que pode gerar desconforto no processo.

QUANDO O CLIENTE BUSCA APENAS "SE CONHECER"

O autoconhecimento pode ser considerado um dos objetivos dos processos psicoterapêuticos.[1,3] Não é pouco frequente que os terapeutas se deparem com clientes que estabelecem como metas clínicas a compreensão acerca de si mesmo, o olhar sobre variáveis que controlam seu próprio comportamento ou mesmo a construção de um espaço em que o cliente possa refletir sobre suas experiências passadas e sua história de vida.

A modelagem do repertório de autoconhecimento em terapia visa aumentar a auto-observação do cliente sobre as variáveis que controlam seu comportamento.[1] A descrição e discriminação das variáveis controladoras estabelecem uma oportunidade para que o cliente por si próprio possa mudar as contingências, aumentando a possibilidade de autocontrole. Desse modo, o autoconhecimento é um meio para o autocontrole, ou seja, para mudanças em seu comportamento e em sua vida.

Outro exemplo que comumente acontece é o cliente descrever que busca autoconhecimento como objetivo da terapia. Entretanto, ao longo do processo o terapeuta percebe que falar sobre suas dificuldades é muito aversivo, e o cliente tende a evitar falar a respeito mesmo dentro da relação terapêutica. O cliente descreve que não há uma queixa específica além de se conhecer, contudo essa é uma maneira de evitar falar de seus sofrimentos e assim ser exposto a sensações aversivas decorrentes de falar e pensar a respeito das problemáticas que está vivendo.

Nesse caso, é importante o terapeuta estar atento para investigar o que o cliente espera com o autoconhecimento que afirma buscar na terapia, ou seja, o que ele acredita que mudaria em sua vida caso atingisse esse autoconhecimento. Com essa investigação é possível que o cliente descreva alguns reforçadores negativos que estão em sua vida, ou seja, as situações que estão presentes e que ele gostaria de evitar, e seus reforçadores positivos, aquelas situações que ele gostaria que melhorassem em sua vida e/ou que sucedessem com mais frequência em seu cotidiano.

Desse modo, a resposta à pergunta "o que mudaria na vida do cliente para melhor se ele tivesse autoconhecimento?" pode ser uma forma de investigar reforçadores positivos e negativos na vida de quem busca terapia. O cliente que descreve buscar terapia em função de autoconhecimento dificilmente está motivado por uma despretensiosa curiosidade: geralmente parece haver uma expectativa de que, ao desenvolver o repertório de autoconhecimento, algo em sua vida possa ser diferente. Investigar essas motivações pode ser importante para o terapeuta identificar as queixas do cliente, ou seja, suas reais metas e expectativas com a terapia.

Para ilustrar, vamos imaginar o caso de Leonardo, no Estudo de caso clínico 2.

Estudo de caso clínico 2

Leonardo tem 23 anos, é estudante de psicologia e buscou terapia para aprender mais sobre a área que está estudando. Quando questionado pelo terapeuta sobre o motivo da busca da terapia, Leonardo diz que vem em busca de autoconhecimento por ser estudante da área e que por isso quer saber mais sobre si mesmo e sobre seu funcionamento. Conta ainda que gosta de análise do comportamento e que gostaria de aprender mais.

Quando o terapeuta pergunta sobre sua família, Leonardo conta que ela é tranquila, mas é vago em suas descrições. Ele passa a maior parte do tempo falando sobre psicologia e seus estudos e analisando seu próprio comportamento com os amigos em jogos de *videogame*. Quando o terapeuta faz perguntas sobre suas relações mais íntimas e amorosas, ele conta também vagamente que nunca namorou e começa a se autoanalisar, dizendo que acredita que as pessoas não foram reforçadoras o suficiente com ele, mas que não sente tanta falta de se relacionar, pois as relações se tornaram aversivas e perderam o valor reforçador (com essas palavras). O terapeuta tenta se aproximar fazendo mais perguntas sobre a família e suas interações com as pessoas, mas parece que, quanto mais questiona a respeito, mais análises e relações teóricas Leonardo faz. Diante disso, ele percebe que sabe ainda muito pouco sobre Leonardo, ainda que já tenha feito algumas sessões com ele.

No caso relatado, o cliente afirma que busca autoconhecimento; no entanto, quanto mais o terapeuta tenta entender as relações de Leonardo e suas interações com o ambiente, mais análises teóricas esse cliente faz e menos informação descritiva oferece. Casos como esse podem ser bastante desafiadores, ainda mais porque as análises teóricas realizadas pelo cliente podem ser tentadoras ao terapeuta para iniciar uma discussão teórica e não se aprofundar nos assuntos que trazem sofrimento ao cliente, assuntos que de fato produziriam autoconhecimento, bem como o ajudariam a identificar com mais clareza suas metas. Para imaginar uma possibilidade de investigação, vamos continuar a interação anterior quando o cliente começa novamente a analisar teoricamente o comportamento do terapeuta.

Diante da nova tentativa de Leonardo de analisar com distanciamento emocional as situações de sua vida, o terapeuta questiona se ter relações mais íntimas é algo que ele gostaria. Ele diz que é o que ele mais gostaria, mas que tem medo de não conseguir conquistar. A partir dessa condição, o terapeuta descreve para Leonardo que ele parece ter dificuldade em se aproximar do cliente e conhecê-lo de forma mais íntima e que, quando tenta saber com mais detalhes sobre sua vida, parece que para ele não é fácil falar de seus sentimentos e de suas relações mais próximas. Com essa descrição, Leonardo fica surpreso e começa a analisar o comportamento do terapeuta, dizendo que ele está certo e que está percebendo que está fazendo uma análise da relação terapêutica como Leonardo aprendeu na faculdade. Arremata dizendo achar isso bastante interessante.

A partir disso, o terapeuta convida o cliente a observar que ele novamente o está afastando e tenta se aproximar dele descrevendo que acredita ser difícil para Leonardo se abrir de forma íntima. Leonardo consegue descrever então que não tem uma relação próxima com os pais, que ambos são boas pessoas, mas distantes emocionalmente. Ele joga muito no quarto porque o clima em casa não é de tanta interação e que foi estudar psicologia, pois queria entender mais sobre como as pessoas conseguem se relacionar de forma íntima com as outras. Nunca entendeu como conseguir fazer isso, ainda que queira fazê-lo.

No caso de Leonardo, o terapeuta precisou se empenhar bastante na investigação, bem como utilizar sua interação com o cliente para conseguir identificar suas reais queixas e metas. Esse não é um manejo fácil e pode gerar bastante dificuldade, ainda mais nos atendimentos por terapeutas iniciantes. No entanto, o que pode ajudar é um lembrete da importância de levar o cliente a identificar o que mudaria na vida dele com mudanças em seu repertório de autoconhecimento e quais são suas expectativas diante do desenvolvimento desse repertório. A forma de realizar essa investigação pode ser diversa e essa é apenas uma possibilidade para ilustrar, não se esgotando nessa exemplificação.

QUANDO A QUEIXA É DIFERENTE DA DEMANDA

Outro aspecto que pode ser desafiador são situações nas quais o cliente apresenta queixa diferente da demanda. Para exemplificar, podemos imaginar Tiago (Estudo de caso clínico 3), cujas queixas são suas crises de ansiedade.

Estudo de caso clínico 3

O cliente relata que tem estado muito ansioso e que faltou no trabalho devido às sucessivas crises que tem vivido. Descreve que gostaria de voltar a ter "uma vida normal" e de não sentir mais ansiedade.

O terapeuta pode ter como tarefa inicial a identificação dos contextos que evocam e eliciam as crises de ansiedade e a análise das consequências que mantêm essas crises. Vamos imaginar que por meio de investigação o terapeuta identifique que primordialmente as crises do cliente ocorrem quando ele está em condições de conflito com outras pessoas. Nessas ocasiões ele fica muito ansioso, tem crises e frequentemente, contingente à crise, o conflito é cessado. Assim, uma das funções possíveis das crises poderia ser a evitação de situações de conflito. Nesse caso, o terapeuta poderia, por meio de investigação, compreender que a demanda seria a maneira como o cliente lida com conflitos e poderia ter como objetivo terapêutico o desenvolvimento de repertório de resolução de problemas, negociação e enfrentamento dessas situações sociais.

Quando olhamos para um exemplo assim pode parecer simples, mas esse processo investigativo, de estabelecimento de objetivos e identificação da demanda não é fácil, uma vez que o cliente frequentemente descreve que seu objetivo é não querer mais sentir o que está sentindo. Como terapeutas comportamentais, entendemos que o que sentimos é produto das contingências que vivemos; assim, para nos sentirmos de maneira diferente temos que mudar as contingências às quais estamos expostos para, desse modo, mudar o que sentimos.[4] No caso de Tiago, ele não deixará necessariamente de sentir ansiedade, mas poderá desenvolver repertório para lidar com as situações que produzem sensação de ansiedade de tal modo que talvez não produza mais crises ou diminua sua frequência.

Para exemplificar mais, vamos imaginar também o caso de Ana (Estudo de caso clínico 4).

Estudo de caso clínico 4

Ana inicia a terapia com a queixa de que tem se sentido muito triste e desanimada, não gosta mais de sair com seus amigos e de fazer atividades que lhe davam prazer. Seu objetivo é voltar a se sentir bem, voltar a fazer as atividades que fazia, pois atualmente lhe falta "força de vontade". Diz que não há motivos para estar tão desanimada e, assim, espera que a terapia a ajude a ter mais determinação e "força de vontade" para voltar a realizar suas atividades.

Ao iniciar a investigação de contingências atuais na vida de Ana, o terapeuta nota que ela está em um trabalho com o qual não se identifica e no qual sofre diversas cobranças. Além disso, seu namorado é muito ciumento e, quando Ana faz coisas sem ele, ele a pune com queixas diversas sobre o fato de ela só pensar em si mesma com desconfianças sobre quem estava presente nas ocasiões em que ela saiu.

O terapeuta também identifica que ela tem um relacionamento complicado com a mãe, que não aprova seu namoro. Elas se afastaram muito após o início do relacionamento, mas a mãe era fonte importante de reforçadores para Ana;

as duas sempre mantiveram uma relação muito forte. Nesse caso, seria uma possibilidade ajudá-la a perceber essas contingências aversivas e quais as consequências que ela sofre quando faz coisas que são importantes para ela, por exemplo, críticas e brigas com o namorado, e também quais os reforçadores que tem tido em sua vida atualmente, estes últimos muito escassos. Diante desse cenário, é natural que se sinta desanimada. Somente mudando as condições em que ela está e ajudando-a a se comportar de maneira diferente é que ela poderá se sentir melhor e mais animada.

Pode-se perceber, então, que não seria por falta de "força de vontade" que Ana está desanimada e que precisa ser mais determinada, como ela disse inicialmente. Entretanto, o discurso da cliente em sessão é rígido e ela insiste em pedir estratégias para lidar com esse sentimento, sem compreender as variáveis que o produzem. Ela precisaria identificar que tem razão em se sentir como se sente diante das condições em que está vivendo, já que o sentimento é produto das contingências às quais estamos expostos. Por meio do processo terapêutico, ajudando-a a mudar essas condições, ela poderá se sentir diferente da maneira como está se sentindo, e da qual vem se queixando.

É importante destacar que nem sempre as contingências aversivas às quais os clientes estão expostos são passíveis de mudança. Em contextos, por exemplo, envolvendo doenças graves, luto ou mesmo escassez de recursos concretos ou financeiros, o terapeuta pode seguir por outros caminhos relacionados aos objetivos com os clientes, como o desenvolvimento de habilidades de aceitação e desenvolvimento de repertórios, que pode ajudar o paciente a lidar com as condições aversivas decorrentes de situações que não são passíveis de mudança. Não nos aprofundaremos nesse tipo de queixa neste capítulo, no entanto, é uma observação importante a ser considerada, pois diversas contingências não são passíveis de mudança e/ou não está no controle do cliente modificá-las.

QUANDO O CLIENTE NÃO SABE O QUE BUSCA NA TERAPIA

Estudo de caso clínico 5

Vamos considerar o caso de Luan, 30 anos, que relata buscar terapia porque sua namorada terminou o relacionamento com ele após uma crise de ciúme. Ele, então, procurou a terapia para atender a uma condição da namorada para reatar o namoro. Luan sempre teve muita dificuldade em se comunicar e fazer novas relações, apresentando inclusive dificuldade em estabelecer vínculo com o terapeuta. Nas primeiras sessões aguardava sempre suas perguntas, e, caso não houvesse, o cliente permanecia em silêncio.

Esse é um tipo de caso muito comum: quando o cliente busca terapia em função de uma solicitação de outra pessoa, ou, nesse caso como uma condição para manter ou retomar determinado relacionamento. Inicialmente, o terapeuta pode tentar encontrar motivações próprias do cliente para a terapia, e uma delas poderia ser o questionamento sobre quão importante é essa relação para ele, a ponto de ter consentido em iniciar um processo terapêutico a fim de mantê-la. No caso de Luan, o terapeuta descobriu, por meio de investigação, que ele tem relações emocionalmente distantes com os pais, que são deficientes auditivos. Luan nunca aprendeu a falar a língua de sinais de uma forma que lhe permitisse ter conversas mais claras e fluidas com eles. A pessoa de sua família com que tem mais proximidade é um tio com o qual fala uma vez por mês, por telefone.

Ele conta que sempre teve colegas e não amigos e que tem muita dificuldade em manter e aprofundar seus relacionamentos. Nessa investigação, o terapeuta chega à conclusão de que a namorada é a principal e única relação mais próxima de Luan e que, desse modo, correr o risco de perdê-la era tão aversivo que ele se disponibilizou a ir à terapia ainda que a princípio não observasse motivações próprias para ir buscar ajuda. Nesse caso, o terapeuta precisou encontrar as motivações de Luan para a terapia, para que assim pudesse, junto com ele, encontrar uma demanda possível para construir os objetivos terapêuticos.

No caso de Luan, entrar para a terapia e compreender a importância da namorada em sua vida, bem como a relevância de estabelecer novas relações íntimas, culminaria em um processo terapêutico com responsabilidades e expectativas equilibradas tanto da parte do terapeuta quanto do cliente. Mas e se não for esse o caso? E se Luan estivesse atendendo a um pedido da namorada, sem que isso tivesse passado pelo seu próprio crivo? Se ele se visse em uma posição de estar em terapia contra sua vontade? Esse tipo de caso é bem comum, por exemplo, quando os pais buscam terapia para um adolescente.

Estudo de caso clínico 6

Vamos imaginar o caso de Sara, que tem 16 anos. Sua mãe a leva para a terapia porque acha que ela fica muito no quarto e que não tem amigas. Considera estranho que a filha nunca tenha namorado e diz que ela deveria socializar mais. Conta que Sara está mais "revoltada", pois antes era mais receptiva e conversava mais com a mãe, mas hoje está muito fechada. Descreve ter medo de a filha estar ficando depressiva.

Quando a terapeuta conversa com Sara e pergunta como ela poderia ajudá-la, Sara diz que não vê razão para estar na terapia, pois acredita que está bem e que a mãe está preocupada demais. Sara fala pouco e mostra claramente que está contrariada por estar ali contra sua vontade. Ao investigar com a cliente sobre as queixas da mãe, a terapeuta nota que Sara tem amigas e que fica no quarto justamente conversando com elas. Já teve um namorado e atualmente está conversando com um menino em quem está interessada.

No entanto, não se sente confortável em dividir isso com a mãe, que, do ponto de vista de Sara, é invasiva e quer saber tudo que acontece em sua vida. A cliente conta que não acredita precisar de terapia e que na verdade só gostaria que a mãe a "deixasse em paz". Nesse caso, o terapeuta poderia então identificar que a queixa que a mãe trouxe é diferente da queixa da cliente; inclusive a preocupação da mãe sobre Sara é parte do que incomoda.

É importante lembrar que nesse caso a cliente é Sara, e é preciso que essa diferenciação seja realizada. Identificada a queixa da cliente, que seria a relação com a mãe, considerada muito invasiva, o terapeuta pode discutir quais seriam as metas dela, como seria possível ter uma melhor relação com a mãe. Nessa investigação, Sara afirma que uma relação melhor seria uma interação na qual a mãe desse espaço para que ela contasse o que desejasse e quando se sentisse confortável, que ela a deixasse tomar a iniciativa e não criticasse todas as escolhas que faz. Com base nisso, a terapeuta, por meio de perguntas, descobre que Sara era uma menina que fazia tudo que a mãe queria, era descrita como obediente, diziam que era a boneca da mãe. Quando pequena era muito reforçada socialmente pela mãe com elogios e carinhos sempre que fazia o que era esperado dela, mas muito criticada quando fazia ou escolhia algo diferente dos desejos da mãe. Atingindo a adolescência, começou a fazer suas escolhas e passou a ser duramente criticada pela mãe. Assim, ao longo do tempo, foi se distanciando dessa relação e falando muito menos com sua mãe, apesar de na escola e com seus amigos se comportar de maneira muito diferente.

Desse modo, o terapeuta poderia analisar que os comportamentos de escolhas diferentes do que a mãe desejava foram punidos e que a única forma de Sara ter acesso aos reforçadores importantes para ela e se esquivar das punições da mãe foi se afastando dela. Passou a não dividir mais com ela sua vida privada. No entanto, comportando-se dessa forma, o comportamento da mãe de tentar invadir a sua privacidade se intensificou. Nesse contexto, a cliente também perdeu os reforçadores que tinha quando mantinha um bom relacionamento com a mãe, como os momentos de carinho entre as duas e as boas conversas. A partir dessas análises, os objetivos do terapeuta poderiam ser ajudar Sara a descrever como se sente em relação à mãe e auxiliá-la a colocar limites mais claros e suaves, produzindo uma aproximação entre as duas, mas com respeito aos limites colocados por Sara.

REFLEXÕES SOBRE IMPACTOS SOBRE O TERAPEUTA E DESAFIOS NA CONDUÇÃO DOS CASOS

Os casos de Marina, Leonardo, Tiago, Ana, Luan e Sara nos ajudam a mapear como diferentes tipos de clientes podem chegar à terapia. Ainda, o repertório dos nossos clientes dentro da sessão não ocorre em um vácuo: o terapeuta é parte dessa relação, sendo impactado por ela e também causando impactos com seu próprio comportamento.

Não faltam indícios para apontar a relação terapêutica como preditiva do andamento do processo terapêutico.[5] A maneira como o terapeuta se sente e responde em sessão ocorre na relação com o cliente. Kohlenberg e Tsai[5] apontaram a importância de o terapeuta estar atento a seus próprios sentimentos e pensamentos em sessão, já que os impactos produzidos pelo cliente sobre o terapeuta são importantes fontes de informação a respeito de contingências presentes na relação terapêutica.

No caso de Marina, a cliente descreve como foco da terapia o se sentir menos sozinha, desenvolver mais relacionamentos e encontrar um namorado. Como objetivos, a terapeuta estabeleceu o desenvolvimento de um repertório de habilidades sociais, com expressão de intimidade. Entretanto, em sessão, a cliente fala pouco e responde somente de forma sucinta. Quando questionada sobre sua semana, ela se aprofunda pouco, falando "foi tudo bem" ou "nada de novo aconteceu".

Esse padrão ocorre semana após semana, e o terapeuta começa a sentir que não sabe nada sobre o dia a dia de Marina. Quando procura investigar algo mais profundo sobre sua vida, a cliente não se aprofunda e diz não entender a relevância de falar sobre alguns aspectos de sua vida. Em sua visão, a terapia deveria ajudá-la a fazer amigos e encontrar um namorado. De tempos em tempos, volta a questionar o terapeuta sobre como ela deve fazer para namorar alguém. Nunca teve um relacionamento, e isso a faz sofrer muito.

Diante das dificuldades em conduzir a sessão para se aprofundar mais em "quem é Marina", o terapeuta passa a se sentir compelido a dar algumas respostas à cliente. Começa a sugerir aplicativos de relacionamento ou mesmo formas de ela se expor mais em bares, baladas ou mesmo frequentar uma academia para conhecer novas pessoas. Diante dessas propostas, Marina chega a ficar reflexiva, mas rejeita uma a uma: não gosta de atividades físicas, não tem com quem sair para algum bar, descreve os aplicativos de namoro como muito impessoais etc. Com o passar do tempo, a terapeuta começa a se sentir confusa com relação à maneira como a psicoterapia pode ajudar a cliente e qual caminho tomar para atingir as metas terapêuticas.

Já em Tiago, temos um cliente que traz uma meta muito difícil de ser atendida por qualquer psicoterapeuta, "deixar de sentir". Como terapeutas e seres humanos, podemos compreender essa queixa. A aversividade de tais sentimentos pode ser de fato devastadora para o cliente, que buscou formas variadas de manejá-los ao longo do tempo, mas sem sucesso. Contudo, em sessão Tiago traz uma agenda e apenas uma: deixar de sentir essa ansiedade. O terapeuta sabe que isso não é possível e ao longo das sessões busca maneiras diferentes de minimizar esses sentimentos ao mesmo tempo que trabalha as causas dessa ansiedade tão intensa. Enquanto os sentimentos estão menos intensos, percebe Tiago mais colaborativo em sessão, aceitando refletir sobre suas maneiras de observar e lidar com o que sente, sua história de vida invalidante ou mesmo a necessidade de se engajar em atividades mais prazerosas e de desenvolver vínculos mais profundos com as pessoas de sua vida.

No entanto, bastou esses sentimentos se intensificarem um pouco que a queixa do cliente voltou a emergir: ele quer parar de sentir e não vê resultado no processo que o terapeuta está conduzindo porque as crises continuam a ocorrer. Nas semanas anteriores, o terapeuta havia buscado sensibilizar o cliente das mais diversas formas, seja explicando por que a condução do seu caso dessa maneira era importante (até com um pouco de psicoeducação), seja deixando que ele sentisse essa ansiedade no ambiente controlado da sessão, seja devolvendo algumas perguntas sobre o que Tiago esperava do processo e como os dois poderiam atingir essas metas.

Já nesse ponto a que chegaram, a parede que vinham encontrando com certa frequência ao longo das semanas passa a produzir sobre o terapeuta tanto frustração quanto desamparo. O terapeuta se sente 100% responsável pela solução dos problemas de Tiago e já não sabe mais o que é esperado que ele faça para resolver a queixa do cliente. A sensação é de ter que se provar para o cliente o tempo inteiro e de não ser escutado sobre o que seria importante atingir dentro do processo. Esse contexto produz tensão nas sessões, e o "cabo de guerra" se torna desgastante tanto para o cliente quanto para o terapeuta.

Com Ana, o terapeuta também começa a se sentir responsável por convencê-la de que a falta de "força de vontade" não é o ponto principal a ser resolvido em terapia. A cliente relata que esse sentimento surge "do nada" e o terapeuta busca ajudá-la a identificar os gatilhos que o produzem. Ao contrário de Tiago, Ana é mais colaborativa e procura tentar entender o raciocínio do terapeuta. Entretanto, tem muita dificuldade em atentar às situações que vive e em nomear os impactos que elas produzem sobre si no dia a dia.

Como ela não consegue se lembrar para contar ao terapeuta em sessão, o processo terapêutico atinge um bloqueio e o terapeuta se sente desamparado, sem informações suficientes para continuar a investigação: se ele não consegue saber o que está acontecendo no dia a dia de Ana, como pode ajudá-la a observar seus sentimentos e se comportar na direção de escolhas valorosas? Em sessão, passa a se sentir flutuando junto com a confusão de Ana, sem saber que norte deve tomar para trazê-la em direção aos objetivos terapêuticos.

No caso de Sara, diferente dos outros, as queixas e as metas iniciais foram trazidas por sua mãe. Sara já não traz dualidade, sendo muito clara em sua posição: ela não quer estar ali e sente que o terapeuta "comprou" a versão da mãe sobre suas dificuldades. Não está nem um pouco aberta para o processo e o terapeuta se sente "tirando leite de pedra", como se fosse inimigo de Sara. Ao mesmo tempo, ele sabe que a versão da cliente é a mais importante, porém as cobranças da mãe o influenciam. Nesse caso o terapeuta pode se sentir impelido a atender aos pedidos da mãe e, sem se dar conta, confundir quem é sua cliente. Atendendo às necessidades da mãe, produz em Sara a sensação de não se sentir ouvida, respeitada e mais uma vez ter sua privacidade invadida por um adulto. É desafiador para o terapeuta manter um vínculo com a cliente e com a mãe ao mesmo tempo, e ele corre o risco de ao atender às necessidades da mãe se afastar ainda mais de Sara; e, ao compreender as queixas de Sara, teme se colocar na posição de frustrar a mãe e suas expectativas sobre a terapia. Essa posição delicada pode gerar ansiedade e insegurança no terapeuta, deixando-o confuso sobre como seguir e como lidar com a possibilidade de frustrar uma das partes em função de suas expectativas distintas sobre os resultados desejados na terapia. Ao focar quem é a sua cliente e a importância de identificar suas necessidades com a terapia, o terapeuta está em melhores condições de identificar os objetivos terapêuticos, mas realizar essa diferenciação pode ser desafiador.

Já com Luan essa sensação de conflito e impasse é inexistente. O cliente é extremamente agradável em sessão, concordando com todas as proposições do terapeuta e estando sempre muito disponível a ouvir suas análises. No entanto, o terapeuta se sente responsável por trazer os temas para a sessão e em fazer perguntas, pois o cliente não traz espontaneamente conteúdos para discussão. O terapeuta teme o silêncio e se pergunta se, caso haja silêncio e se ele não fizer as questões necessárias, Luan pode desistir da terapia ou achar que ele não sabe o que está fazendo. Em determinado ponto do processo, o terapeuta se questiona se Luan o coloca no mesmo papel que o da namorada: dizer o que ele precisa fazer.

A mesma sensação de disponibilidade no cliente é encontrada em Leonardo: ele parece sempre muito interessado em ouvir o terapeuta, descobrir por que faz o que faz, identificar padrões de interação em sua vida, em resumo, focar seu autoconhecimento. As análises funcionais em conjunto são extremamente reforçadoras para o terapeuta. É como desvendar um quebra-cabeças em conjunto com o cliente.

Contudo, com o passar das sessões, o terapeuta começa a se sentir inquieto, distanciado dos sentimentos do cliente. Percebe as análises de Leonardo funcionando como uma abertura que vai até certo ponto, ou seja, o terapeuta não consegue acessar afetivamente o cliente. O relacionamento por meio das análises parece ser o que o cliente busca, entretanto o que ele precisa é expressar maior vulnerabilidade na relação com o terapeuta e também em relações de sua vida cotidiana.

Nos casos descritos, temos Ana e Tiago, que definem como meta terapêutica o sentir a "força de vontade" (Ana) e o "deixar de se sentir ansioso" (Tiago). No caso de Marina, a cliente busca certas mudanças sem estar comprometida em implementá-las em seu dia a dia. Luan atende todas as demandas do terapeuta e deixa o processo seguir conforme ele quer. Tanto Ana quanto Leonardo têm dificuldade na descrição de variáveis que controlam seu comportamento. Ainda, no caso de Leonardo, o cliente busca o autoconhecimento, entretanto, por meio deste se esquiva de construir uma relação de intimidade com o terapeuta, assim como acontece em sua vida com outras relações. E, por último, Sara produz um afastamento tão grande em sessão que torna dificílimo o acesso do terapeuta à cliente.

Como se pode perceber, são os repertórios dos clientes que "conduzem" o terapeuta a objetivos que não são de fato aqueles mais importantes para os clientes. O terapeuta avalia e estabelece alguns objetivos terapêuticos importantes, entretanto a dinâmica dentro da sessão parece sempre puxá-lo para caminhar para outro lado, seja porque o cliente tem uma queixa diferente da demanda levantada (Ana e Tiago), seja porque há resistência em acatar as propostas de mudança do terapeuta (Marina) ou em estar presente no processo (Sara), seja porque há concordância em excesso, mas sem um processo de autorreflexão (Luan), ou então porque o autoconhecimento não é utilizado para colocar em prática mudanças importantes (Leonardo).

Esses são impeditivos para o bom progresso da psicoterapia e, por esse motivo, são elementos importantes de serem trabalhados em sessão. No caso de terapeutas com menos tempo de experiência, é comum a tentativa de atender às demandas de clientes com esses repertórios. O terapeuta pode se perder na condução do caso justamente pelo fato de o cliente conduzi-lo para longe. Por esse motivo, atentar a essa dinâmica na relação terapêutica é importante para tornar o processo benéfico para o cliente.

REFLEXÕES SOBRE MANEJO E CONSIDERAÇÕES FINAIS

Note que o tipo de intervenção para manejo de casos como os dos clientes fictícios aqui discutidos dependerá total e absolutamente das características específicas de cada caso. Não existe regra geral. Cada terapeuta e cada cliente possuem uma história específica e um repertório individualmente desenvolvido. Isso produz relações terapêuticas que não podem ser comparadas em absoluto com outras. Inclusive, o mesmo terapeuta não estabelece a mesma relação com seus mais diversos clientes. Cada relação é única.

Entretanto, como fechamento para as reflexões aqui levantadas, podemos considerar que o olhar sobre as contingências presentes na sessão é de grande auxílio para o manejo de dificuldades com clientes que trazem essa "confusão" para a sessão. São clientes que, por seu próprio repertório, tornam mais provável que o terapeuta assuma a responsabilidade integral pelo sucesso ou fracasso do processo terapêutico. Isso está relacionado com as expectativas do cliente sobre esse processo e sobre a figura do terapeuta.

Obviamente que algum tempo de experiência clínica nos "protege" de certa forma desse tipo de influência. Tornamo-nos progressivamente mais atentos e mais ágeis em perceber e manejar esse tipo de cliente e de conflito na relação terapêutica. Para novos terapeutas, esse é um repertório importante de ser desenvolvido e que pode ser mais desafiador: envolve o manejo de conflitos e de expectativas com os clientes. Questões referentes a inseguranças, conflitos, expectativas e responsabilidades são temas também abordados de forma mais específica e detalhada em outros capítulos deste livro.

Quanto à discussão aqui proposta sobre clientes que desafiam a condução dos objetivos terapêuticos estabelecidos pelo terapeuta, um aspecto importante deste capítulo é compreender:

1. O raciocínio clínico para identificação da queixa e das metas dos clientes e o estabelecimento das demandas e objetivos terapêuticos.
2. Como o olhar sobre os impactos produzidos sobre o terapeuta pode clarear o estabelecimento desses objetivos e manejar possíveis bloqueios existentes na relação terapeuta-cliente.

Independentemente do tipo de intervenção a ser implementada, é importante em primeiro lugar compreender quem é o cliente e quem é o terapeuta e quais as responsabilidades de cada um no processo. A partir dessa reflexão, os objetivos terapêuticos ficam mais claros e podem ser alinhados em conjunto com o cliente, diante de suas queixas e de suas metas, assim como as demandas e objetivos terapêuticos, para que o processo seja conduzido com mais efetividade.

REFERÊNCIAS

1. Wielenska RC. O papel da relação terapeuta-cliente para adesão ao tratamento e à mudança comportamental. In: Borges NF, Cassas FA. Clínica analítico-comportamental: aspectos teóricos e práticos. Porto Alegre: Artmed; 2012.
2. Fonseca FN, Nery LB. Formulação comportamental ou diagnóstica comportamental: um passo a passo. In: Farias AKCR, Fonseca FN, Nery LB. Teoria e formulação de casos em análise comportamental clínica. Porto Alegre: Artmed; 2018. p.23-48.
3. Ferreira TAS, Santos FMS, Matos JPA, Moura MCBL, Rodrigues SS. Qual o objetivo da análise do comportamento clínica? Acta Comportamentalia – Revista Latina de Análisis de Comportamiento. 2017;25(3):395-410.
4. Skinner BF. Science and human behavior. New York: Free Press; 1965. [Trabalho original publicado em 1953.]
5. Kohlenberg R, Tsai M. Functional analytic psychotherapy: a guide for creating intense and curative relationships. New York: Plenum; 1991.
6. Marçal JVS. Estabelecendo objetivos na prática clínica: quais caminhos a seguir? Rev Bras Ter Comp Cogn. 2005;7(2):231-45.

9

Quem é o meu cliente? Direcionando as expectativas do terapeuta

Amanda Raña Ferreira
Mirella Cassia da Silva

De acordo com Calligaris,[1] "Se o terapeuta estiver com pressa de agir, acreditará que a queixa apresentada (com a explicação que a acompanha) diz mesmo o essencial do que atormenta o paciente. E tentará imediatamente combater o sintoma ou ajudar na solução do dilema. Neste caso, quase sempre, o sintoma e o dilema apenas se deslocarão, migrarão alhures, pois o sofrimento psíquico é como a massinha de modelar de nossa infância; você não a quer num determinado quartinho da casa de boneca, empurra com força, consegue deslocá-la, mas ela não sumiu, apenas se insinuou pelas frestas e reaparece no quarto ao lado." (p.70).

Um tema comum na área da psicologia clínica é o tempo: tempo do tratamento, tempo do cliente, tempo de cura, tempo adequado para determinada intervenção etc. Clientes, terapeutas, familiares, pais, pesquisadores ou quaisquer pessoas interessadas no tema podem já ter se perguntado quanto tempo levaria uma terapia ou em quanto tempo os ganhos começariam a aparecer. Observamos determinados tratamentos terem sua confiabilidade questionada devido à "lentidão" em perceber melhoras ou devido ao longo tempo em que um cliente permanece em terapia.

Em se tratando do terapeuta em específico, discussões sobre a interferência (muitas vezes negativa) de sua expectativa e/ou pressa em observar resultados e alcançar objetivos no processo terapêutico não se limitam à terapia analítico-comportamental. No trecho citado, por exemplo, Calligaris[1] reflete sobre o tempo da terapia e a pressa do terapeuta no contexto da abordagem clínica psicanalítica. Já Yalom[2] comenta que a terapia gestáltica costuma propor exercícios para facilitar o processo terapêutico, e adiciona que a pressa também pode advir da pouca experiência do terapeuta.

O tempo da terapia recebe, por vezes, um tratamento baseado na suposta existência de etapas terapêuticas distribuídas ao longo do tempo de tratamento. De acordo com McConnaughy et al.,[3] a sucessão dessas etapas obedeceria a uma ordem cronológica (não necessariamente rígida). Segundo os autores, a partir do conhecimento de cada estágio de mudança e da compreensão do caso clínico, o terapeuta conseguiria localizar em que estágio terapêutico o cliente se encontra. Desse modo, o terapeuta consegue manejar processos de mudança associados a determinado estágio, promovendo melhores resultados na terapia. "Combinando o perfil do estágio do cliente com processos de mudança apropriadas, o progresso na terapia pode ser otimizado" (p.375). A duração de uma terapia estaria então estreitamente vinculada ao estágio em que o cliente se encontra em seu início. Ciente disso, o terapeuta poderia ajustar suas expectativas tanto com relação ao tempo necessário para o aparecimento de melhoras terapêuticas quanto com relação ao andamento do processo como um todo.

A compreensão da terapia dividida em etapas e/ou focos também está presente em outros modelos terapêuticos. De acordo com a terapia de aceitação e compromisso (ACT), a terapia envolve intervenções voltadas para seis componentes psicológicos diferentes (p. ex., aceitação).[4] Por outro lado, a ACT não propõe um critério cronológico na escolha do componente a ser trabalhado, nem a existência de uma ordem predefinida no manejo dos componentes. No lugar disso, a ACT, como é feita no Brasil, fundamenta sua proposta de terapia na análise funcional ou análise de contingências do caso clínico, tal como outras terapias comportamentais, como a terapia analítico-comportamental (TAC) e a psicoterapia analítica funcional (FAP). Uma análise de contingências adequada é a ferramenta fundamental que conduzirá o terapeuta comportamental no manejo da terapia como um todo, incluindo decisões quanto ao tipo de intervenção, ao planejamento de objetivos e ao momento adequado para intervir.

De acordo com Meyer,[5] uma análise de contingências começa com a identificação dos comportamentos de interesse. Isso inclui descrever se eles estão ou não presentes no repertório comportamental do cliente para em seguida analisá-los de forma molecular e molar.[6] Na análise molecular o foco está em um recorte pontual do comportamento do cliente, determinando as respostas de interesse, seus eventos antecedentes e consequentes. Para a análise molar, por sua vez, buscam-se informações sobre a história de vida, envolvendo repertórios mais amplos com suas consequências determinantes e respostas que o caracterizam.[7] Em um quadro clínico, a análise molecular pode se dar em torno da queixa que traz o cliente à terapia, enquanto a análise molar envolve compreendê-la historicamente, isto é, identificar contingências do passado responsáveis pela origem da queixa, podendo haver relação, inclusive, com outros repertórios do indivíduo.[6]

Ainda sobre existência de estágios em terapia, Meyer et al.[8] também apontam a presença de algumas etapas que compõem o processo terapêutico. Uma delas é a construção de uma aliança terapêutica entre terapeuta e cliente. A aliança terapêutica é necessária uma vez que a relação entre terapeuta e cliente é um importante instrumento de mudança clínica.[9] Por meio de interações que ocorrem em sessão, o terapeuta deve evocar e consequenciar respostas do cliente que são consideradas mais saudáveis para o caso clínico em questão.[10] O nome dado ao processo de construção de tais repertórios do cliente é modelagem.

Mas o que seria a modelagem e quanto tempo ela leva? Considere a construção da resposta final o relato de pensamentos e sentimentos que não são bem-vistos socialmente, como inveja, por exemplo, por uma cliente fictícia chamada Maria. A modelagem consiste em um processo de aprendizagem que ocorre por meio do reforçamento diferencial de estágios sucessivos de respostas até chegar a uma resposta final desejada.[11] Isso quer dizer que inicialmente é escolhida uma resposta presente no repertório de Maria que é inicialmente reforçada. Uma vez que essa resposta esteja estabelecida, o reforçamento dela é abandonado e passamos a reforçar outra resposta bem parecida com a primeira. Segundo Catania,[11] "[...] à medida que o responder se altera, os critérios para o reforço diferencial também mudam, em aproximações sucessivas da resposta a ser modelada" (p.131). Vamos supor que Maria não tenha no repertório o relato de pensamentos e sentimentos relacionados à inveja, mas apresente relatos sobre comportamentos públicos sociais como conversar com amigas. Inicialmente o terapeuta pode reforçar esse relato, mas em breve passará a reforçar apenas o relato de sentimentos bons sobre as amigas ("eu gosto de Mariana"). Depois de estabelecida essa resposta, o terapeuta passa a reforçar o relato de sentimentos ruins sobre qualquer pessoa ("às vezes tenho raiva de meu irmão") e, novamente, deixa de reforçar relatos de sentimentos bons até que o relato de sentimentos de inveja venha a ocorrer enquanto resposta final.

Embora seja um mecanismo poderoso de ensino de respostas, a modelagem nem sempre acontece de forma linear como descrito no exemplo. Ela pode envolver, aliás, muitos ritmos diferentes, exigindo movimentos de retrocessos, avanços e permanências com velocidades amplamente variadas a depender de muitos fatores. Segundo Catania,[11] "[...] as diferentes propriedades de diferentes respostas que devem ser modeladas fazem da modelagem uma arte" (p.131). Nesse caso, a que devemos atentar para calibrar a modelagem? O grande critério que deve guiar o terapeuta no processo de modelagem de repertórios do cliente é o próprio cliente e o que ele apresenta em sessão. Para além de planejamentos, pesquisas e expectativas, o terapeuta precisa estar atento aos efeitos reais da modelagem nos repertórios alvo. Na ausência de sintonia entre o planejamento e expectativa do terapeuta e o que ocorre em sessão, toda a terapia pode ser comprometida, desde o enfraquecimento da aliança terapêutica (terapeutas aversivos e cobradores) até o possível abandono do tratamento. O aqui e agora na sessão será o grande juiz a determinar o passo a passo da modelagem e da interação terapêutica como um todo.

Ao longo do tempo, terapias comportamentais vêm conferindo grande importância ao momento da sessão como o contexto fundamental tanto para construção de conhecimento sobre o cliente quanto para colocar em prática intervenções terapêuticas. Embora o relato do cliente seja informativo sobre sua vida passada e presente, a sessão é o momento em que o terapeuta terá acesso direto tanto ao relato do cliente quanto aos comportamentos descritos por ele. A FAP vem se dedicando largamente a desenvolver pesquisas sobre a utilidade da interação terapêutica ao longo das sessões para a promoção de ganhos terapêuticos.[12-16] A ACT, por sua vez, tem produzido pesquisas e discussões sobre a importância no uso de intervenções experienciais em sessão.[17,18] Intervenções experienciais seriam aquelas que ampliam o contato perceptual direto do cliente com seu próprio comportamento no momento da sessão, incluindo seus próprios pensamentos e sentimentos, por exemplo.[19]

Nesse caso, como fica a questão do tempo na terapia comportamental? A que os terapeutas comportamentais podem estar se referindo quando falam de tempo no contexto da terapia? É possível que eles estejam se referindo a um conjunto de elementos que não necessariamente obedecem a uma ordem cronológica, mas que ocorrem ao longo do tempo. A construção da aliança terapêutica, por outro lado, seria um dos únicos elementos a ocorrer no início da terapia, com um tempo mais definido, portanto, haja vista seu papel condicional na promoção da modelagem. As mudanças comportamentais oriundas da modelagem, contudo, no lugar de guardarem um ritmo de ocorrência predefinido, dependem de uma série de fatores pertencentes ao processo de modelagem em si, como já discutido.

Tendo em vista a questão do tempo de terapia e da modelagem como instrumento processual, poderíamos pensar em múltiplos cenários em que o comportamento do terapeuta acaba por perder o contato com o cliente, ficando sob controle de variáveis externas ao processo. Entre essas variáveis podemos citar:

- Sentimentos e repertórios pessoais do terapeuta.
- Pressão por resultados.
- Existência de intervenções padronizadas ou protocoladas para casos específicos.
- Tempo e espaço destinado ao atendimento, considerando instituições públicas ou clínica-escola.
- Outros aspectos que fazem as expectativas do terapeuta entrarem em descompasso com o processo terapêutico.

Influenciado por um ou vários desses aspectos, podemos pensar em diferentes exemplos que ilustram erros de manejo do terapeuta:

- Iniciar uma intervenção na ausência de uma aliança terapêutica devidamente construída.
- Desligar-se da análise de contingências.
- Planejar objetivos sem a participação do cliente.
- Ser incisivo sobre o momento da mudança, mesmo que o cliente relate não estar pronto.
- Não fornecer novas condições para que o cliente se comporte de determinada maneira, paralisando o processo no repertório que o cliente já tem ou exigindo grandes saltos sem planejar os passos para isso.

Como aponta Guilhardi,[20] "o terapeuta tem que desenvolver as qualificações para harmonizar o que fazer com o, quando, e como". O terapeuta deve, portanto, adequar suas expectativas a cada cliente e ao que ele mostra em sessão, do contrário toda a terapia fica comprometida.

Para ilustrar o debate aqui apresentado sobre como a expectativa do terapeuta e/ou outras variáveis externas podem prejudicar a terapia, apresentaremos um estudo de caso de um cliente atendido por uma das autoras. O atendimento se passou em clínica particular por meio de atendimento *online* e durou 2 anos.

ESTUDO DE CASO

Caio, 30 anos, chegou à terapia por indicação de sua mãe, que encontrou o contato da terapeuta e encaminhou ao filho dizendo que ele precisava fazer terapia. Nas sessões iniciais, Caio parecia muito receoso em conversar com a terapeuta. Todos os atendimentos ocorreram via internet e ele relatava algumas vezes ter receio de que a família ouvisse os atendimentos, mesmo seguindo as recomendações da terapeuta de ficar em um cômodo separado, com fone de ouvido e porta fechada. Quando questionado sobre suas demandas, disse que gostaria de falar sobre seu trabalho e a mudança recente de cidade que lhe geraram ansiedade e sensação de "retrocesso". Durante o período de pandemia da Covid-19, Caio precisou voltar a morar com a mãe, pois a empresa onde trabalhava reduziu a carga horária e os salários dos funcionários, inviabilizando sua permanência na cidade onde a empresa se localizava.

Caio contou que os pais se separaram quando ele era adolescente, não havendo convívio entre eles desde então. Caio encontrava o pai apenas em eventos comemorativos como aniversário, Natal e feriados. Ele tem dois irmãos e um deles é filho do pai com a nova esposa. Por meio do relato de Caio ao longo das sessões foi possível perceber que ele se sentia magoado com o pai por ele não ser mais presente nem se interessar por sua vida.

Desde o início da terapia, relatos sobre a relação com a mãe apareciam em situações de sofrimento no dia a dia. Constantemente a mãe se comparava a Caio e parecia competir com ele. Um desses contextos de competição era em relação ao trabalho, como no trecho em que ele diz: "Parece que a minha mãe não acha que o meu trabalho é trabalho; o tempo todo ela me diz como ela trabalha muito e eu fico no meu quarto, mas o meu trabalho é *home office*". Outro contexto de competição diz respeito às relações pessoais de Caio. "A minha mãe sempre quer ser mais nova do que ela é; quando meus amigos ou os amigos do meu irmão vêm pra casa ela quer interagir mais do que a gente e fica brava se eu não convido ela para os eventos". Caio relatava com frequência que a mãe era agressiva e gritava com ele sem que ele conseguisse identificar um motivo aparente.

Caio se identificava como uma pessoa *queer* e falava sobre sua vivência como pessoa dentro da comunidade LGBTQIAP+. Assuntos sobre esse tema também produziam reações negativas da mãe. Ora ela reagia de maneira agressiva, ora ignorava o que ele estava falando, promovendo frequentemente interações incômodas para ele.

Ainda nas sessões iniciais, Caio parecia se esconder da câmera que o filmava ao longo da sessão, colocando-se em ângulos que mostrassem pouco de si, respondia de maneira irônica a algumas perguntas da terapeuta e se esquivava de outras. Tais posturas produziam sentimentos de frustração e insuficiência na terapeuta, tendo suas falas muitas vezes punida pelo comportamento dele.

As análises de contingências molares e moleculares indicavam que Caio apresentava um alto nível de cobrança, que fora estabelecido pelas contingências de competição e punição produzidas pela mãe. Desempenhar parecia ser a sua forma de pertencer e sobreviver a espaços que invalidavam sua identidade. Tal hipótese pode ser ilustrada pelo seguinte comentário dele feito após relatar ter sido criticado pela família por ser quem ele é: "Os meus pais podem pensar o que for sobre mim (sobre ser LGBTQIAP+), mas eu sempre trabalhei, estudei e pedi o mínimo deles".

Quando nos transportamos para a sessão, apesar de ter a análise de contingências como sua aliada, a terapeuta não identificou que precisaria inicialmente modelar os relatos de Caio, bem como suas reações à própria relação terapêutica. Além disso, a terapeuta deveria ter emitido sinalização constante de que o espaço terapêutico era diferente dos demais espaços encontrados em seu cotidiano. No lugar disso e de forma precipitada, a cada vez que Caio respondia de maneira agressiva, a terapeuta interpretava como uma cobrança dele por mudanças ou intervenções mais eficazes de sua parte. Podemos observar aqui que ele reproduzia com a terapeuta a mesma dinâmica que a mãe construiu com ele. Nessa dinâmica, observamos que falas agressivas (da mãe para Caio e de Caio para a terapeuta) produziam cobranças que, por sua vez, geravam comportamentos de busca por resultados, tanto da parte de Caio quanto da terapeuta.

Como discutimos teoricamente, a modelagem em sessão é um processo muito sensível e precisa ser analisado e conduzido passo a passo. Houve, entretanto, variáveis que atravessaram esse processo, nesse caso, os sentimentos da terapeuta e a aversividade envolvida no comportamento de esquiva de Caio. Na percepção da terapeuta, Caio se expressava de uma forma que parecia indicar uma abertura para fazer análises ou introduzir intervenções, como nos trechos "eu me sinto muito perdido, gostaria muito de me organizar para sair da casa da minha mãe" ou "é muito difícil me aproximar do meu pai; queria saber como falar com ele pra sairmos mais vezes". Topograficamente, o cliente parecia solicitar da terapeuta auxílio para essas questões. Foi nesse momento que a pressa e as expectativas da terapeuta atropelaram o cliente.

Antes de perceber que se tratava de um comportamento com outra função, diante dos relatos de Caio descritos, a fala da terapeuta foi: "Vamos pensar em alternativas para a casa da sua mãe... como você tem se sentido com a sua organização financeira? Os novos trabalhos têm oferecido renda suficiente para começar a planejar?" e (segundo caso) "Nossa, Caio! Eu percebo que você fala do seu pai no passado com muito pesar, como que querendo a presença dele. E se você mandasse uma mensagem para ele contando que está com saudade e sugerindo um passeio de que vocês dois gostem?". Tais tentativas de intervenção foram seguidas de comentários de desconforto ou frustração de Caio com a terapeuta. Notemos que o cliente expressou, de fato, uma necessidade. Mas não havia ainda uma aliança terapêutica adequadamente construída. Além disso, não havia nada no comportamento de Caio que indicasse distinção entre o ambiente terapêutico e outros ambientes da sua vida. Desse modo, a partir da sua reação, assumimos que Caio identificou a fala da terapeuta como um comportamento de cobrança. Como apontam Martin e Pear,[21] *é necessário fortalecer um determinado repertório antes de passar para outro durante* o processo de modelagem, pois a pressa faz com que deixemos passar o comportamento anterior e não seja possível alcançar o próximo na cadeia de mudanças. Em um determinado momento, Caio chegou a relatar "nossa, você parece a minha mãe com isso de me dizer o que eu devo fazer". Por mais que houvesse princípios teóricos fundamentando o comportamento da terapeuta, os recursos não estavam apropriados para o momento do processo em que o cliente se encontrava.

Ir direto ao ponto pode fazer com que o cliente não tenha espaço para variar seu comportamento, para então validar aqueles que mais se aproximam de um repertório que traga benefícios e esteja dentro dos limites pessoais do cliente.[22]

Nesse caso, retomando a análise de contingências molar e a análise molecular de interações entre Caio e a terapeuta, esta deu um passo atrás e passou a:

- Expressar como ela se sentia para construir um espaço seguro para Caio e a aliança terapêutica.

- Reforçar falas dele sobre seu cotidiano.
- Demonstrar interesse por coisas de que ele gostava e com as quais de alguma forma a terapeuta se identificava.
- Perguntar sobre suas histórias sem o propósito de construir uma análise.
- Validar os sentimentos que Caio relatava por sua mãe, visto que em muitos momentos ele se dizia culpado por sentir algo negativo em relação a ela.

Podemos notar que o planejamento dessas etapas se aproxima de um processo de modelagem (não tão linear quanto a modelagem do repertório de Maria, comentado no início do capítulo), pois foram seguidos passos sucessivos até chegar à demanda identificada. Inicialmente o foco foi sinalizar que o espaço terapêutico era diferente dos demais e reforçar de forma bem contingente relatos de sentimento (cotidiano, interesses e história de vida) que ele não emitia em outras relações. Ele sempre descrevia as pessoas pouco atentas a ele e/ou invalidantes. Em seguida, após certo período da terapia, a terapeuta passou a descrever seus próprios sentimentos com relação a Caio com o objetivo de validar seus relatos de sentimentos com relação à mãe.

Sobre o processo de fortalecimento de vínculo terapêutico, após algumas sessões em que a terapeuta estava mais sob controle do cliente, foi possível notar mudanças significativas no comportamento de Caio. Em certo momento, a terapeuta decidiu retomar a fala do cliente sobre seus sentimentos em relação à terapia:

"Sabe, Caio, eu percebi que talvez tenha me apressado em alguns momentos das nossas sessões por me cobrar para oferecer mais para você. Você até me disse que eu estava parecendo a sua mãe, e eu percebi que estávamos em um ciclo de cobrança e insatisfação um com o outro. Eu entendo que nesse momento o que você precisa é de um espaço diferente dos que você tem fora daqui, e vou tentar, com a sua ajuda, construir isso".

Nesse momento, no lugar de falas irônicas e indiretas para a terapeuta, Caio assentiu com a cabeça e disse "é verdade, estava meio assim mesmo". De todas as mudanças grandiosas que a terapeuta poderia ter planejado, essa foi a mais significativa para romper com o padrão das outras relações sociais de Caio.

Nas sessões seguintes outros resultados foram observados. Caio passou a falar da terapia para seus amigos, destacando a importância de algumas conversas entre ele e a terapeuta, recomendou que os amigos também fizessem psicoterapia, as falas agressivas direcionadas à terapeuta diminuíram de frequência e ele também passou a se abrir mais e demonstrar interesse pelas falas da terapeuta com perguntas e retomando o que foi falado em outras sessões.

CONSIDERAÇÕES FINAIS

Como aponta Regra,[23] "quando o terapeuta começa a se comportar com o cliente de modo diverso ao que outras pessoas fizeram com ele no passado, o terapeuta pode começar a modelar um novo repertório comportamental (mais adaptativo para o cliente). Na medida que esse novo repertório é desenvolvido, o cliente pode começar a emitir o mesmo comportamento funcional, no ambiente natural, na presença de estímulos funcionalmente similares" (p.138).

Desse modo, concluímos que, quando a terapeuta ficou sob controle de objetivos pontuais, por exemplo, Caio mudar de casa, sair mais com o pai ou ter independência financeira, ela perdeu de vista o processo terapêutico como um todo e a maneira como a modelagem deveria se apresentar naquele momento em específico. Para que a pressa e a expectativa do terapeuta não atropelem o cliente, é necessário sempre estar atento a quem é o seu cliente e o que ele fornece de informações, reações e sentimentos sobre a própria terapia e o seu andamento, para além de compreender tecnicamente os processos envolvidos nas mudanças comportamentais.

REFERÊNCIAS

1. Calligaris C. Cartas a um jovem terapeuta: reflexões para psicoterapeutas, aspirantes e curiosos. Rio de Janeiro: Elsevier; 2008.
2. Yalom ID. Os desafios da terapia. Rio de Janeiro: Ediouro; 2002.
3. McConnaughy EA, Prochaska JO, Velicer WF. Stages of change in psychotherapy: measurement and sample profiles. Psychotherapy - Theory, Research and Practice. 1983;20(3):368-75.
4. Hayes SC, Strosahl KD, Wilson KG. Acceptance and commitment therapy: the process and practice of mindful change. 2 ed. New York: Guilford Press; 2012.
5. Meyer SB. Análise funcional do comportamento. In: Meyer SB. Primeiros passos em análise do comportamento e cognição. Santo André: ESETec; 2003. p. 75-91.
6. Meyer SB. Processos comportamentais na psicoterapia. In: Cruvinel AC, Dias ALF, Cillo EN. Ciência do comportamento - conhecer e avançar. Vol. 4. Santo André: ESETec; 2004. p. 151-7.
7. Fonseca FN, Nery LB. Formulação comportamental ou diagnóstico comportamental: um passo a passo. In: Farias AKC, Fonseca FN, Nery LB. Teoria e formulação de casos em análise comportamental clínica. Porto Alegre: Artmed; 2018. p.36-40.
8. Meyer SB, Del Prette G, Zamignani DR, Banaco RA, Neno S, Tourinho EZ. Análise do comportamento e terapia analítico-comportamental. In: Análise do comportamento: investigações históricas, conceituais e aplicadas. São Paulo: Roca; 2010. p.153-74.

9. Follette WC, Naugle AE, Callaghan GM. A radical behavioral understanding of the therapeutic relationship in effecting change. Behavior Therapy. 1996;27:623-41.
10. Kohlenberg RJ, Tsai M. Functional analytic psychotherapy. Springer; 1991.
11. Catania AC. Aprendizagem: comportamento, linguagem e cognição. 4 ed. Porto Alegre: Artmed; 1999. p. 130-2.
12. Aranha AS, Oshiro CKB, Wallace EC. A single-case quasi-experimental design of functional analytic psychotherapy for substance abuse. Revista Psicologia – Teoria e Prática. 2020;22(3):263-86.
13. Lovo ARBR. Psicoterapia analítica funcional como tratamento de transtorno de ansiedade social. [Tese]. São Paulo: Universidade de São Paulo; 2019.
14. Moreira FR. Os efeitos da psicoterapia analítica funcional (FAP) no tratamento de uma criança vítima de abuso sexual. [Dissertação]. São Paulo: Universidade São Paulo; 2018.
15. Oshiro CKB. Delineamento experimental de caso único: a psicoterapia analítica funcional com dois clientes difíceis. [Tese]. São Paulo: Universidade de São Paulo; 2011.
16. Vartanian JF. Efeitos da evocação sobre os comportamentos clinicamente relevantes na psicoterapia analítica funcional. [Dissertação] São Paulo: Universidade São Paulo; 2017.
17. Levin ME, Hildebrant MJ, Lillis J, Hayes SC. The impact of treatment components suggested by the psychological flexibility model: a meta-analysis of laboratory-based component studies. Behav Ther. 2012;43:741-56.
18. McMullen J, Barnes HD, Barnes HY, Stewart I, Luciano C, Cochrane A. Acceptance versus distractions: Brief instructions, metaphors and exercises in increasing tolerance for self-delivered electric shocks. Behav Res Ther. 2008;46:122-9.
19. Ferreira AR. Impactos de intervenções experienciais e analíticas na qualidade de vida, ações valorosas e sintomas (TAG). [Tese]. São Paulo: Universidade de São Paulo; 2021.
20. Guilhardi HJ. A resistência do cliente à mudanças. Campinas: Instituto de Terapia por Contingências de Reforçamento (ITCR); 1998. p.1-27.
21. Martin G, Pear J. Levando a um novo comportamento por meio da modelagem. In: Martin G, Pear J. Modificação de comportamento: o que é e como fazer. São Paulo: Roca; 2009. p.144-57.
22. Leonardi JL, Borges NB. A modelagem como ferramenta de intervenção. In: Borges NB, Cassas FA. Clínica analítico-comportamental: aspectos teóricos e práticos. Porto Alegre: Artmed; 2012.
23. Regra JAG. Modelagem. In: Abreu CN, Guilhardi HM. Terapia comportamental e cognitivo-comportamental: práticas clínicas. São Paulo: Roca; 2004. p.121-43.

10

Quem tem medo de conflito? A importância do alinhamento interpessoal entre terapeuta e cliente

Daniel A. Assaz

POR QUE TEMOS MEDO DE CONFLITO?

O que a palavra "conflito" traz para você? Memórias de uma discussão acalorada e intensa? Talvez emoções de raiva ou ansiedade? Quem sabe vontade de se proteger e fugir ou, alternativamente, de lutar e se defender? Frequentemente, conflito é visto como um evento negativo, oposto à paz, tranquilidade e harmonia. Ademais, ele também é comumente tido como inexistente em relações sólidas e íntimas, limitado a relacionamentos combativos e carregados de problemas. Essa noção culturalmente estabelecida de conflito como um evento negativo não surgiu à toa: existem diversos aspectos potencialmente aversivos nessa situação, levando muitas pessoas a evitá-la, se possível.

Em primeiro lugar, estar no meio de um conflito interpessoal costuma trazer à tona experiências psicológicas desagradáveis, que não gostaríamos de sentir ou de reconhecer em nós mesmos.[1] Por exemplo, podemos ter sentimentos de raiva, pensamentos combativos e tendências agressivas. Essa consciência é particularmente dolorosa se as experiências parecem ser contraditórias com a pessoa que gostaríamos de ser (p. ex., empática, calma ou leve), ou são direcionadas a pessoas pelas quais também temos afeto e carinho.

Ademais, podemos ter receio de que as experiências descritas se transformem em falas e ações combativas e agressivas, capazes de desagradar ou até ferir a outra pessoa. Socos e palavras machucam, de modo que seu potencial destrutivo não pode ser ignorado. Inclusive, caso o conflito escalone, ele é capaz de fragilizar e até romper definitivamente o laço que havíamos construído ao longo do tempo, afastando pessoas importantes de nossa vida.

Além disso, podemos ter medo de que, ao adentrar o conflito, a outra pessoa reaja de modo combativo. Isso poderá nos ferir e também iniciar uma troca de agressões, que escalonará o conflito e potencialmente machucará todos os envolvidos. Novamente, o embate poderá acarretar em um rompimento sem volta na relação.

Em suma, podemos ter medo de conflito e evitá-lo em função das nossas próprias experiências psicológicas desagradáveis que irão surgir; das consequências que nossas ações terão na outra pessoa em determinada interação (machucando-a ou escalonando o conflito); e, por fim, em como essas consequências repercutirão na fundação da relação como um todo (Figura 1). É importante ressaltar que essas variáveis não são excludentes e podem ser complementares. E você, qual o seu maior medo ao entrar em conflito com outra pessoa?

Independentemente de qual for sua resposta, é provável que existam elementos em sua história de vida que tornam particularmente desafiador engajar-se em conflito. De um lado, podemos ter sido ensinados de que "é errado" e que "não deveríamos" nos envolver em embates. Esse processo de aprendizagem é favorecido pela comunidade social, que prontamente julga, culpabiliza e/ou critica essas posturas por qualquer um dos motivos mencionados anteriormente, ensinando seus membros a sacrificar as próprias vontades em prol do bem-estar do outro a todo custo. Do outro lado, podemos ter vivenciado

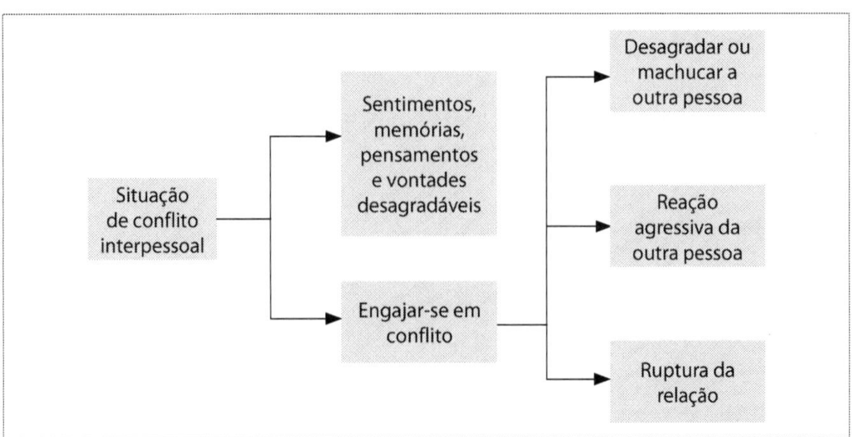

FIGURA 1 Possíveis medos que dificultam o engajamento em situações de conflito.

(seja participando diretamente ou observando) situações de conflito que não terminaram bem, seja pelo grau de violência decorrente ou pela ruptura da relação. De qualquer modo, essas experiências nos motivarão a não vivenciar isso novamente.

A dificuldade de entrar em conflito pode ser exacerbada quando assumimos o papel de terapeuta. Afinal, durante a formação, psicólogos clínicos são ensinados a construir uma relação terapêutica forte e intensa com seus clientes, muitas vezes vista como uma dinâmica sem conflitos. Ademais, o terapeuta encontra o cliente em uma posição vulnerável, na qual está em sofrimento psicológico e compartilhando seus aspectos mais íntimos em sessão. Portanto, engajar-se em conflito pode parecer, à primeira vista, um modo de exacerbar desnecessariamente uma dor já existente.

O medo de se engajar em conflito em sessão também pode ser potencializado a depender do cliente em questão. Como terapeuta, podemos estar particularmente receosos de que um conflito gere uma reação combativa quando se trata de um cliente que tem tendência a expressar conflitos em sessão e já foi capaz de ser agressivo com outras pessoas em sua vida (ver capítulo 13). Também podemos estar temerosos de abordar conflitos com determinado cliente com o qual a aliança terapêutica ainda não tenha sido claramente estabelecida ou esteja fragilizada em função de rupturas recentes. Nesse caso, há o receio de que conflitos desencadeiem grandes rupturas e, em última instância, culminem em um encerramento prematuro da terapia.

Esse cenário é particularmente assustador para terapeutas que estão no início da profissão. Afinal, nesse ponto da carreira profissional ainda não houve experiências de sucesso o suficiente para desenvolver autoconfiança em sua capacidade de resolver conflitos em sessão e produzir melhoras clínicas. Ademais, sendo a psicoterapia um serviço profissional, esse cliente pode ser uma importante fonte de renda no começo de uma carreira autônoma, de modo que o medo de o perder pode prevalecer.

POR QUE ENTRAR EM CONFLITO?

Com base nos possíveis elementos aversivos decorrentes do conflito, é razoável que um terapeuta se questione: por que entrar em conflito com meus clientes? Essa pergunta esconde o fato de que conflitos interpessoais ocorrem em qualquer relacionamento entre duas pessoas, que interagem a partir de perspectivas e vivências distintas.[2,3] Com certa frequência iremos ter vontades desalinhadas, opiniões divergentes ou dificuldade em entender o ponto de vista da outra pessoa. Portanto, conflitos são um aspecto normal e esperado de relacionamentos, incluindo aquele estabelecido entre terapeuta e cliente.

Porém, o fato de existirem conflitos não significa que eles serão abordados. Uma vez que se engajar em conflito com clientes pode machucá-los, criar uma dinâmica combativa ou até levar a uma ruptura na relação, eventualmente causando o abandono prematuro do processo terapêutico, é compreensível que muitos terapeutas tenham medo de explicitar conflitos com seus clientes e evitem fazê-lo. Isso pode ocorrer ao evitar determinados assuntos em sessão, concordar e acatar de modo indiscriminado colocações e sugestões do cliente ou negar e minimizar eventuais sinais de incômodo que surjam na relação, por exemplo.

Diante disso, é importante se perguntar se existem vantagens em abordar eventuais conflitos com o cliente em sessão. Em outras palavras: há benefícios significativos de se engajar em conflito, que se sobrepõem aos possíveis prejuízos decorrentes desse tipo de interação? No caso de a resposta ser positiva, temos uma justificativa para que terapeutas tenham coragem para explicitar conflitos em sessão e aprendam a manejá-los conforme surjam.

A literatura científica indica que a resposta é "sim": ensinar e encorajar terapeutas a abordarem conflitos com o cliente e resolverem rupturas na relação terapêutica está associado a efeitos positivos no desfecho clínico.[4,5] Existem alguns motivos para isso.

Conflitos são, antes de tudo, uma forma de alinhamento interpessoal e de resolução de problemas entre duas ou mais pessoas. A partir do momento em que uma pessoa expressa que há uma necessidade não atendida, um incômodo em relação ao comportamento do outro ou uma discordância, o outro torna-se consciente do problema em questão. Uma vez que ambos estão cientes do conflito, eles podem se engajar em comportamentos de solução de problemas de modo colaborativo e reparar a relação. Isso pode envolver oferecer retratação pelas ações passadas, buscar acordos e/ou assumir um compromisso de mudança com ações futuras. A título de ilustração, a Pessoa A pode expressar que está precisando de mais tempo e atenção da Pessoa B, que está atualmente com outras prioridades que estão roubando seu tempo e energia. Caso a Pessoa B reconheça o impacto de seu comportamento sobre o outro, ela pode pedir desculpas; propor soluções sobre como integrar o relacionamento com outros aspectos de sua vida; e se comprometer a tomar atitudes coerentes com o que foi acordado entre ambos.

Se esse processo ocorrer de modo colaborativo e respeitoso, existem consequências positivas para a interação em questão e para a relação como um todo. Em primeiro lugar, caso o problema que originou o conflito seja solúvel, será mais provável que ele seja resolvido.[2,6] Caso não seja, reconhecer o problema e sua característica irreconciliável será um primeiro passo para a aceitação do outro ou um eventual afastamento em bons termos, a depender da centralidade do problema para a relação.[2,6]

Ademais, resolver o problema quando possível impede que ele gere rupturas ainda maiores em médio ou longo prazo. Imagine que em determinado dia você percebe que a parede de sua casa está um pouco estufada ou até com uma pequena goteira. Nesse cenário, é provável que haja vazamento em um cano. Abrir a parede e reparar o cano será um esforço que demandará tempo, energia, dinheiro e causará estresse. É possível que surja a vontade de deixar as coisas como estão, "pensar positivo" e torcer que nada mais grave venha dessa situação. Entretanto, o cenário mais provável é que, caso nada seja feito, o vazamento continue e, com a pressão do cano e o acúmulo de água, gere um estrago muito maior, eventualmente podendo romper a parede. Nesse caso, o desgaste de tempo, energia, dinheiro e saúde mental será muito maior do que aquele decorrente de quebrar a parede e reparar o vazamento assim que ele foi notado. Conflitos em relacionamentos interpessoais são parecidos com vazamentos. Caso eles não sejam abordados e resolvidos assim que possível, os ressentimentos e problemas empurrados para debaixo do tapete podem se acumular e ganhar força com o tempo, criando rupturas ainda maiores no futuro. Porém, é comum que pessoas sejam psicologicamente "míopes", sacrificando benefícios em longo prazo em prol de benefícios em curto prazo,[7] evitando conflitos aqui-e-agora sem atentar aos custos envolvidos no futuro.

Em resumo, engajar-se na resolução de conflito com o cliente possibilita resolver os problemas, que inevitavelmente irão surgir na interação, de modo respeitoso e cooperativo e minimiza as chances de que rupturas maiores ocorram na relação em médio e longo prazo (Figura 2).

Por fim, existe motivo para otimismo: à medida que terapeuta e cliente se engajem na resolução de conflitos que surjam em sessão, é esperado que eles aprendam a alinhar suas divergências de forma mais eficiente e leve ao longo do tempo. Essas interações não só permitem que eles desenvolvam as habilidades sociais necessárias como estabelecem aquela relação como um contexto seguro para ser vulnerável e expressar eventuais problemas que ocorram. Como as experiências passadas foram de uma resolução efetiva de problemas,

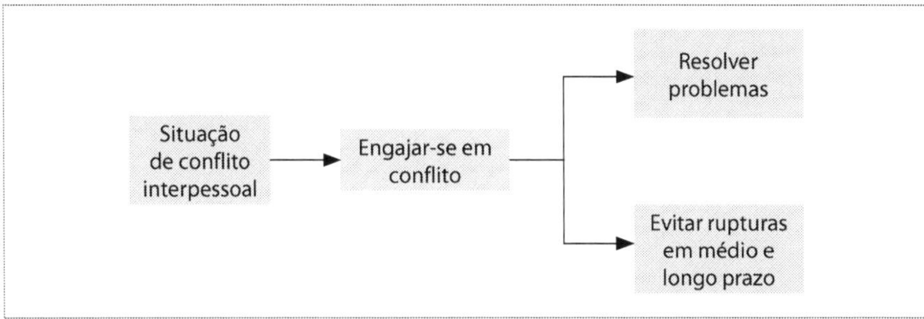

FIGURA 2 Potenciais benefícios de se engajar em resolução de conflito.

foi construída uma expectativa positiva e de confiança baseada nessa história prévia compartilhada de que conflitos futuros serão abordados de modo similar a como aconteceu no passado.[8,9]

ONDE SURGEM CONFLITOS NA ALIANÇA TERAPÊUTICA?

A aliança terapêutica é comumente definida como uma relação interpessoal entre terapeuta e cliente caracterizada por um forte vínculo, no qual há um alinhamento na definição de objetivos e colaboração na realização de tarefas.[10,11] Objetivos se referem à congruência das metas entre terapeuta e cliente sobre os critérios de melhora clínica (i.e., aonde eles gostariam de chegar). Tarefas descrevem o conjunto de posturas e procedimentos utilizados para atingir esses objetivos (i.e., como eles chegarão lá). Vínculo é o conceito mais amplo dos três, mas em geral inclui o quanto terapeuta e cliente estão confiando um no outro; estão compreendendo um ao outro; têm afinidade entre si e gostam um do outro.

Conflitos podem surgir em qualquer um dos três componentes mencionados (Figura 3), caracterizando uma tensão ou quebra da relação colaborativa entre terapeuta e cliente, denominada ruptura da aliança terapêutica.[4,12] Esses conflitos podem ser inicialmente percebidos e expressados por qualquer um dos membros da díade.

Em relação aos objetivos, embora terapeuta e cliente busquem promover bem-estar psicológico e qualidade de vida, pode haver discordâncias sobre o que isso significa na prática. Em outras palavras, as queixas e demandas do cliente e os objetivos traçados pelo terapeuta a partir da conceituação de caso podem estar desalinhados.[13,14] Existem vários motivos para isso. Em primeiro lugar, o objetivo proposto por um dos membros da díade pode ser compreendido pelo outro como secundário a um problema mais central (p. ex., um enfatiza a redução de um vício, enquanto o outro analisa isso como decorrente de solidão e déficit de habilidades sociais). Em segundo lugar, o objetivo almejado por uma pessoa pode ser visto como contraproducente, capaz de reforçar o padrão do cliente que gera sofrimento (p. ex., definir procrastinação como alvo para um cliente que entrou em *burnout* após foco excessivo em cumprir demandas). Em terceiro lugar, uma pessoa sugere um objetivo que não é visto como possível ou factível pela outra (p. ex., definir não sentir ansiedade nunca mais como objetivo terapêutico).

Ainda que cliente e terapeuta estejam de acordo com os objetivos, as tarefas necessárias para atingi-los podem estar desalinhadas.[14] Um membro da díade pode sugerir focar o passado para identificar as causas que originaram o problema, enquanto o outro enfatiza as variáveis no presente que estão mantendo-o. Uma pessoa gostaria que as sessões fossem mais analíticas, focadas em interpretações mais distanciadas, enquanto a outra propõe estratégias mais ativas, em que sejam experimentadas ações alternativas, diferentes das habituais. Ou uma tarefa de casa proposta por um dos membros da díade não é acordada pelo outro.

Além disso, o processo terapêutico é norteado por um contrato (verbal ou escrito), no qual terapeuta e cliente possuem direitos e deveres. Em linhas gerais, são feitos encontros, com duração e frequência predeterminadas, nos quais o terapeuta assume o papel de um profissional ético e competente, que prestará um serviço de saúde mental em um contexto seguro e sigiloso, compensado por honorários, pagos pelo cliente ou por instituições. Idealmente, todas essas condições estarão presentes; mas, na prática, qualquer um desses aspectos pode ser desgastado ou violado por um dos membros da díade, levando à quebra de confiança.

Ademais, um aspecto central da terapia é que a sessão é um contexto no qual o cliente pode compartilhar os aspectos mais íntimos e dolorosos da sua vida; e essa expressão será recebida com escuta, compreensão e acolhimento. Para que isso ocorra, é necessário que o terapeuta seja empático, tomando a perspectiva do cliente para entender o mundo através dos olhos deste.[15] Infelizmente, isso nem sempre acontece, de modo que o terapeuta pode compreender erroneamente a perspectiva do cliente ou ativamente invalidá-lo, sugerindo implícita ou explicitamente que ele não deveria sentir, pensar ou agir da forma como o fez.[16] Incompreensões e invalidações são mais prováveis na medida em que terapeuta e cliente divergem em questões de história e identidade e demonstram menor competência cultural[17] (ver capítulo 4).

Por fim, terapeuta e cliente podem ter maior ou menor afinidade, a depender de compartilharem os mesmos valores, preferências, estilo comunicativo etc. Algumas dessas afinidades são menos centrais para a constituição do *self*, como gostos de filmes e séries; já outras tendem a ser mais importantes e podem gerar cismas intensas, como questões de política e religião/espiritualidade.

Como mencionado, conflitos em relação à definição de objetivos e tarefas, quebras de confiança, momentos de incompreensão ou invalidação e divergências em afinidade estão sujeitos a ocorrer em qualquer processo terapêutico. Como um profissional de saúde mental, o clínico, como o indivíduo com maior poder e menor vulnerabilidade da interação, pode assumir a responsabilidade de mitigar eventuais conflitos. Isso pode ser feito ao constantemente atentar para os três pilares da aliança terapêutica, explicitamente buscando alinhar esses pontos com o cliente e manter uma postura de curiosidade e humildade a respeito da sua experiência. Porém, mesmo com a melhor das intenções e o maior cuidado no manejo para minimizá-los, conflitos irão ocorrer. Nesse caso, o que fazer diante deles?

COMO MANEJAR CONFLITOS NA RELAÇÃO TERAPÊUTICA?

Conflitos interpessoais, embora possam ser bastante aversivos, são normais e esperados na relação terapêutica. Abordá-los em sessão pode ser imprescindível para que terapeuta e cliente resolvam problemas conforme apareçam e

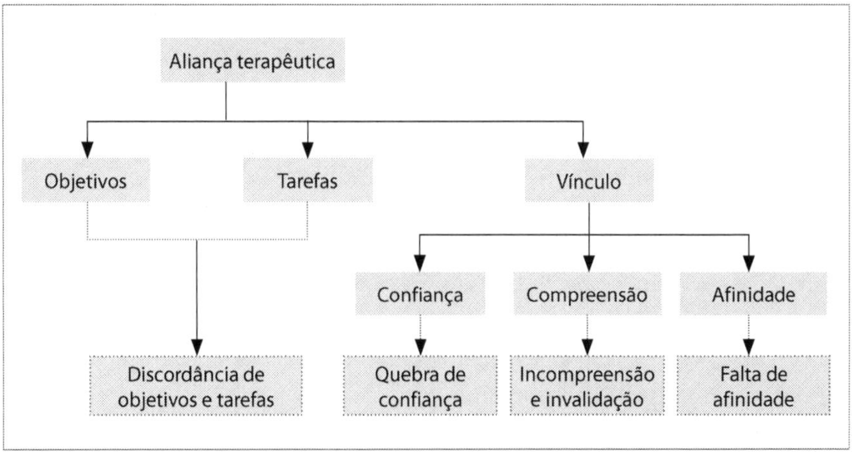

FIGURA 3 Componentes da aliança terapêutica e potenciais fontes de conflito.

garantam a manutenção dessa relação em médio e longo prazos. Porém, como fazer isso?

Para começar, é importante que estejamos atentos a eventuais sinais de conflitos na relação terapêutica. Estes podem ser oriundos do cliente, do terapeuta ou de ambos. Isso implica que o terapeuta deve estar sensível ao comportamento do cliente, ao seu próprio comportamento e à maneira como um está impactando o outro em sessão. Outra implicação é que o terapeuta deve ser capaz de diferenciar quanto da sua experiência é decorrente do comportamento do cliente e quanto é fruto de vulnerabilidades pessoais não relacionadas à interação em questão.[18,19]

Existem duas grandes classes de marcadores de ruptura: evitativos e confrontativos.[4,12] Os marcadores evitativos são comportamentos no qual um dos membros da díade se afasta e se distancia do outro e da interação sem explicitar diretamente o conflito em questão.[4,12] Isso pode ocorrer de diversas formas. A pessoa pode ser pouco responsiva, não dando sequência à dinâmica da interação iniciada pelo outro; concordar e acatar de forma indiscriminada qualquer expressão ou sugestão do outro; ou evitar determinados assuntos, interações e até a própria sessão (incluindo atrasos, faltas e mesmo o encerramento prematuro do processo terapêutico).

Já os marcadores confrontativos são comportamentos nos quais um dos membros da díade explicita o conflito existente, expressando dúvidas, discordâncias, incômodos e ressentimentos sobre o comportamento do outro ou de algum aspecto da terapia.[4,12] Novamente, isso pode ocorrer de várias formas, incluindo expressões claras e diretas, agressivas (direta e indiretamente) ou defensivas.

Uma vez que o marcador de ruptura foi notado, é importante que o foco da interação seja redirecionado para o conflito interpessoal aqui-e-agora.[5,12] Idealmente, tanto terapeuta quanto cliente irão compartilhar sua perspectiva sobre o conflito de forma clara, direta e respeitosa (i.e., assertiva). Na prática, é comum que um ou ambos os membros da díade possam continuar a se expressar de modo evitativo (negando ou minimizando o conflito) ou combativo (com agressões diretas ou indiretas ou culpabilizando o outro). Afinal, esses padrões de resposta costumam ser reações compreensivas com a função de remover uma situação aversiva, como o conflito, seja evitando a reação do outro ou exercendo controle sobre seu comportamento.[20]

Nesse caso, o terapeuta deve se esforçar para evocar expressões assertivas por parte do cliente. O conflito exposto pode ser limitado a aspectos concretos e pontuais na interação, no qual terapeuta e cliente estão discordando em termos de determinado objetivo ou tarefa, ou houve um momento de quebra de confiança, incompreensão ou falta de afinidade. Porém, o conflito pode ser mais abrangente, de modo que o episódio descrito somente exemplifica uma dinâmica maior e mais recorrente que está transcorrendo na relação terapêutica.[12]

Uma vez que o conflito foi exposto de forma clara e aberta, é importante que o terapeuta adote uma postura de empatia e corresponsabilidade. Empatia significa entender (mas não necessariamente concordar com) a perspectiva do cliente e ativamente demonstrar essa compreensão. Isso envolve refletir, devolvendo as palavras do cliente; parafrasear, expressando o ponto de vista do cliente em suas próprias palavras; e resumir, juntando diversos elementos da fala do cliente em um todo coerente.[3,21] Fazer isso permite que o cliente corrija quaisquer interpretações e inferências errôneas por parte do terapeuta; e que o cliente se sinta compreendido, uma vez que é necessário realmente entender a outra pessoa para poder parafrasear e resumir sua fala.

Corresponsabilidade implica que o terapeuta reconhece que o seu comportamento contribuiu para a ocorrência do conflito. Isso não significa que ele teve a intenção de machucar o cliente, apenas que seu comportamento teve esse efeito.[3] Similarmente, se você pisar no pé de alguém no ônibus lotado, isso não quer dizer que você queria machucar o outro, mas essa foi a consequência de sua ação e por isso merece um pedido de desculpas e uma reparação.

Por fim, as posturas de empatia e corresponsabilidade permitem que terapeuta e cliente abordem o problema subjacente ao conflito de forma colaborativa. Nesse sentido, é criada uma dinâmica do terapeuta e do cliente contra o problema e não terapeuta *versus* cliente. Resolver o problema pode incorrer em encontrar um meio-termo ou um acordo aceito por ambos, reparar ou retratar uma ação passada e/ou se comprometer a fazer mudanças em seu comportamento futuro. Essas etapas do processo são descritas na Figura 4.

ESTUDO DE CASO CLÍNICO

Na sequência, os princípios e conceitos abordados durante o capítulo serão ilustrados na vinheta clínica de um caso fictício.

Paula é uma mulher de 34 anos que buscou terapia em função de seu estado deprimido na sequência de uma experiência traumática. Após algumas

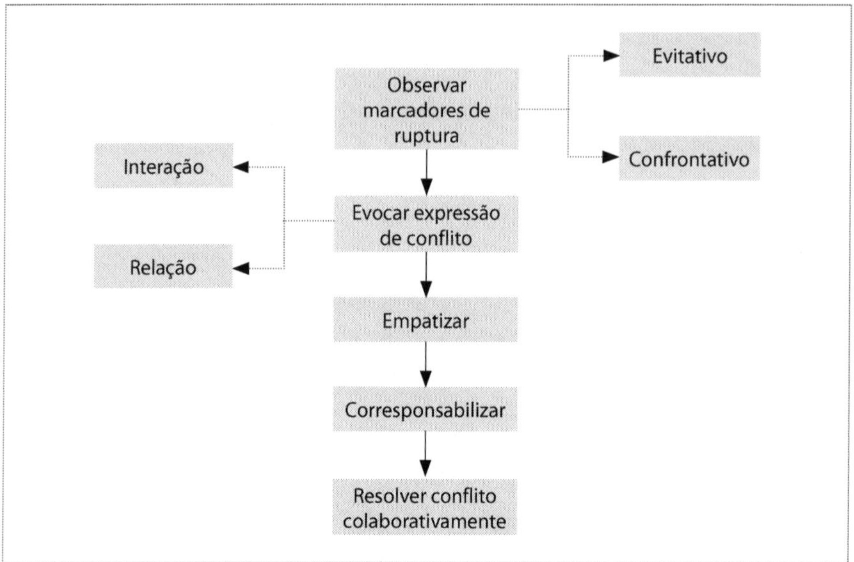

FIGURA 4 Etapas do processo de manejo de rupturas na aliança terapêutica.

sessões focadas no estabelecimento da relação terapêutica e na construção de uma formulação de caso inicial, o terapeuta havia sugerido uma tarefa de casa embasada nos princípios de ativação comportamental,[22] na qual ela entraria em contato com duas amigas das quais estava afastada recentemente.

Paula começa a sessão seguinte falando sobre sua semana e as dificuldades que estava tendo em fazer pequenas atividades do dia a dia. A partir dessa conversa, o terapeuta questiona:

Terapeuta (T): Falando na sua semana, eu estava curioso a respeito da atividade que havíamos combinado na última sessão. Você ia tentar entrar em contato com duas amigas. Como foi?

Cliente (C): Ah, não deu muito certo...

T: Elas não responderam?

C: Não, eu não consegui mandar as mensagens...

[O terapeuta percebe a primeira resposta da cliente como possível marcador de ruptura evitativo e decide evocar asserção de ruptura indiretamente.]

T: Tudo bem, o que você acha que te impediu de mandar as mensagens?

C: Não sei, acho que acabei esquecendo de fazer isso. Mas você está certo, eu tenho que fazer. Vou tentar de novo na próxima semana.

[O terapeuta percebe novo possível marcador de ruptura evitativo e decide evocar asserção mais diretamente, compartilhando sua perspectiva.]

T: Eu estou pensando sobre o que você achou da tarefa que eu sugeri. Eu propus que você mandasse mensagem para elas já que você estava se sentindo sozinha e desconectada. Mas fiquei na dúvida sobre o que você pensou. Se a tarefa trouxe algum incômodo eu gostaria de saber para que, caso necessário, pudéssemos mudar para algo melhor para você.

C: Honestamente, eu não gostei da atividade.

[O terapeuta percebe marcador de ruptura confrontativo e tenta evocar mais asserção de conflito para compreender a ruptura.]

T: Você pode me explicar um pouco mais sobre o que você não gostou?

C: Eu sei que para outras pessoas pode ser simples "Ah, vou mandar uma mensagem para minha amiga". Mas para mim não é! Você não entende o quanto é difícil para mim sair da cama, tomar um banho, comer um almoço, quanto mais chamar meus amigos (expressão facial de raiva e tom de voz elevado)!

[O terapeuta percebe marcador de ruptura confrontativo e se esforça para empatizar com a perspectiva da cliente e checar se está compreendendo-a.]

T: Pelo que eu entendi, e, por favor, me corrija se estiver errado, chamar as suas amigas foi uma tarefa mais desafiadora e sofrida do que você conseguiria dar conta no momento, certo? Como você se sentiu quando eu fiz isso?

C: Pressionada. E com raiva. De você pela tarefa. E de mim por não conseguir mandar uma mísera mensagem.

[O terapeuta compreende o conflito em função da tarefa e falta de compreensão; então, se esforça para demonstrar empatia e assumir corresponsabilidade pela ruptura.]

T: Desculpe, eu realmente não imaginei que isso seria tão difícil para você. Agora, com você me falando isso, eu percebo que errei no meu julgamento e pedi demais. Afinal, se tarefas de autocuidado do dia a dia parecem impossíveis, imagina buscar esse contato com suas amigas.

C: Sim, é muito difícil. [Chora.]

T: Eu sugeri que você mandasse mensagem para elas já que você estava se sentindo sozinha e desconectada. Eu quero ver você mais viva, mais ativa. Mas, com base no que você está me dizendo, eu propus algo além dos seus limites e do que era factível no momento. Eu me comprometo a estar mais atento a isso. Eu quero te ajudar e não ser mais uma fonte de pressão; afinal, você já tem muitas dessas na sua vida.

C: Ok, obrigada.

[O terapeuta procura criar postura de resolução de problemas conjunta sobre a ruptura para construir uma tarefa de modo colaborativo com a cliente.]

T: Então estamos concordando que chamar as suas amigas era um passo além do possível no momento. Podemos discutir o que seria um passo desafiador e importante, mas que você poderia dar, que está dentro do que você consegue fazer?

C: Ah, talvez sair da cama e tirar o pijama eu consiga...

[Terapeuta e cliente discutem nova tarefa e formas de aumentar a probabilidade de ela ser executada entre as sessões. Após discussão, o terapeuta complementa.]

T: Posso te pedir uma coisa?

C: Sim.

[O terapeuta procura criar uma postura de resolução de problemas conjunta sobre a relação para evitar futuras rupturas e reestabelecer o vínculo colaborativo.]

T: No futuro, quando você se sentir pressionada por algo que eu falei ou sugeri, você pode me avisar? Como eu disse, vou ficar mais atento para não repetir o que aconteceu, mas é possível que eu ache que uma atividade seria viável e que você sinta que não é. Como eu não vou estar sentindo isso na sua pele, você pode me avisar quando perceber isso? Daí nós vamos discutir e repensar juntos o que fazer.

C: Posso tentar. É que não é fácil, você se formou para isso, sabe o que está fazendo. Não quero falar o que você tem que fazer ou não.

T: Você não vai estar me mandando o que fazer. Você vai só me sinalizar "ei, temos um problema aqui e você não percebeu". Então vamos ter a oportunidade de discutir em conjunto o que fazer nessa situação. Do mesmo modo que fizemos agora.

C: Tudo bem, vou tentar.

CONSIDERAÇÕES FINAIS

Engajar-se em conflitos com clientes pode ser um evento desagradável de modo que terapeutas podem querer evitá-lo, seja pelas experiências psicológicas desconfortáveis geradas pela situação, pelo impacto negativo que pode ter na outra pessoa, pelas possíveis reações agressivas desta ou por um eventual rompimento na relação como um todo. Entretanto, conflitos são uma parte natural e esperada de qualquer dinâmica interpessoal, e a relação terapêutica não é diferente.

Em contrapartida, engajar-se em conflitos conforme eles surgem em sessão permite que terapeuta e cliente estejam mais alinhados e resolvam eventuais problemas que enfrentem, paradoxalmente diminuindo a probabilidade e a intensidade de conflitos em médio e longo prazo.

Para resolver conflitos de modo eficiente, o terapeuta deve estar atento a sinais de rupturas (evitativos e confrontativos) no comportamento do cliente e em seu próprio comportamento; explorar o conflito em questão e/ou até a relação como um todo, pedindo que o cliente expresse seu ponto de vista, enquanto compartilha o seu; adotar uma postura de empatia e corresponsabilidade; e criar uma dinâmica de resolução de problemas colaborativa.

Caso o terapeuta incorpore o manejo de conflitos em sessão em seu repertório, terá maior probabilidade de ser mais efetivo em ajudar seus clientes a ter a vida que almejam e merecem.

REFERÊNCIAS

1. Hayes SC, Wilson KG, Gifford EV, Follette VM, Strosahl K. Experiential avoidance and behavioral disorders: a functional dimensional approach to diagnosis and treatment. J Consult Clin Psychol. 1996;64(6):1152-68.
2. Gottman JM. What predicts divorce? The relationship between marital processes and marital outcomes. London: Psychology Press; 1994.
3. Rosenberg MB. Nonviolent communication: a language of life. 3 ed. California: Puddledancer Press; 2015.
4. Eubanks CF, Muran JC, Safran JD. Repairing alliance ruptures. In: Norcross JC, Lambert MJ. Psychotherapy relationships that work. v.1: Evidence-based therapist contributions. 3 ed. Oxford: Oxford University Press; 2019. p.549-79.
5. Safran JD, Muran JC, Eubanks-Carter C. Repairing alliance ruptures. Psychotherapy. 2011;48(1):80-7.
6. Christensen A, Doss BA, Jacobson NS. Integrative behavioral couple therapy: a therapist's guide to creating acceptance and change. 2 ed. New York: W. W. Norton & Company; 2020.
7. Rachlin H. The science of self-control. Harvard: Harvard University Press; 2000.
8. Cordova JV, Scott RL. Intimacy: a behavioral interpretation. The behavior analyst. 2001;24(1):75-86.
9. Kanter JW, Kuczynski AM, Manbeck KE, Corey MD, Wallace EC. An integrative contextual behavioral model of intimate relations. J Contextual Behav Sci. 2020;18:75-91.
10. Bordin E. The generalizability of the psychoanalytic concept of the working alliance. Psychotherapy: theory, research and practice. 1979;16:252-60.
11. Horvath AO, Greenberg LS. Development and validation of the Working Alliance Inventory. J Couns Psychol. 1989;36(2):223-33.
12. Safran JD, Muran JC. Resolving therapeutic alliance ruptures: diversity and integration. J Consult Clin Psychol. 2000;56(2):233-43.
13. Marçal JVS. Estabelecendo objetivos na prática clínica: quais caminhos seguir? Rev Bras Ter Comp Cogn. 2005;7(2):231-45.

14. Swift J, Callahan J. Early psychotherapy processes: an examination of client and trainee clinician perspective convergence. Clin Psychol Psychother. 2009;16:228-36.
15. Elliott R, Bohar, AC, Watson JC, Murphy D. Empathy. In: Norcross JC, Lambert MJ. Psychotherapy relationships that work. v.1: Evidence-based therapist contributions. 3 ed. Oxford: Oxford University Press; 2019. p.245-87
16. Linehan MM. Cognitive-behavioral treatment of borderline personality disorder. New York: Guilford Press; 1993.
17. Hays PA. Addressing cultural complexities in practice: assessment, diagnosis, and therapy. Washington: American Psychological Association; 2008.
18. Hayes JA, Gelso CJ, Kivlighan DM, Goldberg SB. Managing countertransference. In: Norcross JC, Lambert MJ. Psychotherapy relationships that work. v.1: Evidence-based therapist contributions. 3 ed. Oxford: Oxford University Press; 2019. p.522-48.
19. Tsai M, Kohlenberg RJ, Kanter JW, Kohlenberg B, Follette WC, Callaghan GM. A guide to functional analytic psychotherapy: awareness, courage, love and behaviorism. Berlin: Springer; 2009.
20. Sidman M. Coerção e suas implicações. Campinas: Livro Pleno; 2011.
21. Miller WR, Rollnick S. Motivational interviewing: helping people change. 3 ed. New York: Guilford Press; 2010.
22. Martell CR, Dimidjian S, Herman-Dunn R. Behavioral activation for depression: a clinician's guide. New York: Guilford Press; 2010.

11

Efeitos da insegurança do profissional no processo terapêutico

Luisa Jötten
Lia Callou Gomes

Por um lado, em muitos momentos ser terapeuta é um grande privilégio, pois estamos na posição de ajudar o outro a melhorar sua vida, descobrir quais são seus valores, como se orientar por eles e como enfrentar algumas situações ou se esquivar de formas mais efetivas de outras. Já por outro lado, frequentemente nos encontramos paralisados por uma responsabilidade muito grande e fora de nossa zona de conforto ou, melhor ainda, zona de conhecimento: quando o nosso repertório não é tão extenso e, como consequência, não nos enxergamos dignos ou capazes de assumir tal função. A verdade é que ser terapeuta de alguém pode exigir muito de nós mesmos.

Em nossa área são amplamente estudadas as questões que o paciente não apenas traz para serem trabalhadas em sessão como também as que ele evoca na dinâmica terapêutica.[1] Por fazer parte do nosso objeto de estudo e público-alvo, investimos muito tempo e conhecimento olhando para esse elo da relação, porém, ao negligenciarmos a figura do profissional no processo terapêutico, podemos acabar nos encontrando em um lugar desumanizado, de solidão e insegurança.

Diversos profissionais do campo da saúde e da saúde mental lidam com insegurança na atuação profissional (e na vida pessoal também!). Esse tópico ainda é um grande tabu porque permeia uma expectativa de que, por ajudarmos os outros a lidarem com seus sofrimentos e problemas, possivelmente somos seres superiores e desenvolvidos que descobriram o segredo de como resolver todas as misérias que assombram a condição humana. E, em face das nossas próprias angústias e inseguranças, nos sentimos uma farsa, incapazes de ajudar o outro, visto que não estamos no pedestal de pessoa "bem resolvida". Banaco[2] enfatiza que frequentemente é esperado que o terapeuta seja um indivíduo isento de sentimentos e preconceitos em relação aos seus clientes, ou seja, que esteja sempre neutro e não se afete pelo que surge durante a sessão. Já sabemos que o próprio autor cita isso como um mito a ser desconstruído.[2]

Primeiramente, é importante entendermos que somos capazes de ajudar o outro não porque somos perfeitos (até porque ninguém é), mas sim porque somos pessoas empáticas que, em adição, são capazes de aplicar uma teoria como ferramenta de trabalho. É a nossa imperfeição que nos permite nos conectarmos com o paciente para que a relação terapêutica seja construída em primeiro lugar. Experienciamos problemas tal qual as pessoas que atendemos, tanto dentro como fora das sessões, e não é isso que dita a qualidade do serviço que prestamos. Para a parcela de nós que ademais se considera perfeccionista e/ou sofre da síndrome do impostor, o papel do terapeuta torna-se ainda mais desafiador, pois tendemos a focar onde estamos errando ou onde *achamos* que estamos errando,[3] tornando a terapia um campo fértil para as nossas inseguranças.

É, sim, importante reconhecermos processos e questões nossos, da figura do terapeuta, que podem comprometer ou até mesmo impossibilitar o processo terapêutico e pensarmos em formas de lidar com eles. É indispensável discriminar as reações que o cliente desperta em nós, para então analisarmos e decidirmos o que fazer com isso. Queremos manter o terapeuta em lugar humanizado, o que envolve reconhecê-lo como uma figura tão humana quanto a de seu cliente. Porém, quando assumimos o papel do profissional na relação de cuidado, temos o dever de reconhecer quais são os nossos limites e as nossas dificuldades quando nos relacionamos com os nossos pacientes e quais deles conseguimos trabalhar para aperfeiçoar e quais aceitaremos como barreiras nossas que, agora conscientes, precisam ser respeitadas.

Um terapeuta que "sofre" ou se sente desconfortável durante os atendimentos e consegue admitir isso e sustentar esse processo tem mais chances de estar no caminho correto de sua trajetória profissional em relação a colegas que relatam apenas vitórias ou não sentirem nada em sessão,[4] visto que isso aponta para um processo de enfrentamento de suas dificuldades e crescimento. Se o paciente não evoca nada em nós, como dizer que estamos de fato presentes, criando uma aliança terapêutica e cuidando dessa pessoa?

É digno de ressalva que normalizar desconfortos e inseguranças não nos exime de trabalhá-las a fim de nos tornarmos melhores profissionais. Tendo isso em vista, e o fato de que Banaco[2] descreve que estabelecer e manter uma boa relação terapêutica tem sido atribuído em grande parte às habilidades pessoais do terapeuta, este capítulo tem como objetivo discutir de forma prática e direta quais são algumas das inseguranças mais comuns no *setting* terapêutico e como podemos nos comportar perante elas.

RIGIDEZ E EXCESSO DE PLANEJAMENTO DAS SESSÕES

Para eliminar o desconforto da insegurança, o terapeuta pode tentar apegar-se a protocolos e técnicas das quais já tenha algum domínio. Com isso, busca planejar as sessões com considerável rigidez para manter-se em temáticas mais confortáveis para si. No entanto, esse padrão pode fazer com que o terapeuta não atente para as especificidades de cada caso, fique mais atento ao roteiro que criou em relação ao que de fato está acontecendo em sessão e desrespeite o ritmo e desejo de temas do paciente. Além disso, ao seguir o que está nos livros, o terapeuta se apresenta menos atento para variáveis culturais e pessoais do sujeito que se encontra ali em processo terapêutico.

Por mais que esse perfil apresente a tendência de se manter estudando de forma constante, o que pode ser visto como algo bom, o atendimento não é composto apenas de teoria. Quando focamos apenas nela, damos pouca atenção para os fatores interpessoais envolvidos em uma relação terapêutica. Com isso, perdemos a oportunidade de trabalhar em cima daquilo que o cliente traz e evoca em nós.

FALTA DE ASSERTIVIDADE NA RELAÇÃO TERAPÊUTICA

Uma das dificuldades mais comuns, tanto em terapeutas experientes como em recém-formados é a de ser assertivo com o cliente, seja porque dependemos dele (financeiramente, para horas de estágio, escrever um estudo de caso etc.), ou porque temos uma dificuldade global de assertividade que se manifesta tanto em nossa vida pessoal quanto na profissional. Quando não conseguimos intervir da melhor forma que pensamos, o que em muitos casos envolve colocarmos limites em nossos pacientes, para evitar que se frustrem, na verdade estamos privando-os do melhor tratamento possível: a honestidade.

A falta de assertividade pode atrapalhar o terapeuta de algumas maneiras, como na hora de negociar o preço e o contrato, cobrar faltas, expressar algo que o cliente fez que o desagradou, conduzir uma análise difícil, dar uma "bronca" no cliente, discutir atrasos, entre outros.

Esse receio de perder o cliente também pode fazer o clínico evitar realizar intervenções que possam provocar desconforto, ainda que as perceba como necessárias para aquele caso. Somada a isso, pode vir uma tentativa de tornar as sessões agradáveis e, desse modo, pouco voltadas para as demandas percebidas na formulação de caso.

Um exemplo é o de uma cliente que desmarcava as sessões em cima da hora com frequência e depois agia com agressividade quando elas eram cobradas no final do mês, algo que estava estipulado no contrato. Na primeira vez que isso ocorreu, o contrato foi lido novamente e explicado para garantir que ela não "esquecesse" da regra e também foi "perdoada" a cobrança da falta, tendo sido deixado claro que era uma exceção e que a partir daquele momento as faltas seriam cobradas. Porém, das vezes seguintes em que isso ocorreu, a cliente reagiu da mesma forma e, por se sentir acuada e com medo de ter uma conversa aversiva, a terapeuta cogitou deixar de lado e esquecer o que estava acontecendo. Foi após discutir em supervisão que entendeu a importância para a cliente de encarar as consequências de suas ações, pois ela estava se comportando como com as outras pessoas da vida dela (e em outros contextos ela escapava ilesa ou as pessoas a cortavam de suas vidas, e agora, a terapeuta tinha a oportunidade de consequenciar o comportamento de outra forma e ainda manter-se presente para ela), e também para a própria terapeuta, que tinha a dificuldade em ser assertiva com clientes.

Esse manejo, embora tenha demandado a exposição a uma situação de desconforto, favoreceu um treino de habilidades interpessoais do cliente e da própria terapeuta. A ideia é que, com o tempo, essas situações se tornem mais naturais para o profissional, que irá atentar mais para suas próprias dificuldades interpessoais que possam estar interferindo na relação.

SE COMPARAR COM OS DEMAIS E A DIFICULDADE DE SE MOSTRAR GENUÍNO E VULNERÁVEL

Os terapeutas iniciantes da atualidade precisam lidar com um fator que é inédito às gerações anteriores: as redes sociais profissionais. Embora elas se mostrem como um espaço facilitador de aproximações, que possibilitam contatos e conhecimento, também possibilitam a comparação com outros colegas da área, visto que as redes sociais podem passar a impressão de que os outros colegas são mais competentes e bem-sucedidos. Com isso, expectativas irreais são criadas sobre as habilidades de um bom psicólogo

Por um lado, podem aparecer sentimentos de inaptidão e solidão ao não se perceber tão próspero quanto os colegas, como se de fato existissem pessoas perfeitas que, por terem chegado ao cume da montanha, ensinam os outros o caminho até lá. Por outro, é comum que os psicólogos tenham dificuldade em expor suas vulnerabilidades por receio em relação a comparações e, desse modo, passem a se portar como "infalíveis". Esse comportamento pode aparecer em supervisões e grupos de estudo e, desse modo, impossibilitar o crescimento sobre as dificuldades que nunca foram expostas.

Todos tivemos aquele colega em um grupo de supervisão ou disciplina de pós-graduação que já atendeu todo tipo de cliente e foi incrível na condução de todas as intervenções que realizou. A insegurança dessa pessoa, que aparece na forma do comportamento de "se gabar", seja ao vivo ou se escondendo por trás de um perfil esteticamente agradável nas redes sociais, pode nos colocar em um lugar de comparação e julgamento, no qual acabamos nos punindo ou nos sentindo julgados por termos dificuldade.

Em exemplos como esse, é importante termos um grupo de apoio composto de pessoas com as quais não nos sintamos punidos ao falar de nossas vulnerabilidades. Silenciar ou deixar de seguir perfis em redes sociais que não nos fazem bem é outra estratégia. Por último, lembrar do óbvio: não é fácil entrar em contato com sentimentos que consideramos desagradáveis ou nos mostrarmos vulneráveis, porém, ao nos esquivarmos disso, perdemos a oportunidade de crescer como profissionais e como pessoas.

DIFERENÇAS HIERÁRQUICAS ENTRE TERAPEUTA E CLIENTE

Não podemos antecipar quem serão os nossos clientes na clínica. Por mais que você possa ter um público-alvo de preferência e escolher se gostaria de atender cada pessoa, existem muitas variáveis que estão fora do nosso controle. Podemos encontrar pessoas mais velhas ou mais jovens; homens ou mulheres; heterossexuais ou LGBTQIA+; religiosos ou ateus.

Não raro, encontramos esses clientes com características significativamente diferentes das nossas e podemos sentir as dinâmicas de poder dessa relação interferirem no processo terapêutico. Tanto o cliente pode se sentir menos à vontade para compartilhar algo conosco por achar que não seria compreendido quanto nós, terapeutas, podemos sentir dificuldade em empatizar com o problema que nos é trazido.

Por exemplo, em um atendimento a uma pessoa que tem filhos, ficar desconfortável ao responder negativamente quando ela perguntar se temos filhos. Observando essa situação, podemos detectar, talvez, um sofrimento dela por ouvir uma discordância de alguém que não é mãe/pai, mas também pode haver um sofrimento nosso por achar que o fato de não viver a mesma experiência que ela tornaria mais difícil encontrar a melhor forma de intervir. Da mesma forma, pode ser um fator relevante para alguns clientes ter uma identificação com seu terapeuta em relação a algum aspecto específico (idade, gênero, regionalidade). Assim, é utópico da parte do terapeuta achar que pode ter identificações pessoais com cada situação trazida por seus clientes. Da mesma forma que um cardiologista não é mais competente por já ter ele próprio tido um infarto; talvez o que seja buscado com essa identificação seja sensibilidade, acolhimento e validação.

DIFICULDADE DE EXPERIENCIAR COMPORTAMENTOS PRIVADOS DIFÍCEIS/AVERSIVOS

Apenas apontando o óbvio: é difícil falar de coisas difíceis, da mesma forma que pode ser difícil escutá-las e oferecer acolhimento. Nem sempre será agradável estar presente no desconforto do outro e nem sempre vamos saber como lidar com o que ele nos causa. Nessas horas uma das melhores coisas que podemos fazer é parar e observar o que estamos sentindo, nossos pensamentos e reações que surgem durante a sessão, para então decidir qual será nosso próximo passo. Com o tempo fica mais fácil: nos conhecermos melhor, então nossos gatilhos não são mais desconhecidos, e temos uma facilidade maior de compreender quando ficamos mais vulneráveis em sessão e o quanto disso pode ter relação com a nossa história de vida pessoal ou o que tem a ver com de fato estarmos sendo tocados pelo relato do cliente.

O fato é que não podemos fugir do que sentimos em sessão, mas apenas decidir o que fazemos com esse sentimento, por exemplo: será produtivo para o cliente eu expressar o que estou sentindo? Será importante para meu desenvolvimento como terapeuta? (E essa pergunta vem sempre depois da primeira.)

Como posso expressar isso? Por que estou me sentindo assim? Qual parte do relato mais me tocou?

Por exemplo, em determinado atendimento, uma cliente ao trazer um relato muito sensível de luto, e na hora, apesar de ficar muito triste, sentir que é melhor não chorar, pois ela costuma se assustar com esse tipo de comportamento e provavelmente deixará de se expressar e passará a consolar. Ainda que seja importante para ela aprender a lidar com os sentimentos dos outros, nesse momento ela falar do seu luto é a prioridade. Já com uma cliente diferente, que permita chorar junto, xingar o ex-namorado etc., faz sentido, pois ela se sente "abraçada" quando tem os sentimentos compartilhados.

O atendimento não é roteirizado nem segue o passo a passo do que vemos em uma sala de aula. Aprender a ser flexível, se observar e estar presente no momento são habilidades muito úteis para o processo terapêutico (e para a vida). Aceitar o desconforto não só é inevitável como faz parte do processo.

NÃO RESPEITAR O RITMO DO CLIENTE

Às vezes queremos tanto que nosso cliente fique bem que perdemos a visão de quem está de fato fazendo a terapia. Ou ainda: queremos mostrar serviço e temos medo de sermos julgados ou de errar, e por isso, sem perceber, colocamos as nossas necessidades na frente daquelas da pessoa que estamos atendendo. Muitas vezes podemos ter expectativas irreais quanto aos resultados e ao ritmo do processo terapêutico e, por ele não estar fluindo conforme o que esperamos, ou inclusive a partir de cobranças do paciente, nos vemos diante da necessidade de mostrar serviço, frequentemente no início do processo, como uma forma de validar o processo e a nossa reputação.

Uma forma de fazermos isso é por meio de um planejamento excessivo e rígido das sessões, falando demais ou até mesmo evitando desagradar o paciente com nossas análises, desse modo buscando manter sempre um clima "agradável" em terapia. Reconhecer o nosso desconforto, e o do cliente, é algo complexo, porém importante de ser feito. A terapia nem sempre é agradável, mas ela é sempre um lugar agradável para ficarmos desconfortáveis juntos. É essencial estarmos atentos para o nosso comportamento, a fim de não nos esquivarmos em protocolos e exercícios que nos desconectam do que realmente está acontecendo em sessão.

O que sentimos atendendo é sempre relevante e, perante uma dúvida ou ansiedade, é necessário ponderar se não estamos dirigindo a terapia com muita velocidade para solucionar um conflito porque ele nos faz mal ou porque estamos com medo de errar e pouco familiarizados com "não saber" a resposta para tudo.

No final, como psicólogos, remamos no barco junto com o nosso paciente e não para ele, ou, ainda: somos a pessoa que acompanha o processo, e não quem já o completou e agora assiste sentado à jornada do outro. A terapia é composta por duas pessoas, cada uma inserida em seu respectivo contexto, trabalhando em equipe para a melhora de uma. Pouco vale achar que tudo depende do desempenho do terapeuta ou do cliente.

CAMINHOS POSSÍVEIS

Com este capítulo, não temos a intenção de trazer um manual de como eliminar a insegurança do terapeuta, tampouco afirmar que os desconfortos da prática clínica desaparecem por completo conforme se amplia a experiência, embora não raro ela tenda a diminuir com a exposição.

A ideia é que possamos enxergar o que pode ser feito com esse sentimento que é tão comum aos profissionais, iniciantes ou não. Por um lado, podemos buscar eliminar a sensação de insegurança evitando quaisquer situações que possam evocá-la. Isso pode até reduzir o desconforto momentâneo, mas também pode nos afastar de ter uma conexão genuína com os clientes e evitar que ampliemos nosso repertório técnico e interpessoal. Por outro, percebendo esse sentimento com maior naturalidade, podemos compreendê-lo como um indicativo de que ser um bom profissional é algo valoroso e, então, trabalhar em direção a isso.

Para tanto, um direcionamento importante a ser tomado é a busca por apoio. Uma potente fonte de apoio pode ser a supervisão por um profissional mais experiente ou a formação de grupos de intervisão. Essas ferramentas são essenciais, pois promovem uma ampliação de repertório a partir da análise de um observador externo. Esse pode atentar para variáveis às quais o terapeuta não esteja atento, sobretudo alguns comportamentos clinicamente relevantes do terapeuta. Para além disso, a relação com outro profissional pode atuar como modelo para a expressão de vulnerabilidades e o desenvolvimento de habilidades terapêuticas específicas. Ademais, a supervisão também pode ser importante para alinhar expectativas irreais a respeito dos rumos do processo terapêutico.

É inegável que a supervisão tem as relevantes funções de direcionar os estudos e de desenvolver habilidades técnicas, mas também é um papel crucial nos ajudar a discriminar quando o impasse que estamos enfrentando envolve variáveis para além do nosso controle. Nesses momentos, a aceitação do sofrimento pode ser o mais frutífero a fazer.

Esse apoio também pode aparecer por meio da psicoterapia pessoal. A maioria dos erros cometidos por terapeutas iniciantes não diz respeito a dificuldades técnicas, mas sim à relação terapêutica.[4] Assim, o desenvolvimento de habilidades sociais do terapeuta pode ser bastante relevante para seu bom desempenho profissional.

O processo de elaboração e construção dos seus valores também pode ser facilitado pela terapia individual. Tendo maior clareza, é mais difícil cair na armadilha da comparação com esses modelos das redes sociais que propõem fórmulas de como deve ser necessariamente a vida do clínico. Da mesma forma que os problemas que o cliente apresenta na relação terapêutica se relacionam com suas questões interpessoais fora do *setting* clínico, as dificuldades que o terapeuta apresenta em sessão podem se relacionar com questões pessoais enfrentadas em outras searas.[1]

O estudo contínuo também é uma ferramenta excelente para o manejo dessas inseguranças. É por meio dele, em parceria com a experiência, que se pode desenvolver autoconfiança no processo do próprio trabalho.

Tornar-se terapeuta é um processo, não um procedimento. Assim, é importante compreender que as dificuldades estão presentes durante todo o caminho e que tornar-se um bom terapeuta demandará prática e exposição. Reconhecer esses desconfortos como parte da construção de um caminho significativo como pessoa e profissional.

Passamos tanto tempo aprendendo a fazer tudo aquilo que diferencia a psicoterapia de uma simples conversa que por vezes esquecemos que ela é, também, uma conversa. Nos treinamos a fazer análises e intervenções e por vezes demoramos a ver que aquela pessoa que se coloca à nossa frente é uma pessoa, para além de uma queixa clínica. Passamos tanto tempo forjando essa pretensa neutralidade que não lembramos que o início de qualquer intervenção é uma conexão genuína, autêntica e humana.

REFERÊNCIAS

1. Holman G, Kanter J, Tsai M, Kohlemberg R. FAP made simple. Oakland: New Harbinger Publications; 2017.
2. Banaco R. O impacto do atendimento sobre a pessoa do terapeuta. Temas em Psicologia. 1993;1(2).
3. Colodro H, Oliver J. The ACT therapist guide to self care. 2018.
4. Salinas P, Véliz C. Errorres y dificultades comunes de terapeutas novatos. Revista Argentina de Clínica Psicológica. 2018;5-13.
5. Marmo A. A que eventos o terapeuta analítico-comportamental deve estar atento nos primeiros encontros. In: Borges N, Cassas F, Clínica analítico-comportamental: aspectos teóricos e práticos. Porto Alegre: Artmed; 2012. p.119-27.
6. Santos G, Santos M, Marchezini-Cunha V. A escuta cautelosa nos encontros iniciais: a importância do clínico analítico-comportamental ficar sob controle das nuances do comportamento verbal. In: Borges N, Cassas F. Clínica analítico-comportamental: aspectos teóricos e práticos. Porto Alegre: Artmed; 2012. p.138-47.

SEÇÃO III

Quando a dificuldade do terapeuta é sobre a relação terapêutica

12

Aprendendo no vínculo: a relação terapêutica

Gabriela Jacques de Moraes Dalgalarrondo
Claudia Kami Bastos Oshiro

O QUE É RELAÇÃO TERAPÊUTICA?

A compreensão da relação interpessoal entre paciente e terapeuta como elemento central para melhora clínica é comum a várias abordagens psicoterapêuticas desde cedo na história da psicologia. No século XIX, Freud descrevia o fenômeno que chamava de "transferência" como o processo em que desejos inconscientes formados em relações significativas se atualizam e manifestam em outra, em especial na relação do analisando com o analista.[1] Na análise do comportamento, conceituações sobre a relação entre terapeuta e paciente foram especialmente elaboradas por teóricos da psicoterapia analítica funcional (FAP), uma terapia contextual baseada em princípios analítico-comportamentais.[2,3] As intervenções características dessa abordagem focam especialmente o repertório interpessoal e as habilidades ligadas à criação e manutenção de vínculos de intimidade; baseando-se em processos básicos descritos pela análise experimental do comportamento, como "reforço", "esquiva" e "generalização".

A partir desses elementos, é possível definir "relação terapêutica" para as terapias contextuais como interações que visem promover, a partir do vínculo entre terapeuta e paciente, a modelagem de habilidades interpessoais, em especial repertório de intimidade, que possam ser generalizadas para outros ambientes além da sessão. Vamos destrinchar os diferentes elementos dessa definição ao longo deste capítulo.

PRINCÍPIOS BÁSICOS: OS TIJOLOS DA RELAÇÃO TERAPÊUTICA

Como mencionado, a FAP, assim como outras terapias contextuais, é um modelo psicoterápico que se utiliza do corpo de conhecimento analítico-comportamental sobre processos comportamentais básicos, como reforço, modelagem e generalização. Existe um acúmulo de pesquisas científicas tanto investigando esses processos básicos de forma experimental em laboratório, por exemplo,[4] quanto pesquisas que investigam diferentes aplicações desses conceitos no contexto clínico.[5]

Na análise do comportamento, são investigadas as relações entre sujeitos e seus contextos. O modelo explicativo dessas relações é chamado de "seleção pelas consequências", em que se entende que a seleção de um comportamento na história de uma vida não se dá por intenção prévia, um plano ou pensamento, e sim pelos efeitos que comportamentos do mesmo tipo tiveram anteriormente para aquela pessoa.[6] A pergunta "por que a pessoa fez isso?" é então respondida analisando a história de comportamentos parecidos (ou seja, comportamentos da mesma classe). Comportamentos são selecionados por produzirem certas consequências (p. ex., comida, dinheiro, atenção, carinho). Essas consequências que selecionam comportamentos aumentando a chance de que eles ocorram novamente são chamadas de "reforço".[7]

A partir do que é chamado "reforço diferencial", ocorre um processo chamado "modelagem", ou seja, a modificação gradual de respostas, a partir do reforço de aproximações sucessivas de um comportamento-alvo.[8] Na prática clínica, são reforçados comportamentos de melhora clínica, estabelecidos em função do repertório específico de cada paciente. Na FAP, o procedimento de modelagem é responsável pela produção de comportamentos de melhora no paciente.[9] Pensemos em um exemplo.

Estudo de caso clínico

Imagine um sujeito, Felipe, que chega ao processo clínico tentando sempre acomodar as necessidades do terapeuta e não conseguindo demonstrar nenhuma de suas próprias necessidades. No momento de negociar o pagamento e de combinar os horários da sessão, Felipe só apresenta respostas do tipo "O que for melhor pra você", "Tanto faz", "Você que sabe!". Agora, imagine que, em uma sessão específica, Felipe chegue a um assunto muito difícil, e peça para encerrar a sessão mais cedo: "Não consigo falar desse assunto agora, prefiro encerrar por aqui". Dependendo do paciente, esse comportamento de esquiva da sessão pode ser considerado um passo para trás no processo clínico. Para Felipe, no entanto, ainda que não seja uma resposta exatamente assertiva, ela representa um primeiro momento de demonstração de necessidades em face do psicólogo. O psicólogo, então, nota esse movimento e agradece Felipe por ter sido honesto em relação às suas necessidades, reforçando, de forma genuína, essa melhora clínica.

Generalização é um dos principais processos básicos para a compreensão da FAP. Chamamos de generalização o processo em que o efeito de um reforço (ou outra operação comportamental) é difundido para outras situações semelhantes.[8] Por exemplo, se uma pessoa é mordida por um cachorro específico, é muito provável que outros cachorros evoquem respostas de fuga ou evitação no futuro. Ou seja, a função de um estímulo (o cachorro específico que a mordeu) é generalizada para outros estímulos semelhantes (outros cachorros).

Esse conceito é tão importante na FAP – e em especial para conceituações sobre relação terapêutica – porque uma das grandes apostas da abordagem é que comportamentos modelados em sessão sejam generalizados para contextos fora da sessão. Na psicoterapia, a pessoa vai nos contar sobre sua vida, ou seja, nos fornecer um **relato** sobre si e seu ambiente fora da sessão. Sabe-se, no entanto, que o relato sobre si é apenas um tipo de comportamento que adquirimos durante a vida – e que aprendemos a falar sobre nós de determinadas formas por muitos motivos além da verossimilhança entre o que relatamos e o que fazemos.[10] Dessa forma, se o clínico se basear apenas no relato do sujeito para a interpretação do caso, faltará muita informação.

A resposta da FAP é justamente pela via da relação terapêutica. Diferentes situações manejadas pelo terapeuta em sessão irão evocar respostas do paciente que podem servir tanto como fonte de informação sobre o sujeito atendido quanto como momento para o desenvolvimento de novos repertórios interpessoais.

DESENVOLVENDO HABILIDADES INTERPESSOAIS EM SESSÃO

As habilidades interpessoais, no entendimento da psicoterapia analítica funcional, podem ser divididas em cinco grupos, como definido por Callaghan.[11] As cinco classes de habilidades interpessoais não são mutuamente exclusivas e interagem intimamente entre si. Uma rápida descrição de cada um desses grupos de habilidades, bem como exemplos de como elas podem ser trabalhadas a partir do vínculo terapêutico, serão feitas a seguir.

Asserção de necessidades

Refere-se às habilidades de identificar, nomear e comunicar as próprias necessidades, desejos e valores.[11] Dificuldades nessa classe de respostas podem se manifestar como uma falta de percepção das próprias necessidades ou da possibilidade de suprir tais necessidades por meio de pedidos às pessoas ("Não achei que podia ter te pedido ajuda..."). Também podem ocorrer comportamentos evitativos excessivos em relação à comunicação das próprias necessidades, seja por meio da ausência de comunicação ou por uma comunicação inassertiva como em "pedidos disfarçados", por exemplo, dizer a alguém "acho que se eu ficar sozinha hoje talvez tome alguma decisão muito ruim..." em vez de diretamente solicitar companhia.

Comunicação bidirecional

Essa classe de respostas diz respeito à capacidade do indivíduo de notar, descrever e responder ao efeito que ele tem nas pessoas e o efeito que as pessoas têm nele.[11]

Estudos de casos clínicos 1, 2 e 3

Bruno, por exemplo, fala alto e agressivamente sobre a raiva de quem o contraria, assustando sua terapeuta sem perceber que isso está ocorrendo. Jéssica, por sua vez, constantemente pede desculpas por "falar demais" em sessão, mesmo diante de uma escuta engajada e acolhedora de seu terapeuta. Pode ser importante que a terapeuta compartilhe com Bruno a sensação de medo produzida pela sua postura agressiva ("Quando você fala dessa forma comigo, tenho dificuldade de dizer coisas que você pode não gostar, sinto medo de te contrariar"); bem como descreva a Jéssica o estranhamento com seus pedidos de desculpas em um momento em que ela está sendo incentivada a falar ("Você pode me explicar o que nessa situação faz você sentir necessidade de se desculpar para mim?").

A dificuldade do terapeuta em perceber o que o paciente sente em relação às intervenções nas sessões também pode indicar dificuldades nesse tipo de repertório. Diego, por exemplo, se descreve para seu terapeuta como um sujeito "racional", e concorda ou discorda das interpretações fornecidas em sessão sempre com o mesmo tom de voz e sem mencionar nenhum sentimento evocado pelas falas. Perguntas voltadas para os afetos que emergem durante a sessão podem ser interessantes para esse caso, tanto para que Diego note o que sente em relação às interações em sessão quanto para que desenvolva a habilidade de comunicar esses sentimentos ao terapeuta.

Habilidades relacionadas a conflito interpessoal

Esse grupo de habilidades se refere à capacidade do sujeito de identificar e lidar com conflitos interpessoais.[11] Algumas pessoas, por exemplo, se engajam em comportamentos que promovem ou intensificam conflitos porque só conseguem satisfazer necessidades interpessoais dessa forma – não sabendo expressar sentimentos ou obter atenção de pessoas queridas de outras formas que não confrontando-as. Outras pessoas evitam a todo custo discordar das pessoas de suas vidas, devido a um histórico em que entrar em conflitos foi duramente punido, por exemplo, ou simplesmente por uma ausência de experiências em que expressar e tentar resolver divergências tenha produzido resultados satisfatórios.

Tanto repertórios de evitação quanto de promoção de conflitos, quando inflexíveis, podem limitar a construção de relações significativas; portanto, o desenvolvimento de um repertório amplo e flexível de identificação, expressão e resolução de conflitos é um objetivo clínico comum. O manejo do repertório de conflito do paciente também exigirá análise e cuidado do terapeuta com suas próprias limitações desse campo. Um paciente evitativo, por exemplo, pode ser percebido como mais agradável para um terapeuta que também costuma evitar conflitos.

Estudo de caso clínico 4

Imagine uma paciente, Giovana, que é sempre muito gentil. Qualquer mudança no horário ou valor das sessões proposta pela terapeuta foi aceita sem nenhuma resistência durante o decorrer do tempo do seu atendimento. A paciente costuma falar nas sessões sobre seu medo de ser desimportante para as pessoas de sua vida, de ser ignorada e abandonada. Em um determinado dia a terapeuta se desorganizou e esqueceu do atendimento. Giovana foi até o consultório e esperou por vinte minutos até receber uma mensagem de sua terapeuta avisando do desencontro e se desculpando. Ela imediatamente respondeu à mensagem da terapeuta dizendo "Não se preocupe, acontece, não tem problema e podemos nos ver na semana seguinte no horário normal". Para a terapeuta, provavelmente seria mais agradável encerrar o assunto nesse momento, já que Giovana não demonstrou nenhum problema com o ocorrido. Porém, considerando o repertório específico da paciente, pode ser interessante que a terapeuta a convide a falar mais sobre o que o atraso evocou nela, incentivando-a a demonstrar os sentimentos negativos que aquela situação provocou – muito provavelmente associados aos medos que ela frequentemente descreve.

Autorrevelação e intimidade

Intimidade pode ser compreendida como eventos em que uma pessoa se coloca vulnerável e é acolhida pela resposta de outra pessoa. Em outras palavras, isso significa se comportar de forma exposta à punição, ou seja, em que a reação da outra pessoa poderia te machucar; e ser reforçado e não punido.[12] Não apresentar um repertório de autorrevelação – ou seja, de expor seus pensamentos e sentimentos – e outras habilidades associadas à intimidade resultam em isolamento social, de forma que capacidades desse campo são consideradas essenciais para uma vida afetiva satisfatória e tendem a ser trabalhadas com ênfase na FAP.

A definição de intimidade aqui apresentada é o que chamamos de uma definição funcional, o que significa que o que determina se um comportamento é ou não íntimo não é sua forma e sim se aquele comportamento, para o sujeito específico, é ou não vulnerável; ou seja, se a reação das pessoas envolvidas na interação é relevante para o sujeito que se expõe. Diferentes habilidades de outros grupos descritos no capítulo interagem com a maneira como essa vulnerabilidade se expressa em diferentes pessoas.

Estudo de caso clínico 5

Por exemplo, imagine uma pessoa, Nádia, que é muito habilidosa no que diz respeito à expressão emocional e à comunicação bidirecional; e também muito esquiva em relação a situações de conflito. Ela sabe muito bem identificar o que sente e identificar o efeito que tem nas pessoas de sua vida, bem como notar em que momentos comunicar necessidades não produzirá atritos. Isso pode significar que as pessoas reconheçam Nádia como alguém que fala dos próprios sentimentos e até mesmo como alguém assertivo em relação às próprias necessidades. No entanto, o fato de Nádia conseguir navegar nas situações suprindo em parte suas necessidades interpessoais efetivamente evitando conflitos pode significar que, no momento em que ela percebe que seus desejos ou necessidades podem ser rejeitados por seus pares, ela não os expõe.

O fato de Nádia se expor somente quando tem convicção de que será reforçada significa que ela não tem o costume de se colocar em situações vulneráveis. Isso pode significar também, então, que ela não experimenta muitas interações de intimidade como aqui definido, ainda que a maneira como ela se apresenta ao mundo – falando de seus sentimentos, expressando afeto – seja comumente associada ao que chamamos de intimidade.

Expressão e experiência emocional

Essa classe comportamental se refere à capacidade do sujeito de identificar, experienciar e demonstrar respostas emocionais.[11] Pessoas com dificuldades nessa área podem, por exemplo, engajar-se de forma rígida em comportamentos que chamamos de evitação experiencial, ou seja, comportamentos cuja função é inibir ou evitar experienciar algumas emoções e pensamentos.

Outra dificuldade nesse campo pode ser a expressão indiscriminada de experiências emocionais, ou seja, a dificuldade na percepção de quais situações são seguras para a demonstração de emoções. Pessoas com esse tipo de dificuldade podem se colocar frequentemente em situações vulneráveis em que a expressão emocional produz consequências prejudiciais para si (como perder um emprego de que necessita; ou afastar amigos por demandar de forma invasiva e desgastante).

Estudo de casos clínicos 6 e 7

No caso da paciente Maria José, diante de uma crítica que recebia do chefe sobre a qualidade de seu trabalho, fortes reações emocionais eram sentidas ao mesmo tempo que ela respondia de forma agressiva ao *feedback* recebido. A terapeuta, ao olhar para outros contextos de vida da paciente, identificou semelhanças entre eles: na maioria das vezes, quando recebia algum *feedback* negativo, Maria José se defendia verbalmente, em tom agressivo, na tentativa de cessar a estimulação aversiva produzida nessa contingência. Como produto de seu comportamento, Maria José, colecionava histórias de perda de emprego e de rompimento de vínculos. Além de ajudar Maria José a compreender as consequências de seu comportamento agressivo, as intervenções em seu processo terapêutico terão como objetivo incentivar o contato da paciente com sentimentos desagradáveis, para que eles se tornem mais toleráveis. Com isso, comportamentos de fuga/esquiva em situações que evoquem sentimentos difíceis devem se tornar menos frequentes em seu repertório, e ela pode desenvolver respostas alternativas mais flexíveis.

Já Antônio, com uma história de vida baseada na liberação de punições diante de qualquer comportamento de autorrevelação, procurou atendimento clínico com a queixa de que sua namorada não o entendia e o questionava sobre o que sentia por ela. A terapeuta, ao analisar a maneira como o paciente expressava seus sentimentos, ideias e opiniões em sessão, verificou que Antônio pouco falava sobre ele mesmo, sendo apenas um observador distante de sua vida. A terapeuta também sentia que não estava claro o que ele estava pensando sobre diversos assuntos e nem mesmo se ele se sentia feliz, triste, angustiado diante de situações relatadas em terapia. A partir da identificação de déficit comportamental nessa classe, a modelagem de expressar sentimentos, ideias, valores e opiniões em sessão foi aplicada, além do planejamento da generalização dessas melhoras para o relacionamento com a namorada. Intervenções para aquisição de um "vocabulário afetivo" envolvem ensinar o paciente a realizar análise funcional do próprio comportamento, identificando e nomeando padrões em respostas emocionais. Podemos imaginar uma sessão em que Antônio relata que iria sair com amigos na sexta-feira, mas desistiu. A terapeuta, pode, então, perguntar o que ocorreu antes dele desistir do plano, e ele pode se lembrar que durante a semana, leu no grupo de mensagens, os amigos discutindo animadamente os planos sem citá-lo. A partir disso, a terapeuta pode sugerir uma análise funcional possível: "Ouvindo você falar, me parece que talvez você se sentiu excluído, ou sentiu medo de não ser tão desejado quanto os outros... O que você acha?"

SUJEITO ÚNICO: A REFERÊNCIA PARA "MELHORA CLÍNICA" É ESPECÍFICA

É importante notar que não há uma direção única e invariável para o desenvolvimento clínico para nenhuma classe de resposta. Por exemplo, quanto à classe de respostas "asserção de necessidades": Marília pode esquivar-se de expressar seus desejos se isolando e não solicitando ajuda de ninguém; Cláudio pode se engajar nesse tipo de resposta indiscriminadamente, expondo-se a situações em que não apenas suas necessidades não serão supridas e também o torna vulnerável, insensível ao risco de punição de diferentes contextos (p. ex., alguém que expõe efusivamente suas limitações para o chefe, arriscando seu emprego); e Gisele pode responsabilizar excessivamente as pessoas em sua vida a suprir todas as suas necessidades de forma inflexível.

Cada um desses sujeitos parte de pontos muito diferentes, e intervenções clínicas devem ser realizadas considerando essas especificidades. Por exemplo, se Marília solicitar uma sessão a mais em uma semana especialmente difícil, pode ser interessante para o seu desenvolvimento clínico que o terapeuta acomode o pedido, incentivando-a a solicitar ajuda quando necessário. Já se o pedido vier de Gisele, talvez seja mais interessante incentivar que ela espere até a próxima semana, incentivando sua autonomia e tolerância. Essa decisão, claro, deve ser feita avaliando não só os objetivos clínicos como a gravidade e os riscos de cada situação.

VÍNCULO: O ENCONTRO DE DUAS HISTÓRIAS

A conceituação de "vínculo" presente nesse entendimento de relação terapêutica é definida por Queiroz e Guilhardi[13] como uma relação entre duas pessoas (no caso, terapeuta e paciente) em que predominam contingências reforçadoras e que tanto contingências reforçadoras e aversivas são manejadas pelo terapeuta em benefício do paciente. Os repertórios cultivados nessa relação devem ser fortes o suficiente para se generalizar em outras relações das pessoas envolvidas.

Quando se explicita que a relação é entre duas pessoas, isso significa que o paciente estará em contato não apenas com o repertório teórico e técnico, mas também, e inevitavelmente, com todos os demais repertórios comportamentais do terapeuta – como em qualquer relação entre duas pessoas. O contexto clínico, no entanto, difere de outros contextos interpessoais na medida em que há uma assimetria estruturante na relação: o paciente, em geral, presume uma autoridade do terapeuta em relação a um conhecimento do funcionamento humano, o que confere ao terapeuta um poder discursivo importante. Outro elemento assimétrico é, como descrito por Queiroz e Guilhardi,[13] que o contexto clínico é manipulado pelo terapeuta em benefício do paciente, ou seja, as interações têm como objetivo a melhora clínica no repertório interpessoal do paciente, não do terapeuta.

Levar em conta essa assimetria ao mesmo tempo que é reconhecido que o terapeuta comparece com todo o seu repertório comportamental – e não apenas um conjunto de instrumentos teóricos e técnicos – significa uma constante necessidade de análise do efeito dos comportamentos do paciente no terapeuta. Perguntas como "O que eu sinto falando com esse paciente?" e "Como a maneira como me comporto em sessão com essa pessoa difere da maneira como me comporto com os demais pacientes?" são importantes para a análise tanto do repertório do paciente quanto do próprio terapeuta.

A história pessoal do terapeuta com diferentes tipos de comportamento que os pacientes emitem em sessão é relevante para a compreensão do que ocorre na relação terapêutica. Essa compreensão contradiz uma noção do senso comum da "neutralidade" do terapeuta. Só o corpo do terapeuta já envolve uma série de estímulos que evocam repertórios específicos em diferentes pacientes. Afinal, todo terapeuta tem idade, gênero, raça, e essas características interagem com a história do paciente – assim como as características do paciente interagem com a história do terapeuta.[14]

Mais eficiente do que uma tentativa de manutenção de uma neutralidade é a constante análise de como diferentes características de paciente e terapeuta estão se manifestando e interagindo em sessão. Essas análises podem inclusive ser compartilhadas em sessão, sempre em função do que pode trazer benefício clínico para o sujeito que está sendo atendido. Torna-se relevante refletir sobre os possíveis desencontros entre os valores do terapeuta e os do paciente para, se necessário, encaminhá-lo para outro psicoterapeuta. Desencontros intensos entre o repertório do terapeuta e o do paciente podem causar danos e/ou intervenções pouco eficazes.

A RELAÇÃO ESTABELECIDA NA CLÍNICA PSICOTERÁPICA NÃO É COMO AS OUTRAS

O desenvolvimento de repertórios interpessoais na psicoterapia não pode se dar apenas a partir da generalização de experiências no vínculo paciente-terapeuta, principalmente porque, como descrito, esse é um tipo muito específico de relação. Muitos de seus elementos não são passíveis, e nem deveriam, de generalização para as demais relações da pessoa atendida.

A assimetria da relação terapêutica se manifesta em todas as classes de habilidades interpessoais descritas no capítulo. A maioria, mesmo que não todas, das asserções de necessidades feitas em uma relação terapêutica é referente às necessidades do paciente; assim como a maioria das autorrevelações é sobre sentimentos e pensamentos do paciente e sobre como a experiência emocional enfatizada nas sessões é a do paciente. Se uma relação interpessoal fora do contexto clínico apresentar a mesma assimetria da relação terapeuta-paciente, isso pode produzir afastamento ou conflito, já que as pessoas na vida do sujeito podem se sentir negligenciadas ou ignoradas se, por exemplo, grande parte das autorrevelações da relação for de apenas um dos lados.

Além de a maioria das autorrevelações em sessão ser do paciente, outra característica específica da clínica é que, no caso das autorrevelações do terapeuta, elas são realizadas sempre em função da melhora clínica da pessoa atendida. Autorrevelações do terapeuta podem incluir partilhas sobre algo da própria história de vida ("meus pais são professores"; "eu também faço terapia") ou seus sentimentos do momento presente ("estou receoso de compartilhar o que estou pensando agora"; "ouvir você falar me dá vontade de te ajudar").

As autorrevelações de momento presente parecem ser mais relevantes para o desenvolvimento de habilidades interpessoais por serem mais diretamente referentes à relação terapêutica, ou seja, aos efeitos da interação entre paciente e psicólogo. Ambos os tipos de autorrevelação devem ser feitos com consideração delicada sobre sua função para o desenvolvimento clínico do paciente. Diferentemente de uma relação interpessoal simétrica, de amizade, o terapeuta não pode "desabafar" com seu paciente sob controle de suas próprias necessidades afetivas. Imagine, por exemplo, um terapeuta que, para justificar uma desatenção, descreve para o paciente o momento difícil de seu divórcio, expondo sua vida pessoal de forma não relacionada com as demandas daquele processo clínico e ocupando um tempo da sessão que deveria ser dedicado ao desenvolvimento da pessoa atendida. Esse tipo de autorrevelação é inadequado e não pode ser justificado simplesmente como forma de "promoção de intimidade", porque ignora que a intimidade clínica não é algo como uma "amizade profissional".

Outro elemento que não é exclusivo da relação clínica, mas se manifesta de modo especial nesse contexto é o que chamamos de audiência não punitiva, conceito proposto por Skinner, em 1953. De acordo com o autor, o governo, a religião, a educação e o controle econômico são agências que oferecem, frequentemente, estimulação aversiva aos membros da sociedade. Como respostas a esses tipos de controle surgem, muitas vezes, reações emocionais de revolta, resistência, medo, ansiedade, raiva e depressão, que aumentam a probabilidade de emissão de comportamentos de fuga e esquiva, podendo levar, eventualmente, à busca pela terapia. Decorre que, se contingências aversivas levaram o indivíduo à terapia – e, portanto, a supressão dos efeitos de estimulação aversiva faz-se necessária –, o terapeuta deve buscar estabelecer-se como uma audiência não punitiva, evitando a apresentação de procedimentos que utilizem estimulação aversiva.

Ao estabelecer-se como uma audiência não punitiva, o terapeuta torna-se um reforçador condicionado, podendo, dessa forma, oferecer consequências reforçadoras a respostas emitidas pelo paciente durante a sessão para a modelagem de repertório, além de dar condições para maior adesão aos procedimentos propostos.

Para exemplificar a criação de repertório de "comunicação bidirecional", utilizamos o exemplo fictício de Bruno, paciente que fala de maneira agressiva sobre pessoas que o contrariam; e de como pode ser interessante que a terapeuta revele que sente medo de contrariá-lo e produzir uma reação raivosa. Ao mesmo tempo que essa autorrevelação pode ser importante para sensibilizar Bruno para o efeito que ele tem nas pessoas; é fundamental que ela seja feita de forma que acolha a expressão do sentimento do paciente. A psicoterapia é um ambiente em que o sujeito deve sentir que pode se expressar sem medo de censura e, desse modo, é um ambiente que demanda menos cuidado com a forma da expressão emocional do que outras relações interpessoais, exigindo um repertório distinto de expressão emocional do que nos demais contextos da vida de Bruno. Assim, a autorrevelação sobre o medo produzido por Bruno deve ser feita conjuntamente com o acolhimento dessa mesma raiva e o reconhecimento de que a sessão é um espaço em que ela pode ser expressada.

Inclusive por conta da limitação das possibilidades de generalização de experiências referentes ao próprio vínculo paciente-terapeuta, uma parcela importante do processo de psicoterapia se dá por meio da elaboração e compartilhamento de interpretações sobre variáveis que determinam o comportamento do sujeito em sua vida.[2] Essas interpretações devem auxiliar a pessoa atendida a ter uma compreensão mais ampla de sua relação com o ambiente, de modo a lhe conferir mais autonomia e controle da própria vida.

A IMPORTÂNCIA DO REFORÇO GENUÍNO

Quando falamos que um terapeuta reforça comportamentos de melhora de seus pacientes, ou que uma psicóloga modela repertório interpessoal na clínica, isso pode provocar estranhamento e remeter a uma clínica artificial, "forçada". Imaginar que o terapeuta forja reações na psicoterapia para modelar nosso comportamento pode inclusive provocar mal-estar, principalmente quando estamos pensando no desenvolvimento de intimidade.

Imagine, por exemplo, que você teve a experiência de ouvir de seu terapeuta que ele se sente mais próximo de você quando você expressa seus sentimentos do que quando você só analisa os acontecimentos de maneira inafetada. Imagine então que, quando o terapeuta disse isso, você se sentiu experienciando intimidade – ou seja, se sentiu vulnerável e acolhido.[12] Se, com essa memória, você lesse este capítulo e identificasse essa intervenção como uma "modelagem de repertório de comunicação bidirecional e intimidade", talvez você se sentisse mal e até, de certa forma, enganado. A partir disso, podemos fazer algumas considerações.

Primeiramente, recuperamos a importância de reconhecer as especialidades da relação clínica e sua assimetria inerente. Mesmo que se tenha como objetivo o desenvolvimento de intimidade na relação clínica, isso não deve ser feito em uma reprodução artificial de outros tipos de relação interpessoal – ou seja, como se a terapia fosse uma amizade típica, simétrica, em que os processos subjetivos de ambos os envolvidos têm a mesma relevância. Reconhecendo a especificidade da relação – isto é, identificado que o objetivo daquela relação é a análise e o desenvolvimento de novos repertórios do paciente –, o fato de que o terapeuta faz intervenções planejadas para objetivos clínicos pode ser entendido como parte do processo, e não como o que chamamos em termos leigos de "manipulação".

O reconhecimento da natureza da relação também contextualiza o que chamamos de reforço genuíno. A genuinidade na clínica, ou "congruência", é definida por Gelso e Hayes[15] como a exibição de uma sincronia entre a maneira como o terapeuta se comporta em sessão e suas experiências internas. Em outras palavras, significa que, ainda que o terapeuta aja de maneira deliberada e pensada para produzir certos resultados, seu comportamento é sincero. No caso do exemplo dado anteriormente, então, não seria recomendado que o terapeuta mencionasse um sentimento de proximidade com o paciente se esse sentimento não estiver de fato sendo experienciado.

A genuinidade, nesse sentido, é importante por alguns motivos. Primeiro, para evitar afastamento e mal-estar, que, como já mencionado, ocorre quando percebemos que o terapeuta está se expressando de modo incongruente com a própria experiência. Considerando o "aparato" de identificação de expressões selecionado ao longo da nossa evolução como espécie, grande parte das pessoas percebe se expressões são artificiais ou não, e é teorizado que expressões autênticas do terapeuta promoveriam expressões autênticas do paciente, bem como contextualizam o desenvolvimento dos repertórios interpessoais descritos neste capítulo.[16]

Outro motivo da importância da genuinidade se relaciona a possibilidade de generalização do repertório desenvolvido em sessão.[17] Voltemos ao exemplo em que o terapeuta diz se sentir próximo do paciente pela maneira que a pessoa se expressou em sessão. Se ele disse isso enquanto na realidade se sentia apático, além de poder enfraquecer o vínculo, uma vez que o paciente pode perceber sua incongruência, ele também está fornecendo informações falsas sobre o efeito do sujeito sobre seu ambiente, ou seja, não está criando um contexto para que o sujeito realmente aprenda a notar seu efeito nas pessoas em sua volta, e, portanto, não está modelando habilidades que serão generalizadas de modo efetivo em outras relações da pessoa atendida.

CONSIDERAÇÕES FINAIS

Neste capítulo, entendemos que a "relação terapêutica" se refere ao conjunto de interações que visem promover, a partir do vínculo entre terapeuta e paciente, a modelagem de habilidades interpessoais, em especial repertório de intimidade, que possam ser generalizadas para outros ambientes além da sessão. Descrevemos alguns dos processos básicos envolvidos no desenvolvimento dessa relação e de seus desdobramentos, como reforço, modelagem e generalização.

Foram descritos os cinco grupos de habilidades interpessoais desenvolvidas no vínculo entre terapeuta e paciente:

1. Asserção de necessidades.
2. Comunicação bidirecional.
3. Habilidades relacionadas a conflitos interpessoais.
4. Autorrevelação e intimidade.
5. Expressão e experiência emocional.[11]

Foram descritos exemplos de como essas habilidades podem ser desenvolvidas no vínculo entre paciente e terapeuta e generalizadas para os demais contextos do sujeito, reconhecendo as especificidades da relação clínica e suas semelhanças com outras relações interpessoais.

Também abordamos a importância da presença sincera do terapeuta em sessão, que deve se conectar com os sentimentos e pensamentos que cada paciente evoca. Essa presença genuína, combinada ao conhecimento dos processos básicos e à realização da análise funcional dos comportamentos de cada paciente, deve resultar em relações terapêuticas significativas que promovam o desenvolvimento dos sujeitos envolvidos.

REFERÊNCIAS

1. Pontalis JB, Laplanche J. Vocabulário da psicanálise. Santos: Martins; 2001.
2. Kohlenberg RJ, Tsai M. Functional analytic psychotherapy: creating intense and curative therapeutic relationships. New York: Plenum Press; 1991.
3. Oshiro CKB, Vartanian JF, Sartor MS, da Silva EF. A psicoterapia analítica funcional. In: Oshiro CKB, Ferreira TA. Terapias contextuais comportamentais: análise funcional e prática clínica. Barueri: Manole; 2021.
4. Kupfer AS, Allen R, Malagodi EF. Induced attack during fixed: ratio and matched: time schedules of food presentation. J Exp Anal Behav. 2003;89(1):31-48.
5. Lerman DC, Vorndran CM. On the status of knowledge for using punishment implications for treating behavior disorders. J Appl Behav Anal. 2002;35(4):431-64.
6. Skinner BF. Selection by consequences. Behavioral and brain sciences. 1984;7(4):477-81.
7. Skinner BF. Ciência e comportamento humano. v.10. São Paulo: Martins Fontes; 2003. [Trabalho original publicado em 1953.]
8. Catania AC. Aprendizagem: comportamento, linguagem e cognição. Porto Alegre: Artmed; 1999.
9. Oshiro CKB, Kanter J, Meyer SB. A single-case experimental demonstration of Functional Analytic Psychotherapy with two clients with severe interpersonal problems. Int J Behav Consult Ther. 2012;7(2-3):111-6.
10. Skinner BF. Verbal behavior. Martino Publishing; 2015. [Trabalho original publicado em 1957.]
11. Callaghan GM. The functional idiographic assessment template (Fiat) system: for use with interpersonally-based interventions including functional analytic psychotherapy (FAP) and FAP--enhanced treatments. Behav Anal Today. 2006;7(3):357-98.
12. Cordova JV, Scott RL. Intimacy: a behavioral interpretation. Behav Anal. 2001;24(1):75-86.
13. Queiroz PP, Guilhardi HJ. Integração de contingências em ambiente clínico e natural para desenvolvimento de repertório de comportamentos e discriminação de sentimentos. In: Guilhardi HJ, Madi MBBP, Queiroz PP, Scoz MC. Sobre comportamento e cognição. v.7. São Paulo: ESETec. 2001. p.453-75.
14. Terry C, Bolling MYB, Ruiz M, Brown K. FAP and feminist therapies: confronting power and privilege in therapy. In: Kanter JW, Tsai M, Kohlenberg RJ. The practice of functional analytic psychotherapy. New York: Springer; 2010. p.97-122.
15. Gelso CJ, Hayes JA. The psychotherapy relationship: theory, research, and practice. New York: Wiley; 1998.
16. Kolden GG, Klein MH, Wang CC, Austin SB. Congruence/genuineness. Psychotherapy (Chic). 2019;48(1):65-71.
17. Holman G, Kanter JW, Tsai M, Kohlenberg R. Functional analytic psychotherapy made simple: a practical guide to therapeutic relationships. Oakland: New Harbinger; 2017.

13

Do combate ao alinhamento: abordando os conflitos trazidos pelo cliente em sessão

Daniel A. Assaz

O DESAFIO DE CONFLITOS TRAZIDOS PELOS CLIENTES

Ao longo da carreira, todo terapeuta encontrará clientes com os quais as sessões serão mais (in)tensas em função de conflitos na interação iniciados pelo cliente. Essas situações estão longe de serem agradáveis e podem ser particularmente aversivas ao clínico a depender da frequência com que ocorrem, da duração de cada episódio, da magnitude da expressão (i.e., volume e tom de voz) e da maneira como ela é feita (com verbalizações agressivas ou manipulativas, por exemplo).

Partindo do pressuposto de que todo profissional de saúde mental é, antes de tudo, um ser humano, ele não permanecerá impassível no momento. Ao contrário, essas expressões de conflito terão um impacto no terapeuta, que reagirá a elas.[1,2] A depender dessa reação, a dinâmica em sessão pode caminhar para um desfecho positivo ou negativo.

Em primeiro lugar, certos julgamentos, como "difícil", "resistente", "opositor" ou "diagnóstico X", podem surgir. Caso qualquer uma dessas caracterizações ganhe força, o terapeuta pode passar a responder ao cliente como um rótulo, limitando sua própria capacidade de interagir com ele como um ser humano em sua totalidade e complexidade.[3] Infelizmente a estigmatização de pessoas que sofrem com questões de saúde mental não está limitada ao público leigo e é muito mais comum entre profissionais de saúde do que estes gostariam de admitir.[4,5]

Em segundo lugar, por vezes potencializados pelos rótulos e estigmas, terapeutas podem se sentir inclinados a reagir a situações conflituosas de formas defensivas ou combativas.[6,7] De um lado, levantando seu escudo, o terapeuta pode se defender e justificar sua conduta, ou até mesmo se evadir da situação, ficando calado, concordando indiscriminadamente ou mudando de assunto, na tentativa de encerrar o conflito varrendo-o para debaixo do tapete (veja capítulo 10). Ao longo do processo terapêutico, o clínico pode se retrair, demonstrar dúvida, hesitação em fazer determinadas perguntas, análises ou intervenções e até se sentir aliviado com eventuais desmarcações ou sessões que, porventura, sejam mais tranquilas.

Do outro lado, levantando sua espada, o terapeuta pode reagir de modo combativo, explicitamente julgando ou atacando o comportamento do cliente, inclusive usando seu lugar de poder na relação para silenciar ou diminuir a pessoa à sua frente. Ao longo das sessões, isso pode escalonar para encontros marcados por agressões e pela luta por controle em uma relação progressivamente mais vertical. Essa dinâmica é usualmente caracterizada pelo terapeuta ocupando a posição de maior poder em função de seu lugar de menor vulnerabilidade na relação, por ser detentor do conhecimento psicológico e por ter compartilhado menos informações íntimas; e potencializada caso o cliente pertença a um grupo minoritário (em termos de gênero, raça, etnia, sexualidade, condição econômica etc.) e o terapeuta não.[8,9]

Diante de clientes que expressam conflitos em sessão, não é incomum que terapeutas adotem posturas defensivas ou combativas, geralmente acompanhadas por sentimentos de medo ou raiva,[1,10,11] independentemente de seu nível de experiência.[6,12] Esse cenário é compreensível ao levar em consideração que o conflito na relação terapêutica é um evento aversivo para uma grande parcela (se não a totalidade) de psicólogos clínicos, de modo que sua postergação, redução ou eliminação serão eventos reforçadores. Ademais, é importante lembrar que defesa e luta são estratégias recorrentes diante de situações aversivas, moldadas por nossa história evolutiva e pelas aprendizagens durante a vida por serem potencialmente efetivas em eliminar, reduzir ou afastar eventos desagradáveis em curto prazo.[13,14]

Entretanto, caso a relação terapêutica caminhe por dinâmicas combativas e/ou defensivas, ela adquirirá contornos bélicos, com ambos os membros da díade batalhando para atacar e se defender, potencialmente levando-os a se enquadrar nos estereótipos de vítima e vilão.[15] Se nada for feito, o desfecho mais provável é a ruptura da relação terapêutica e o encerramento prematuro da terapia.[16] Nesse cenário, o cliente não obterá o cuidado psicológico que buscava e poderá sofrer ainda mais com os efeitos negativos de um processo iatrogênico; e o terapeuta terá uma experiência de frustração profissional e pessoal, que pode impactar seu desempenho em outros casos.

Em resumo, ainda que seja compreensível que o terapeuta tenha tendências defensivas e combativas diante de situações de conflito trazidas pelo cliente na sessão (consideradas aversivas), estas não passam de armadilhas tentadoras diante de uma situação desafiadora. A promessa de afastar, postergar ou eliminar o conflito em curto prazo com defesa ou ataque tem suas limitações e custos inerentes: além de não resolver o problema que desencadeou o conflito, elas prejudicarão o relacionamento como um todo em longo prazo. Porém, por vezes parece ser a única solução possível quando o terapeuta está imerso no desconforto trazido pela situação conflituosa.

Alternativamente, o terapeuta é capaz de adotar posturas que, em conjunto, contribuem para que ele trabalhe de modo colaborativo com o cliente para resolver o conflito entre eles e realinhar a relação.[6,16,17] Neste capítulo serão apresentadas três posturas complementares que contribuem para esse desfecho. Elas foram denominadas consciente, validante e analítica, e todas serão definidas na sequência, assim como potenciais barreiras para adotá-las em uma situação de conflito em sessão e possíveis formas de superar esses obstáculos.

POSTURA CONSCIENTE

A postura consciente se refere à capacidade do terapeuta de observar e descrever tanto o problema expressado pelo cliente quanto o impacto psicológico que essa interação teve em si.[6,16,17] Nesse sentido, a postura consciente pode ser tomada em relação à perspectiva do cliente e/ou do terapeuta. Idealmente, isso será feito para ambos os membros da díade, de modo a aumentar o equilíbrio entre os dois lados durante a situação de conflito, favorecendo sua resolução de modo colaborativo.

Começando pela perspectiva do cliente, expressar conflito em sessão é, antes de tudo, uma forma de sinalizar para o terapeuta que existe um problema na relação e dar o primeiro passo para solucioná-lo colaborativamente. Os problemas podem ser de diversos tipos, porém é possível agrupá-los em categorias amplas. Neste capítulo eles serão divididos em necessidades, discordâncias e incômodos.

Em primeiro lugar, o cliente pode ter uma necessidade que não está sendo atendida; e o terapeuta pode ser capaz de satisfazê-la ou, pelo menos, ajudar o cliente a fazê-lo. Nesse sentido, a expressão de conflito talvez não seja nada mais do que um pedido. O cliente pode solicitar que o clínico aborde certos assuntos, analise determinados comportamentos, resolva problemas, altere algum aspecto do contrato terapêutico (como horários ou honorários), compartilhe informações sobre si, modifique sua postura em sessão (p. ex., seja mais presente ou mais afetuoso), entre outros.

Ademais, o conflito pode ser uma forma de o cliente dizer que discorda do terapeuta. Isso pode se referir a determinada opinião, análise, preferência ou recomendação.

Por fim, o conflito trazido pelo cliente pode se referir ao incômodo que ele sentiu diante de determinado comportamento do terapeuta. O cliente pode estar demonstrando que determinada análise, decisão ou postura do terapeuta teve um impacto negativo, fazendo-o sentir-se incompreendido, invalidado, desvalorizado ou até mesmo agredido.

O terapeuta também pode estar atento ao seu próprio comportamento durante a interação, incluindo seus sentimentos, pensamentos, tendências e ações. Em situações de conflito, isso pode consistir nas mais diversas reações, incluindo pensamentos de julgamento, sentimentos de ansiedade, raiva e culpa e ações combativas ou defensivas. É particularmente relevante que o terapeuta observe se está percebendo o pedido do cliente como algo factível, justo e que ele estaria disposto a atender; se está aberto a flexibilizar algum elemento do ponto de discordância com o cliente ou até a mudar de opinião; e se reconhece o impacto que seu comportamento teve no cliente, assim como sua intenção na interação em questão. Também é de extrema importância que o clínico esteja atento a possíveis limites pessoais sendo ultrapassados e desrespeitados.

Entretanto, estar consciente de si e do cliente requer que o clínico esteja presente, atento e sensível ao momento-a-momento da sessão;[18] infelizmente, isso nem sempre é o que ocorre. A falta de presença pode ser fruto de variáveis do terapeuta, como quando este vem para o atendimento em condições aquém do ideal, como cansado, faminto, irritado, ansioso, desanimado ou distraído. Sob condições adversas, será improvável que ele esteja presente em sessão e, consequentemente, consciente de si e do outro.[19]

Esse cenário será particularmente preocupante se for fruto de condições duradouras e abrangentes da vida do terapeuta. Especialmente ao levar em consideração que, para além dos desafios e estressores enfrentados por qualquer ser humano, o terapeuta, como profissional de saúde mental, está vulnerável a fatores de risco típicos da carreira, como *burnout*, traumatização vicariante e fadiga por compaixão.[19,20] Afinal, profissionais da saúde não são capazes de ajudar ninguém se não estiverem bem (veja capítulo 15).

Elementos da dinâmica de sessão também podem contribuir para uma consciência do terapeuta aquém do desejado. Os fatores que impactam a presença são desafios idiossincráticos para cada dinâmica terapeuta-cliente, mas podem incluir: clientes em estados emocionais intensos, que carregam um humor "contagioso" para a sessão; clientes com dificuldade em compartilhar sobre sua vida e expressar sentimentos, que desconectam outras pessoas de seus problemas e dores (ver capítulo 14); clientes com falas prolixas ou repetitivas; clientes com perspectivas e valores muito divergentes, dificultando o desenvolvimento da empatia; clientes com quem há uma pressão por resultados positivos, especialmente quando isso não está ocorrendo (ver capítulos 5 e 9).

Assim como as causas da falta de presença são múltiplas, as possíveis formas de resolvê-las também o são. Ao perceber que sua atenção em sessão está frequentemente aquém da desejada, o terapeuta deve identificar quais variáveis podem estar prejudicando sua presença e, na medida do possível, buscar remediar o problema. Isso pode ser feito de modo solitário; em conjunto com o cliente; ou com a ajuda de colegas de profissão (como em contextos de supervisão, intervisão ou grupo de estudos).

Para além da falta de presença, a consciência do problema trazido pelo cliente também dependerá da capacidade deste de expressá-lo de modo claro, direto e respeitoso. Essas características estão usualmente associadas ao conceito de assertividade.[21,22]

Entretanto, nem sempre o conflito será exposto dessa forma. O cliente pode ter dificuldade em colocar em palavras o problema que está percebendo,[23] ou estar receoso das possíveis reações da outra pessoa e das repercussões que terão na relação como um todo se compartilharem algum incômodo.[24,25] Nesses casos, há uma grande chance de que a outra pessoa, incluindo o terapeuta, entenda que existe um problema, mas não consiga identificá-lo corretamente.

Diante desse cenário, o clínico pode pedir por uma maior clarificação sobre o problema e encorajar a expressão do cliente. De grande importância será o uso de habilidades de escuta ativa, como refletir, parafrasear, resumir e articular elementos não verbalizados.[26,27] Refletir significa repetir parte ou toda a fala do cliente com as mesmas palavras; na paráfrase, o terapeuta compartilha o que compreendeu da fala do cliente com suas próprias palavras. Já resumir envolve integrar diferentes falas do cliente em um todo coerente. Por fim, ao articular elementos não verbalizados, o terapeuta descreve aspectos da experiência do cliente que não foram explicitamente expressos.

Existem ao menos duas vantagens em adotar uma escuta ativa em sessão. Em primeiro lugar, isso pode criar um senso de compreensão maior por parte do cliente, uma vez que seria muito difícil (se não impossível) para o terapeuta fazê-lo sem uma compreensão genuína de sua perspectiva, conectando a postura consciente com a postura validante. Ademais, quando compartilha o que compreendeu da perspectiva do cliente, o terapeuta está sendo humilde ao reconhecer que pode ter compreendido incorretamente, criando a oportunidade para que o cliente esclareça algum ponto ou o corrija conforme necessário. Ambas sempre são importantes no contexto da psicoterapia, porém sua relevância torna-se ainda maior em situações delicadas como as de conflito.

Por fim, a autoconsciência do terapeuta sobre suas reações à expressão de conflito dependerá de sua capacidade de distinguir e nomear suas experiências psicológicas.[6] Isso requer que ele tenha aprendido essa habilidade na socialização com pessoas que demonstravam interesse em sua subjetividade, tinham autoconhecimento o suficiente para ensiná-lo a nomear essas experiências e reagiam a essas expressões com entendimento e acolhimento.[28,29] Em outras palavras, ambientes que nutriram e desenvolveram a capacidade de observar e descrever a si mesmo. Na ausência desses ambientes em sua comunidade social de modo natural, o terapeuta pode buscar contextos favoráveis para esse aprendizado, como terapia individual e supervisão.

POSTURA VALIDANTE

Para além da consciência, é importante que o clínico reconheça que o problema trazido pelo cliente é relevante e que a expressão desse conflito é legítima; e que suas reações à situação de conflito são compreensíveis. Em outras palavras, a resolução de conflito em sessão será favorecida caso o terapeuta compreenda o comportamento de ambos os membros da díade como válido.[27] Assim como na postura consciente, o terapeuta pode (e idealmente deve) adotar a postura validante para ambos os membros da díade.

Focando o comportamento do cliente, a base da validação é que o terapeuta seja capaz de entender a perspectiva deste. Apesar de isso poder ocorrer de modo encoberto, o terapeuta pode comunicar abertamente o seu entendimento ao cliente por meio das habilidades de escuta ativa mencionadas na última seção.[26,27,30]

Para além do entendimento, validar inclui evidenciar que o comportamento em questão é compreensível.[26,30] Compreender não significa concordar ou aplaudir, mas simplesmente reconhecer que esse sentimento, pensamento ou ação, independentemente de qual seja, teve razões para acontecer e, em última instância, era esperado que acontecesse dado o contexto. Mais uma vez, isso pode ser feito de modo encoberto pelo terapeuta ou expressado para o cliente. Esses motivos podem ser usualmente encontrados na situação atual, na história de vida e/ou em um senso de humanidade com outras pessoas com as quais compartilhamos uma história evolutiva e um contexto cultural.[26,31]

A título de ilustração, é possível validar uma demonstração de raiva diante de uma crítica ao conectá-la com o evento que gerou esse sentimento (i.e., a crítica); com um histórico de interações conflituosas com essa pessoa ou um histórico de críticas agressivas por outras pessoas; e/ou com um lado muito humano de que ninguém gosta de ser criticado (o que inclui o próprio terapeuta). Em outras palavras, é preciso compreender o comportamento como ações em um contexto e não como meros atos isolados.

Os mesmos princípios de validação descritos também podem ser aplicados ao comportamento do terapeuta diante dos conflitos em sessão. Assim, este pode tentar identificar por que sua reação à expressão de conflito do cliente é compreensível, buscando os motivos no contexto atual, no contexto histórico ou no senso de coletividade humana.[26,31]

Entretanto, adotar uma postura validante não é simples, afinal ela é usualmente incompatível com as posturas defensivas e combativas que tendem a surgir no contexto de conflitos. Ademais, ela também é antagônica a práticas culturalmente disseminadas de julgar, avaliar e rotular as outras pessoas e a si mesmo.[32,33]

Essas práticas culturais tornam-se ainda mais fortes quando o cliente expressa conflito de formas que buscam exercer o controle na interação com o terapeuta. Em primeiro lugar, o cliente pode expressar conflito com alta frequência, duração ou intensidade. Em outras palavras, ele está constantemente abordando problemas na relação, gasta uma parte significativa das sessões nesses problemas e/ou se comunica com volume alto, aumentando o tom de voz consideravelmente e eventualmente até gritando.

Em segundo lugar, o cliente pode ser agressivo, ameaçando punir o terapeuta caso ele não aja de acordo com suas vontades. Essas ameaças podem ser diretas e explícitas ou indiretas e implícitas (popularmente conhecido como passivo-agressivo, envolvendo cutucadas, indiretas e ironias).

Por fim, o cliente pode manipular de modo a estabelecer uma dinâmica de poder, na qual suas vontades são moralmente justas e deveriam ser cumpridas pelo terapeuta. Isso pode ser alcançado ao elevar-se a uma posição superior em função de qualquer característica, de modo que a outra pessoa teria que obedecê-la; ou ao diminuir a posição do outro, caracterizando-o como um vilão (e ele como uma vítima), induzindo culpa e atitudes de reparação e submissão.

A despeito do modo como o conflito for expresso pelo cliente, é importante relembrar que os problemas subjacentes a ele (a necessidade não atendida, a discordância presente ou o incômodo causado) são válidos. Ademais, vale ressaltar que gritar, atacar ou manipular pode ter sido a única maneira como aquela pessoa foi capaz de agir para se expressar no momento, seja porque estava em uma situação de dor intensa ou porque é dessa forma que foi ensinada a se comunicar com os outros. Ao estar demasiadamente preso ao modo de expressão do cliente, o terapeuta pode perder de vista o motivo do conflito, o que o impede de adotar a postura validante e favorecendo uma postura julgadora.

Outro elemento que favorece a adoção de uma postura julgadora é quando o terapeuta percebe experiências socialmente vistas como antagônicas à imagem de um profissional competente de saúde mental: "psicólogo deve sentir empatia e não raiva de seus pacientes" ou "psicólogo não pode ter problemas psicológicos". Diante dessas experiências, é compreensível que o terapeuta tente evitá-las a todo custo.[34] Porém, deixar de encará-las não significa que elas desapareceram, mas somente que estão sendo ignoradas, de modo que podem se acumular e se potencializar desapercebidas ao longo do tempo, até culminarem em uma ação repentina e potencialmente destrutiva.

Em contrapartida, o terapeuta que esteja aberto e disposto a sentir e reconhecer essas experiências desagradáveis em si mesmo estará dando os primeiros passos no sentido de compreender por que elas existem e usá-las, com curiosidade, como fontes de informação a respeito da interação com o cliente e da relação como um todo. Isso pode ser nutrido em ambientes de troca com colegas de profissão, nos quais o terapeuta pode reconhecer reações similares em profissionais que admira e ser acolhido ao compartilhar reações que seriam simplesmente punidas em outros contextos.[6] Afinal, esses contextos podem ser importante lembretes de que até mesmo os comportamentos defensivos e combativos do clínico podem ser compreendidos em seu contexto e validados, ainda que não levem a desfechos positivos no processo terapêutico.

POSTURA ANALÍTICA

As posturas consciente e validante são importantes para a compreensão do problema trazido pelo cliente e de sua relevância, assim como para o entendimento das reações autênticas do terapeuta à situação a partir de um olhar mais compassivo. Ambas dependem de o clínico estar disposto a se aproximar de sua própria experiência e da perspectiva do cliente. Já a postura analítica requer um olhar mais distanciado, no qual são avaliados os diferentes modos como o terapeuta pode responder à expressão de conflito do cliente e a seus impactos (positivos e negativos) na relação terapêutica e no processo de mudança clínica.

Considerando que o conflito expressado pelo cliente em sessão pode ser categorizado em pedidos, discordâncias e incômodos (ver "Postura consciente"), as possíveis reações do terapeuta serão coerentes com o problema trazido. Para cada um dos tipos de problemas, a ação do terapeuta pode variar em um contínuo, no qual ele está em total alinhamento com o cliente em um extremo e em total desalinhamento no outro. Isso significa que as possíveis respostas do terapeuta a pedidos do cliente variam entre acatá-los e recusá-los em sua totalidade, podendo aceitá-los parcialmente ou concordar com pedidos alternativos que surjam.

Diante de discordâncias, o terapeuta pode mudar totalmente de perspectiva, passando a concordar com o cliente; recusar o ponto de vista do cliente em sua totalidade, reconhecendo a incompatibilidade existente; e transformar parcialmente sua opinião a partir da discussão. Por fim, após a expressão de incômodos do cliente, o terapeuta pode reconhecer sua responsabilidade em maior ou menor grau, desde somente explicar ou justificar seu comportamento até assumir completamente o efeito que sua atitude teve no cliente, pedindo desculpas, oferecendo reparações (quando possível) e se comprometendo a tomar atitudes diferentes no futuro.

A despeito da variedade de reações possíveis e compreensíveis do terapeuta diante do conflito trazido pelo cliente, é importante relembrar que a relação terapêutica é uma dinâmica com contornos especiais, que existe primordialmente em prol do cliente, que busca ajuda para lidar com seu sofrimento psicológico. Isso significa que uma psicoterapia efetiva construirá e manterá uma forte aliança entre terapeuta e cliente enquanto eles traçam objetivos e buscam alcançá-los, em prol de uma vida com qualidade e significado para o cliente.[35] Assim, a postura analítica envolve que o terapeuta avalie se sua potencial reação diante do conflito trazido pelo cliente irá (1) fortalecer ou enfraquecer a aliança terapêutica; e (2) aumentar ou diminuir a probabilidade de o cliente atingir seus objetivos.

Focando a relação terapêutica, a situação de conflito em sessão é potencialmente desafiadora para ambos os membros da díade. Nessa situação, caso o terapeuta reaja com maior desalinhamento ao conflito pelo cliente (i.e., recuse o pedido, mantenha a discordância ou justifique sua postura que causou incômodo), essa aversividade pode ser mais forte do que vínculo construído. Nesse caso, podem surgir rupturas significativas na aliança terapêutica que serão obstáculos à melhora clínica.[16]

Isso é particularmente provável se a aliança terapêutica estiver mais vulnerável, seja por estar em seus momentos iniciais, por nunca ter se consolidado definitivamente ou por ter sofrido rupturas recentes. Outro fator relevante se refere ao grau de importância do problema para o cliente. Todas as pessoas têm limites intransponíveis e necessidades inegociáveis em relacionamentos. Em outras palavras, determinados pedidos podem ser recusados pelo terapeuta sem comprometer a relação, enquanto outros são fundamentais para a manutenção do vínculo; algumas discordâncias serão periféricas e irrelevantes, enquanto outras serão impeditivas para a construção da relação; e algumas feridas são grandes e profundas demais para serem cicatrizadas.

Para além da manutenção da aliança terapêutica, também é possível analisar em que medida a resolução do conflito está conectada com os objetivos terapêuticos e valores do cliente. Para alguns casos, a formulação de caso idiográfico sugere que a maneira como o cliente se comporta diante de situações de conflito é um elemento central de seu sofrimento psicológico, de modo que a intervenção terá como um de seus objetivos o desenvolvimento de formas alternativas de se engajar em conflito.[36] Alguns clientes já trazem isso desde a primeira sessão em suas queixas iniciais.

Mais concretamente, isso pode aparecer como dificuldade de se expressar, ativamente evitando fazer pedidos, discordar, colocar limites ou explicitar incômodos (ver "Postura consciente"). Alternativamente, isso também pode adotar contornos excessivamente confrontativos, no qual o cliente tende a buscar controle sobre o outro, potencialmente escalonando conflitos e sendo socialmente isolado em médio ou longo prazo (ver "Postura validante").

Embora não seja uma questão para todos os clientes, quando for o caso, a situação de conflito em sessão terá extremo valor para o processo terapêutico. Afinal, ela provavelmente será funcionalmente semelhante à situação em que o cliente tem dificuldades com outras pessoas de sua vida.[37,38] Caso ele repita o mesmo padrão na interação com o terapeuta (seja evitando se expressar ou sendo excessivamente controlador no modo de falar), essa situação será uma excelente oportunidade para o clínico ajudar o cliente a experimentar novas formas de agir diante de conflitos no ambiente mais seguro da sessão e fortalecer aquelas que lhe permitem expressar-se de forma respeitosa consigo e com o outro.[37,38]

Novamente, existem possíveis desafios em adotar a postura analítica. Uma vez que consiste na análise das consequências de determinadas ações no seguimento do processo terapêutico, ela depende da qualidade da formulação de caso. Já que uma boa formulação de caso é aquela útil para o terapeuta, na medida em que, dentre outros, contribui para a definição de objetivos terapêuticos,[39,40] a ausência de uma formulação robusta, completa e coerente significará que o clínico terá dificuldade em avaliar se o manejo de conflitos é um problema para o cliente.

Ademais, a postura analítica depende de o bem-estar do cliente ser uma prioridade para o terapeuta e atuar como um guia para sua tomada de decisão. Porém, isso pode não ser o caso quando experiências oriundas de outros relacionamentos estiverem interferindo no comportamento do clínico.[17] Afinal, as interações entre terapeuta e cliente não ocorrem em um vácuo e, com exceção do primeiro contato, acontecem no contexto da relação entre ambos, caracterizada por uma história de interações.

Por sua vez, essa relação está embutida em outro contexto mais amplo: o histórico de relacionamentos que terapeuta e cliente mantiveram com outras pessoas em sua vida, como familiares, amigos, cônjuges e colegas. Desse modo, o terapeuta pode deixar de responder à pessoa à sua frente e à situação do momento e passar a reagir a um contexto mais amplo, que não envolve o cliente e seu sofrimento psicológico. A distinção entre a relação estabelecida com o cliente e com outras pessoas é difícil e pode requerer a ajuda de outros profissionais em ambientes de supervisão ou terapia particular.

CONSIDERAÇÕES FINAIS

A expressão de conflito do cliente na relação terapêutica costuma ser uma situação aversiva para o clínico, que pode vir a adotar posturas combativas ou defensivas. Embora sejam reações compreensíveis diante de um contexto desafiador por eliminarem, diminuírem ou postergarem o problema em questão em curto prazo, em médio e longo prazo elas tendem a ter consequências negativas, capazes de minar toda a relação terapeuta-cliente e o processo terapêutico.

Alternativamente, é possível construir uma dinâmica colaborativa entre terapeuta e cliente, na qual ambos buscam resolver o problema em questão e realinhar o relacionamento. Para esse fim, o terapeuta pode adotar três posturas que aumentarão a chance desse segundo desfecho: consciente, validante e analítica.

A postura consciente significa que o terapeuta é capaz de observar e descrever o problema subjacente ao conflito trazido pelo cliente e suas próprias reações (incluindo sentimentos, pensamentos e vontades) a essa expressão. Já a postura validante implica que o terapeuta é capaz de entender por que o problema trazido pelo cliente e sua reação a ele são compreensíveis diante do contexto atual e histórico. Por fim, a postura analítica se refere à capacidade do terapeuta de identificar se sua reação ao conflito será útil para fortalecer a relação terapêutica e atingir os objetivos do cliente orientados pela formulação de caso.

Adotar cada uma das três posturas não é simples nem fácil: existem diversos obstáculos que podem acometer qualquer clínico. Entretanto, superá-los permite que o terapeuta esteja em melhor posição para ajudar seu cliente a resolver o conflito em questão e realinhar a dinâmica entre ambos.

REFERÊNCIAS

1. Pope KS, Tabachnick BG. Therapists' anger, hate, fear, and sexual feelings: national survey of therapist responses, client characteristics, critical events, formal complaints, and training. Professional Psychology: Research and Practice. 1993;24:142-52.
2. Sherman MD, Thelen MH. Distress and professional impairment among psychologists in clinical practice. Professional Psychology: Research and Practice. 1998;29(1):79-85.
3. McHugh L, Stewart I, Almada P. A contextual behavioral guide to the self: theory and practice. Oakland: New Harbinger; 2019.
4. Henderson C, Noblett J, Parke H, Clement S, Caffrey A, Gale-Grant O, et al. Mental health-related stigma in health care and mental health-care settings. The Lancet Psychiatry. 2014;1(6):467-82.
5. Schulze B. Stigma and mental health professionals: a review of the evidence on an intricate relationship. Int Rev Psychiatry. 2007;19(2):137-55.
6. Wolf AM, Goldfried MR, Muran JC. Transforming negative reactions to clients: from frustration to compassion. Washington: American Psychological Association; 2013.
7. Wolf AM, Goldfried MR, Muran JC. Therapist negative reactions: how to transform toxic experiences. In: Castonguay LG, Hill CE. How and why are some therapists better than others? Understanding therapist effects. Washington: American Psychological Association; 2017. p.175-92.

8. Owen J, Tao KW, Imel ZE, Wampold BE, Rodolfa E. Addressing racial and ethnic microaggressions in therapy. Professional Psychology: research and practice. 2014;45(4):283-90.
9. Sue DW. Microaggressions in everyday life: race, gender and sexual orientation. New York: John Wiley & Sons; 2010.
10. Chui H, Hill CE, Kline K, Kuo P, Mohr JJ. Are you in the mood? Therapist affect and psychotherapy process. J Couns Psychol. 2016;63(4):405-18.
11. Dalenberg CJ. Maintaining the safe and effective therapeutic relationship in the context of distrust and anger. Psychotherapy: theory, research, practice, training. 2004;41:438-47.
12. Kottler JA, Carlson J. Bad therapy: master therapists share their worst failures. Oxford: Brunner--Routledge; 2003.
13. Blanchard DC, Blanchard RJ. Defensive behaviors, fear and anxiety. In: Blanchard RJ, Blanchard DC, Griebel G, Nutt DJ. Handbook of anxiety and fear. Cambridge: Academic Press; 2008. p.63-80.
14. Lemerise EA, Dodge KA. The development of anger and hostile interactions. In: Lewis M, Haviland-Jones JM, Barrett LF. Handbook of emotions. New York: The Guilford Press; 2008. p.730-41.
15. Castonguay LG, Boswell JF, Constantino MJ, Goldfried MR, Hill CE. Training implications of harmful effects of psychological treatments. American Psychologist. 2010;65:34-49.
16. Safran JD, Muran JC. Resolving therapeutic alliance ruptures: diversity and integration. J Consult Clin Psychol. 2000;56(2):233-43.
17. Hayes JA, Gelso CJ, Kivlighan DM, Goldberg SB. Managing countertransference. In: Norcross JC, Lambert MJ. Psychotherapy relationships that work: evidence-based therapist contributions. v.1. 3 ed. Oxford: Oxford University Press; 2019. p.522-48.
18. Hayes JA, Vinca M. Therapist presence, absence and extraordinary presence. In: Castonguay LG, Hill CE. How and why are some therapists better than others? Understanding therapist effects. Washington: American Psychological Association; 2017. p. 85-100.
19. Smith PL, Moss SB. Psychologist impairment: what is it, how can it be prevented, and what can be done to address it? Clinical Psychology: science and practice. 2009;16(1):1-15.
20. Newell JM, MacNeil GA. Professional burnout, vicarious trauma, secondary traumatic stress, and compassion fatigue. Best practices in mental health. 2010;6(2):57-68.
21. Caballo VE. Asertividad: definiciones y dimensiones. Estudios de Psicología. 1983;4(13):51-62..
22. Heimberg R, Becker RE. Cognitive and behavioral models of assertive behavior: Review, analysis and integration. Clin Psychol Rev. 1981;1(3): 353-73.
23. Bruch MA. A task analysis of assertive behavior revisited: replication and extension. Behav Ther. 1981;12(2):217-30.
24. Chiauzzi E, Heimberg RG. Legitimacy of request and social problem solving: a study of assertive and nonassertive subjects. Behavior Modification. 1986;10(1):3-18.
25. Kuperminc M, Heimberg RG. Consequence probability and utility as factors in the decision to behave assertively. Behav Ther. 1983;14(5):637-46.
26. Linehan MM. Validation and psychotherapy. In: Bohart A, Greenberg L. Empathy reconsidered: new directions in psychotherapy. Washington: American Psychological Association. 1997; p.353-92.
27. Miller WR, Rollnick S. Motivational interviewing: helping people change. 3 ed. New York: The Guilford Press; 2012.
28. Darrow SM, Follette WC. A behavior analytic interpretation of alexithymia. J Contextual Behav Sci. 2014;3(2):98-108.
29. Linehan MM. Cognitive-behavioral treatment of borderline personality disorder. New York: The Guilford Press; 1993.
30. Pederson LD. Dialectical behavior therapy: a contemporary guide for practitioners. New York: John Wiley & Sons; 2015.
31. Neff K. Self-compassion: an alternative conceptualization of a healthy attitude toward oneself. Self and Identity. 2003;2(2):85-101.
32. Solomon RC, Stone LD. On "positive" and "negative" emotions. J Theory Soc Behav. 2002;32(4):417-35.

33. Soriano CL, Valverde MR, Martínez OG. A proposal for synthesizing verbal contexts in experiential avoidance disorder and acceptance and commitment therapy. Int J Psychol Psychol Ther. 2004;4(1):377-94.
34. Hayes SC, Wilson KG, Gifford EV, Follette VM, Strosahl K. Experiential avoidance and behavioral disorders: a functional dimensional approach to diagnosis and treatment. J Consult Clin Psychol. 1996;64(6):1152-68.
35. Horvath AO, Greenberg LS. Development and validation of the working alliance inventory. J Couns Psychol. 1989;36(2):223-33.
36. Callaghan GM. The functional idiographic assessment template (Fiat) system: for use with interpersonally-based interventions including functional analytic psychotherapy (FAP) and FAP-enhanced treatments. Behav Anal Today. 2006;7(3):357-98.
37. Kohlenberg R, Tsai M. Functional analytic psychotherapy: creating intense and curative therapeutic relationships. New York: Plenum Press; 1991.
38. Holman G, Kanter J, Tsai M, Kohlenberg R. Functional analytic psychotherapy made simple: a practical guide to therapeutic relationships. Oakland: New Harbinger; 2017.
39. Eels TD. Handbook of psychotherapy case formulation. 3 ed. New York: The Guilford Press; 2022.
40. Sturmey P. Behavioral case formulation and intervention: a functional analytic approach. New York: Wiley-Blackwell; 2008.

14

Clientes que evitam sentir e experienciar sentimentos

Mirella Cassia da Silva
Mirelle Christina Pinheiro

O desconforto emocional é algo que está presente na vida de qualquer pessoa, independentemente de quão confortável e de quantas possibilidades de diversão ela possa ter.[1] Porém, apesar de ser da natureza humana lidar com emoções negativas e pensamentos desagradáveis, grande parte das pessoas na sociedade ocidental é ensinada desde cedo que o normal é sentir alegria e calma. Com isso, comportamentos para evitar, exterminar e tratar emoções e pensamentos negativos são cada vez mais frequentes, como se experienciar essas emoções fosse um erro a ser consertado.[1]

Essas informações são transmitidas a nós desde cedo e, inclusive, aprendemos durante a infância que é melhor evitar o sofrimento do que buscar a satisfação.[2] Com todo esse cenário, é comum encontrar pacientes nos consultórios que têm dificuldades em experienciar sentimentos, ou que querem se ver livres deles o mais brevemente possível, e essa missão muitas vezes é atribuída aos psicólogos e psiquiatras.[3]

Vamos dar alguns passos atrás, a fim de tomar perspectiva e de compreender o que está sendo denominado como "sentimento". Podemos dividi-lo, inicialmente, em duas grandes dimensões: como experiência fisiológica e como objeto de aprendizagem.[4]

O sentimento como percepção com medidas fisiológicas correspondentes é a primeira e mais notória dimensão, manifestada por pupila dilatada, sudorese, ritmo cardíaco acelerado e respiração curta, diante de uma situação de perigo, por exemplo. A segunda dimensão, sobre a qual é fundamental nos informarmos na condição de terapeutas, é o histórico de aprendizagem dos nossos clientes sobre o que eles nomeiam como sentimentos. Dizer que estamos tristes, angustiados, animados ou com raiva é resultado de um processo de aprendizagem que se inicia na infância na comunidade em que estamos inseridos, considerando que a família muitas vezes é responsável por esse processo.[5]

Imagine um contexto em que uma menina estava brincando com o seu carrinho novo e ele quebrou. A criança começou a chorar e sua mãe, ao pegá-la no colo, disse "Nossa, filha! Seu brinquedo quebrou, que triste!". O começo da aprendizagem de nomear sentimentos se dá pela maneira como outras pessoas nomeiam os nossos próprios sentimentos. A mãe, nesse caso, ao ver a filha chorando com o brinquedo quebrado, inferiu que a menina poderia estar triste e verbalizou "triste". Vamos imaginar que isso tenha acontecido repetidas vezes, em diferentes contextos. Antes mesmo de a mãe nomear, a menina vai até ela chorando e diz: "Mãe, estou muito triste! Minha caneta quebrou". Nesse caso entendemos que o comportamento de dizer "estou triste", identificando um sentimento, foi aprendido com a comunidade, e ainda segue uma determinada situação e respondentes fisiológicos.

O problema com o qual nos deparamos ao analisar a história de vida dos nossos clientes em terapia é que muitas vezes há uma discrepância entre a maneira como o cliente aprendeu (ou não) a nomear e seus reais pensamentos e sensações corpóreas, visto que há uma limitação no quanto a comunidade verbal consegue ser acurada em sua descrição, podendo oferecer inferências errôneas por não acessar exatamente como a pessoa está se sentindo.[6]

Além da acurácia, esse aprendizado pode resultar na clínica em clientes que não nomeiam sentimentos, não conseguem expressar emoções em conjunto com o relato de sentimentos, ou em pessoas que não aceitam seus sentimentos, acabando por "lutar" com eles. Nos tópicos a seguir, discutiremos cada um dos casos e apresentaremos os manejos indicados.

CLIENTES QUE NÃO NOMEIAM SENTIMENTOS

Um cenário comum nos atendimentos clínicos é o dos clientes que têm tamanha evitação ou pouco autoconhecimento que não conseguem oferecer diferentes nomeações de sentimentos. Temos tanto aqueles que classificam todos os sentimentos como "bem" e "mal" ou "feliz" e "triste" quanto aqueles que, ao perguntarmos "como você se sentiu nessa situação?", descrevem ações como "senti que precisava resolver o problema, ligar para as pessoas", em vez de relatar algo como "me senti preocupado/ansioso/frustrado".

Estudo de caso clínico 1: Marcelo

Marcelo, 30 anos, chegou ao atendimento com a queixa de se sentir muito "empacado" na vida. Descrevia seus dias como "arrastados". Em alguns dias se sentia bem e em algumas semanas se sentia mal. Trabalhava de maneira informal em uma lanchonete, como garçom, o que demandava muitas horas da semana. Quando perguntado sobre o que seria se sentir "bem", ele relatava que conversava com seus colegas de casa, saía do quarto e mantinha comportamentos de autocuidado, como a organização do quarto, refeições completas e a rotina de higiene em dia. Quando perguntado sobre quais sentimentos predominam quando está mal, disse que era um "sentimento de muitas coisas para resolver, e nada acontecendo ao mesmo tempo". Durante as sessões, buscando entender melhor a função desse sentimento, recorremos à sua história de vida.

Quando criança, relatou ter sido muito "superprotegido" pela família extensa, pois aos quatro anos perdeu a mãe em um acidente de carro. Toda vez que expressava se sentir mal, a avó o abraçava e falava "não foi nada"; em contraponto, o pai, muito rígido, dizia "isso não é um problema, é só frescura". Quando perguntado sobre o pai, disse que não se lembra de terem tido em algum momento uma conversa sobre os sentimentos, descrevendo-o como muito distante e fechado.

Podemos perceber que em ambos os cenários o cliente não teve uma comunidade que nomeasse sentimentos. Seja pelo contato afetuoso da avó, que tinha medo de que ele sentisse coisas aversivas, ou pela rigidez do pai, não havia conversas que o ajudassem a traduzir suas sensações corpóreas e pensamentos.

Em seus relacionamentos amorosos, costumava se relacionar com homens que tinham comportamentos similares de invalidação, adotando a maior parte do tempo uma postura passiva diante dos conflitos, e esperava que eles o ajudassem a decidir o que era melhor para sua vida pessoal e profissional, ficando mais sob controle de seu mundo externo do que interno.

Durante as sessões, o cliente se demonstrava muito apreensivo em colocar sua percepção sobre as coisas, relatando em uma delas "dá um branco, não lembro o nome de sentimentos" quando analisamos situações cotidianas que o impactavam de alguma forma. Diante desse contexto, a terapia passou a ocupar o lugar da comunidade verbal, ajudando-o a descrever, nomear e elaborar maneiras de lidar com os sentimentos. Conforme discutido por Soares e Farias,[7] a relação terapêutica proporciona um espaço de vulnerabilidade para o cliente, sem que este tenha de se submeter a julgamentos ou reações punitivas do terapeuta, possibilitando analisar, oferecer consequências imediatas e auxiliar o cliente a entrar em contato com seus sentimentos.

Partindo desse ponto, o manejo para que Marcelo passasse a relatar seus sentimentos tomou diferentes frentes na relação terapêutica. Durante o relato de situações cotidianas, foram sugeridas ao cliente alternativas de nomeação. Por exemplo, Marcelo começava a relatar uma situação em que o pai decidiu por ele quando iria voltar para casa, sem levar em conta suas vontades e compromissos. Ele estava visivelmente incomodado com a situação, então a terapeuta perguntou: "Marcelo, estou percebendo que isso te impactou de alguma maneira. Nesse contexto, imagino que você pode ter ficado chateado, com raiva, frustrado, ansioso... O que você acha que se aproxima mais do seu sentimento neste momento?". Dessa maneira ele pôde ter acesso a diferentes formas de nomear, que se relacionavam com a situação, e que poderiam ser correspondentes por meio da mediação terapêutica. Funciona como o caso que exemplificamos anteriormente, em que a mãe, ao ver a filha chorando, afirma que ela pode estar triste. Por isso afirmamos que a relação terapêutica adota função similar à de comunidade verbal, tal qual a família, a escola e outras relações importantes, possibilitando ensinar novos repertórios que serão benéficos para o cliente.

Após um tempo realizando esse mesmo processo, o cliente passou a se sentir mais seguro, e fazia perguntas sobre as nomeações, por exemplo, "como eu diferencio raiva e tristeza?", ou fazendo pedidos: "Será que você poderia me falar outros nomes de sentimentos; não sei se esses são exatamente o que eu preciso". Nessa forma de manejo não trabalhamos com um cenário dominado pela psicoeducação sobre sentimentos, mas com o processo de estabelecer significado para o sentimento do cliente. Além disso, é fundamental que o terapeuta seja sensível a seus sentimentos sobre o cliente e à maneira como eles estão sendo comunicados durante a relação terapêutica.

Por exemplo, em uma das sessões, Marcelo relatou que se sentia magoado com o namorado por ele ignorar suas opiniões. A terapeuta respondeu: "Nossa, Marcelo! Quando você me diz como isso te magoou e todas as lembranças que recuperou da sua história eu me sinto muito sensibilizada. Fico triste que isso tenha acontecido com você e ao mesmo tempo me sinto mais próxima por me contar". Essa foi uma reação genuína da terapeuta que reforçou o comportamento do cliente de compartilhar sentimentos.

Entendemos por reforçadores oferecer consequências que aumentem a probabilidade da emissão desses comportamentos no futuro.[8] Conforme apontado por Kohlenberg e Tsai,[4] criadores da psicoterapia analítica funcional (FAP), segundo a base teórica do atendimento realizado com Marcelo, e posteriormente com Marina (que será descrito a seguir), é uma importante função do terapeuta reforçar os comportamentos que indicam melhora no repertório do cliente de maneira natural e não arbitrária, tal qual ele encontraria em seu ambiente. Essa preocupação fortalece um importante aspecto terapêutico: a generalização, ou seja, a extensão dos resultados para fora da sala de atendimento, propiciada pelo desenvolvimento da relação terapêutica autêntica.[9]

É muito provável que, quando recebemos clientes que não dão nomes para sentimentos, ao investigarmos suas histórias de vida, depararemos com a ausência de espaços que demonstram interesse por seu relato, como os ambientes invalidantes que encontramos na trajetória de Marcelo. Ter atenção à interação entre terapeuta-cliente, olhando para seus significados e paralelos com a análise do caso, buscando identificar como os comportamentos que são apresentados na clínica se relacionam com aqueles que ele apresenta em seu cotidiano, pode potencializar a nomeação de sentimentos.

CLIENTES QUE FALAM SOBRE SENTIMENTOS SEM DEMONSTRAR EMOÇÃO

Há ainda alguns clientes que conseguem discorrer sobre seus sentimentos, mas não implicam uma expressão compatível com o estado emocional presente. Nesse caso, parece ter ocorrido uma aprendizagem de sentimentos desacompanhados da auto-observação. Imagine uma cena em que um amigo está contando a você que brigou com a mãe quando saía de casa para encontrar você e está muito chateado, mas ao mesmo tempo você percebe que ele está sorrindo e não demonstra estar abatido com o ocorrido. Esse cenário, além de ser confuso para quem está presenciando, pode apresentar conflito para quem está sentindo por, possivelmente, não estar no controle dos seus próprios estados internos. Isso dificulta o relato, a obtenção da validação do outro e a compreensão de como as coisas realmente o atingem.

Estudo de caso clínico 2: Marina

Marina, 25 anos, estava iniciando um curso de pós-graduação quando procurou atendimento relatando dificuldade para se organizar com seus compromissos e sua autonomia, visto que seu orientador aparentava não ser muito presente. Marina era da área de biológicas e sempre se apegava muito a frases que evidenciavam sua preocupação com desempenho, como "coisas mais difíceis valem mais", "quem quer fazer arranja tempo e não desculpa", "se eu consigo fazer todo mundo consegue, é só preguiça", entre outras regras sobre a valorização da sua *performance* acadêmica.

Depois de alguns meses em terapia, passou a relatar que acreditava não ter ninguém que se importasse com ela, ou que demonstrasse interesse por suas coisas. Apesar de inferirmos a partir dessas falas que ela estava em sofrimento, e ela mesma destacar um incômodo em relação a isso, não havia nada em sua expressão que indicasse qual emoção percorria seu relato. Em seu dia a dia, com frequência se deparava com situações nas quais as pessoas não entendiam seu comportamento, por exemplo, quando ela estava muito interessada na pessoa com quem estava saindo, mas não estava comunicando com exatidão essa mensagem, pois a pessoa lhe disse que ela parecia não ligar para a relação, ou ter algum interesse em continuar.

Em sua história podemos destacar que a relação com a mãe era muito baseada em desempenho. Marina tinha uma irmã mais nova que era bem próxima da mãe, e se sentia deixada de lado a maior parte do tempo. Sua mãe algumas vezes fazia piada com a irmã mais nova quando Marina não conseguia completar uma tarefa ou não tinha a habilidade necessária para alguma coisa. Nesse contexto, relatava se sentir alvo de *bullying* por parte da mãe, e, quando perguntada sobre suas reações na época, ela dizia "não tinha como fazer nada. Se eu falasse alguma coisa ainda iam pegar mais no meu pé". Nas relações com seus pares ela não apresentava muita proximidade, dizendo ser amiga das colegas de sala, mas não "a melhor amiga de ninguém".

Podemos compreender, a partir da análise, que Marina não tinha pessoas sensíveis às suas reações e expressão de sentimentos; pelo contrário, em alguns momentos tinha até mesmo consequências punitivas. Como resultado, esse comportamento perdeu a força ao longo dos anos, até chegar ao momento atual, em que não conseguia demonstrar seus sentimentos por meio de aspectos verbais e não verbais.

Não implicar emoção em seu relato pode ocasionar problemas significativos na qualidade das relações interpessoais, o que fortalece a ideia de intervir a partir do manejo da relação terapêutica. Como apontado por Oshiro et al.[10] ao discorrer sobre a FAP, os padrões que o cliente apresenta em suas relações ao longo de sua história de vida provavelmente ocorreriam também com o terapeuta, e a intervenção contribuiria para relações mais significativas e saudáveis.

No início, as sessões com Marina despertavam na terapeuta sentimentos de frustração, incapacidade e receio. Durante suas falas, seja em formato de análise ou de comentários com função de socialização, não encontrava em Marina respostas verbais ou não verbais de aprovação, desaprovação, interesse e concordância. Era uma tela em branco, o que distanciava a relação, assim como possivelmente aconteceu em outras relações de seu passado. Ainda assim era possível analisar a existência de um vínculo com a cliente, observado através do tempo que permanecia em terapia, a frequência com que vinha aos atendimentos, considerando que nunca faltou ou desmarcou uma sessão, e seus relatos sobre ter mencionado a terapia em outros espaços de sua vida.

Depois de um tempo, com o objetivo terapêutico de relacionar os comportamentos em sessão com as situações externas, o seguinte diálogo surgiu, a partir de uma história em que a cliente recebeu um comentário de sua amiga dizendo não entender o que se passava com Marina quando interagiam:

T: Marina, tenho pensado sobre a nossa relação, e algumas vezes também me sinto em dúvida sobre os seus sentimentos sobre ela. Quando estamos conversando não observo reações em você, me sinto um pouco perdida sobre a relevância dessa situação para você. Mas eu sei que a terapia é importante porque você não faltou um dia sequer nesse um ano, e falou para a sua mãe sobre como era importante para você. Será que isso acontece nessas outras relações da sua vida?

C: Não sabia disso, nunca pensei como estava demonstrando meus sentimentos. Quando alguém me fala que não entende o que acontece comigo, sempre acho que é porque pensam que não sou interessante e não tenho nada pra contar ou que sou chata. Minha mãe sempre me diz que sou chata.

T: Eu imagino que isso deve te incomodar, mas eu não consigo te achar chata, eu só te acho distante em alguns momentos. Lembra aquele dia que me contou sobre um menino com quem estava conversando? Você me disse "nossa, ele estava me falando sobre aquele mesmo assunto há horas, eu pensei pelo amor de Deus, não dá pra falar de outro assunto? Isso é muito chato". E você fez uma cara de quem não aguentava mais. Lembro que ri naquele momento e me senti muito próxima de você porque sabia como aquilo te impactava".

Nesse caso, como terapeutas, podemos apresentar nossos sentimentos como intervenção. Explicando para Marina sobre o impacto de sua fala em nossa relação, foi possível contribuir para uma visão mais detalhada do ocorrido, que muitas vezes não era ofertada pelas pessoas de sua vida. Como naquele mesmo momento estávamos conversando, foi possível fornecer um modelo de expressão de sentimentos mais favorável para suas relações.

Nas sessões seguintes, foi observado um aumento no relato e nas expressões de Marina, consequentemente reforçado pela terapeuta no momento em que ela emitia esses comportamentos com frases como "nossa, eu consigo entender muito bem o que está me falando; parece até que está acontecendo aqui" ou "fico chateada por você ter passado por isso; é visível como isso foi ruim para você". Dessa forma, podemos ver a repercussão no cliente ao usar a relação terapêutica como mediadora da resposta mais emocionalmente implicada.

CLIENTES QUE LUTAM COM SEUS SENTIMENTOS

A luta interna com pensamentos e sentimentos também está presente na clínica com o objetivo de evitar experienciar emoções desagradáveis. Essa luta pode ser vista como tentativas repetidas de mudar o conteúdo e a frequência de pensamentos desagradáveis, e a intensidade e duração de emoções negativas.[11]

Como resultado, o cliente fica cada vez mais tempo envolvido em seus pensamentos e emoções, não dando a devida atenção ao mundo ao seu redor, olhando principalmente para sua dor, em vez de focar suas ações.[12] Como consequência, ele passa mais tempo em busca de evitar as emoções desagradáveis do que vivendo de modo coerente com seus valores, e o sofrimento nessa situação é fruto de estar em uma vida em que desejos, objetivos e valores pessoais não são devidamente concretizados ou vivenciados.[1]

Estudo de caso clínico 3: Amanda

Amanda, 33 anos, é evangélica, casada e tem três filhos. Buscou o atendimento clínico com queixas de baixa autoestima e dificuldade em se regular emocionalmente, especialmente durante os períodos de tensão pré-menstrual

(TPM). A cliente tinha dificuldade em lidar com seus pensamentos e emoções negativos, e se cobrava excessivamente, tendo altos padrões de desempenho em várias áreas de sua vida. Quando as emoções desconfortáveis surgiam, eram usadas diferentes estratégias para tentar afastá-las, como distração, rezar, pensar positivo e, principalmente, autoquestionamentos para tentar mudar o conteúdo do pensamento que estava presente.

Em sua história, ela havia sido criada por uma mãe também exigente, e que era autocrítica consigo mesma. A cliente mostrava-se especialmente autocrítica em relação a sua aparência, e recorda que em sua adolescência observava a mãe e as irmãs vivenciarem as mesmas questões. Além disso, ela era conhecida como a "pessoa agradável" da família, sendo gentil e amável com as pessoas, e dizia que se sentia pressionada por si mesma para sempre agir dessa maneira. Durante a vida adulta, havia se dedicado à criação dos filhos e ao casamento, e no momento do atendimento tinha o desejo de começar um empreendimento e ser mais uma fonte de renda para a casa.

No trabalho terapêutico, o objetivo principal foi desenvolver com a cliente a abertura para as emoções e pensamentos negativos, promover maior distanciamento dos pensamentos, de modo que ela passasse a observá-los, e não apenas enxergar através deles, além de maior contato com o momento presente. Foram utilizadas estratégias para ajudar a cliente a ter ações que fossem coerentes com o que era importante para ela.

No caso de Amanda, o sofrimento propiciado ao lidar com pensamentos desagradáveis se deu principalmente pela forma como a cliente se comportava em relação a suas cognições.[13] Quando os clientes olham através de seus próprios pensamentos, e não conseguem olhar para eles como fenômenos mentais comuns, podem cair na armadilha de lidar com essas cognições como se elas mesmas fossem o objeto temido, tendo em vista a relação mútua existente entre o pensamento e o evento no qual estamos pensando, e isso terá implicações importantes para as ações tomadas pelo cliente em diferentes situações.[12]

A partir dessa perspectiva, o problema não está no conteúdo dos pensamentos, mas sim em passar muito tempo olhando através deles, em vez de simplesmente observá-los, sem escolher deliberadamente quando responder ou não aos próprios pensamentos.[3] As consequências disso são responder literalmente ao conteúdo dos pensamentos como se eles fossem verdades absolutas, ou se envolver em lutas internas com eles, na tentativa de mudar a frequência e o conteúdo dos pensamentos, com a esperança de que assim o cliente conseguirá agir do modo que acredita ser o mais adequado.[1]

Os clientes, quando estão excessivamente sendo controlados pelo conteúdo de seus pensamentos, podem apresentar comportamentos como incapacidade de ver eventos cognitivos de uma perspectiva diferente, reagir emocionalmente aos pensamentos, se comportar de modo altamente regulado por suas cognições, tentativas de controle dos pensamentos, realizar superanálises de situações e avaliar e julgar o conteúdo do pensamento com literalidade, analisando a credibilidade do conteúdo.[14] Essas ações não são prejudiciais por si sós, mas, ao serem usadas com frequência e de modo indiscriminado, podem trazer malefícios para a saúde mental.[1]

Esses pensamentos se tornam especial alvo de ataques nas lutas internas por conta dos sentimentos que surgem. Existe o desejo de controlar esses pensamentos, principalmente com a esperança de que as emoções negativas desapareçam ou diminuam, e no lugar delas sejam experienciadas sensações de prazer e tranquilidade.[11] Com isso, a falta de abertura para emoções desconfortáveis pode estar associada a maior necessidade de controle.[1]

Por sua vez, a necessidade de controle e a falta de abertura emocional puderam ser observadas durante os atendimentos com Amanda, pois, quando surgiam pensamentos negativos sobre seu parceiro, ela começava a se questionar para ter certeza se eram verdadeiros. Por exemplo, ela começava a argumentar consigo mesma o quanto seu marido era uma pessoa boa, e como ele era um excelente pai, com o objetivo de trocar o pensamento "errado" pelo "certo", se sentindo culpada por pensar aquelas coisas sobre o marido.

A luta com sentimentos e pensamentos desagradáveis pode ser trabalhada de diferentes maneiras.[3] Em relação à abertura para emoções desconfortáveis, podem ser realizadas intervenções experienciais, como o uso de metáforas, que auxiliam na mudança do contexto em que os pensamentos e sentimentos estão inseridos, podendo ajudar na mudança da relação estabelecida entre o cliente e seu mundo interno.[15]

Uma metáfora que segue esse propósito é a da "luz no painel do carro". Nela é apresentada a situação em que uma pessoa, ao ver uma luz de aviso que se acende no painel de seu carro, se vê com duas opções: perceber a mensagem que a luz está transmitindo e tomar ou não alguma atitude em relação a isso, ou usar um truque de mexer na fiação do carro para que a luz se apague.[16] Essa metáfora faz relação com as nossas emoções, de modo que elas seriam as luzes que piscam no painel. Com ela é possível demonstrar para o cliente que as emoções são mensageiras, e não o problema em si, e as mensagens transmitidas devem pelo menos ser ouvidas, de modo que as tentativas de as silenciar não seriam produtivas.[16]

Nos atendimentos com a cliente, fez sentido para ela olhar para as emoções como se elas fossem luzes em um painel, de modo que ela relatou se lembrar dessa metáfora na maioria das vezes em que lidava com emoções negativas. Ao entender a função das emoções, quando sentia ansiedade, começou a refletir sobre o motivo de essa emoção estar aparecendo naquela situação. Por exemplo, ela contou que na preparação do aniversário do filho sentiu ansiedade e percebeu que estava tendo pensamentos de preocupação em relação à festa, porque a felicidade do filho e o conforto dos convidados eram coisas que importavam para ela.

Outras metáforas para aumentar a abertura para sentir e experienciar sentimentos desagradáveis podem ser obtidas no livro *The big book of ACT metaphors*.[17]

Quanto à dificuldade do paciente de experienciar pensamentos desagradáveis, pode ser útil o uso de exercícios que promovam uma consciência mais aberta e desapaixonada do pensamento, tendo como objetivo evitar a dominação desnecessária da cognição nas ações, e com isso, desenvolver maior capacidade de pensar de modo flexível sem reagir de forma automática.[18] Os exercícios de desfusão originados da terapia de aceitação e compromisso cumprem esse propósito.

Exemplos de exercícios seriam ajudar os clientes a verem seus pensamentos como nuvens no céu, folhas que são levadas pela corrente de um rio, *pop ups* desagradáveis que surgem quando navegamos na internet, ou mesmo podem ser atribuídos às falas mentais desagradáveis uma voz, um nome e uma imagem própria.[12] Essas técnicas auxiliam os pacientes a se relacionarem de modo diferente com seus pensamentos e com maior distanciamento, diminuindo a necessidade de usar estratégias de controle para lidar com suas cognições que estão associadas a experiências emocionais desagradáveis.[1]

A luta com pensamentos e sentimentos também pode ser trabalhada por meio de intervenções narrativas. O objetivo dessas intervenções é mudar o contexto no qual os pensamentos e sentimentos estão inseridos, promovendo maior abertura para lidar com o conteúdo desagradável, obtendo a validação de sua própria história e aumentando a conexão com o terapeuta.[19] Por meio da narrativa de história de vida, podemos ajudar o cliente a compreender seus sentimentos e pensamentos que estão ocorrendo no momento presente como parte de uma história, fornecendo novos contextos para sua ocorrência.[20] Dessa maneira, pensamentos excessivamente autocríticos, por exemplo, não seriam mais vistos pelo cliente como algo "solto", mas como fruto de uma história de aprendizados que possui significados próprios dentro de sua história.

Nos atendimentos, Amanda relatava gostar da estratégia de contar história. Essa estratégia foi utilizada principalmente na relação da paciente com seus pensamentos autocríticos referentes à sua aparência. Ela foi convidada a contar sobre quando se iniciaram esses pensamentos, e que situações em sua história se mostraram associadas à sua autocrítica nesse contexto. Nesse processo, ela começou a associar seus pensamentos com sua história de vida. Os efeitos dessa intervenção foram que Amanda passou a apresentar em seus relatos mais autocompaixão com seus pensamentos e sentimentos em relação à sua aparência, dizendo que ela compreendia o porquê de eles estarem ali. Consequentemente, a frequência com que ela agia de acordo com seus pensamentos começou a diminuir. Além disso, ela passou a ser mais compassiva com sua mãe e irmãs, que tinham as mesmas questões. No final do processo terapêutico, ela citou que essa estratégia foi como um "divisor de águas" para ela.

CONSIDERAÇÕES FINAIS

Os seres humanos sofrem, mas isso não é considerado em nossa sociedade ocidental, enquanto se transmitem centenas de mensagens diariamente de que o normal é a ausência de sofrimento. Isso tem consequências tanto em dificuldades para nomear e expressar emoções como na forma como as pessoas lidam com seu mundo interno. Essas dificuldades são fruto de aprendizados com a comunidade verbal que, ao não conseguir ter acesso ao conteúdo emocional e cognitivo da outra pessoa, ensina de maneira desalinhada com a real emoção experienciada.

Além disso, a pessoa pode acabar apresentando modelos e aprendendo formas prejudiciais de lidar com os sentimentos, estimulando a autocrítica excessiva e debates internos, distraindo-se e ignorando a própria subjetividade, ou apoiando-se em facilitadores como o uso de substâncias.

Neste capítulo foram sugeridas formas de manejo para clientes que evitam sentir e experienciar sentimentos. Dentre elas, foram citadas intervenções fazendo uso da relação terapêutica, a utilização de intervenções experienciais, como metáforas, o distanciamento dos pensamentos por meio de exercícios de desfusão cognitiva e a mudança nos contextos nos quais as emoções e pensamentos estavam inseridos por meio de intervenções narrativas.

Essas estratégias são provenientes da FAP e da terapia de aceitação e compromisso (ACT), e podem ser adaptadas para serem usadas a partir de outras perspectivas teóricas, dependendo das necessidades identificadas na conceitualização de cada caso.

Demandas como as apresentadas neste capítulo são cada vez mais comuns em nossa sociedade, e cabe a nós, psicólogos e psiquiatras, desenvolvermos nossas habilidades para fazer melhores manejos e, consequentemente, ajudar nossos clientes a lidar de modo mais flexível e compassivo com seus sentimentos.

REFERÊNCIAS

1. Hayes SC, Strosahl KD, Wilson KG. Terapia de aceitação e compromisso: o processo e a prática da mudança consciente. Valentim M. 2 ed. Porto Alegre: Artmed; 2021.
2. Conte FCS, Gehm TP. ACT com crianças: desafios e possibilidades. In: Oshiro CKB, Ferreira TAS. Terapias contextuais: análise funcional e prática clínica. Barueri: Manole; 2021. p.164-80.
3. Luoma JB, Hayes SC, Walser RD. Aprendendo ACT. Machado ABC et al. 2 ed. Sinopsys; 2022.
4. Kohlenberg RJ, Tsai M. Psicoterapia analítica funcional: criando relações intensas e curativas. Santo André: ESETec; 2001.
5. Matos MA. As categorias formais de comportamento verbal em Skinner. XXI Reunião Anual da Sociedade de Psicologia de Ribeirão Preto, Brasil; 1991. p.333-41.
6. de Rose JCC. O relato verbal segundo a perspectiva da análise do comportamento: contribuições conceituais e experimentais. In: Banaco BA. Sobre comportamento e cognição: aspectos teóricos, metodológicos e de formação em análise do comportamento e terapia cognitivista. São Paulo: ARBytes; 1999. p.148-63.
7. Soares FR, Farias AKCR. Transtorno de pânico e terceira idade: a importância da relação terapêutica na visão analítico-comportamental. In: Farias AKCR, Fonseca FN, Nery LB. Teoria e formulação de casos em análise comportamental clínica. Porto Alegre: Artmed; 2018. p.439-75.
8. Moreira M, Medeiros C. Princípios básicos de análise do comportamento. Porto Alegre: Artmed; 2007.
9. Frasson AP, Nery LB. "Quero ser uma pessoa leve": a relação terapêutica e a terapia de aceitação e compromisso como recursos de intervenção em um caso de inabilidade social. In: Farias AKCR, Fonseca FN, Nery LB. Teoria e formulação de casos em análise comportamental clínica. Porto Alegre: Artmed; 2018. p.476-503.
10. Oshiro CKB, Vartanian JF, Sartor MS, da Silva EF. A psicoterapia analítica funcional (FAP). In: Oshiro CKB, Ferreira TAS. Terapias contextuais: análise funcional e prática clínica. Barueri: Manole; 2021. p.28-46.
11. Hayes SC. A liberated mind: how to pivot toward what matters. New York: Penguin Random House Llc; 2019.
12. Hayes SC, Smith S. Saia da sua mente e entre na sua vida: a nova terapia de aceitação e compromisso. Machado ABC et al. Sinopsys; 2022.
13. Assaz DA, Roche B, Kanter JW, Oshiro CK B. Cognitive defusion in acceptance and commitment therapy: what are the basic processes of change? Psychol Rec. 2018;68:405-18.
14. Gillanders DT, Bolderston H, Bond FW, Dempster M, Flaxman PE, Campbell L. The development and initial validation of the cognitive fusion questionnaire. Behav Ther. 2014;45(1):83-101.
15. Ferreira AR. Impactos de intervenções experienciais e analíticas na qualidade de vida, ações valorosas e sintomas (TAG). [Tese.] São Paulo: Universidade de São Paulo; 2021.

16. Hayes SC. The shortest guide to dealing with emotions: people often avoid emotions instead of confronting them. Psychology Today. 2021;13.
17. Stoddard JA, Afari N. The big book of ACT metaphors: a practitioner's guide to experiential exercises & metaphors in acceptance & commitment therapy. Oakland: New Harbinger Publications; 2014.
18. Hayes SC. Acceptance and defusion. Cognitive and Behavioral Practice. Reno: University of Nevada; 2022. [Submetido para publicação.]
19. Ferreira TAS. ACT na prática clínica. Hotmart. 2021.
20. Paixão C, Ferreira TAS. Valores e recontextualização da subjetividade materna: um caso clínico. In: Oshiro CKB, Ferreira TAS. Terapias contextuais: análise funcional e prática clínica. Barueri: Manole; 2021. p.148-61.

15

A integração de experiências pessoais e profissionais do psicoterapeuta no exercício da profissão

Claudia Kami Bastos Oshiro
Joana Figueiredo Vartanian

Historicamente, a noção de que características pessoais dos terapeutas exercem influência no desempenho profissional tem sido muito discutida no campo da psicoterapia.[1-3] A importância da disponibilidade emocional e da presença do terapeuta, bem como a oposição a uma postura rígida e profissional, também foi abordada pela comunidade de psicoterapeutas ao longo dos anos de desenvolvimento dessa área.[1,4] Como salientado por Carl Rogers, importante psicólogo estadunidense, a pessoa do terapeuta é altamente relevante na equação humana e, geralmente, mantém a coerência diante de um conjunto de atitudes que são enraizadas em sua organização pessoal, criando uma interação terapeuta-cliente única.[5]

Considerando que toda psicoterapia é permeada de vínculo com o terapeuta, a aliança terapêutica vem sendo amplamente estudada nas últimas décadas, por se tratar de fator comum às psicoterapias e por estar associada à efetividade do tratamento.[6,7] Dentre os interesses desses estudos destacam-se:

- Como tomar os indicadores de qualidade da relação terapêutica como prognóstico de efetividade.[8]
- Como estabelecer uma relação qualificada e continuada, sem rupturas e sobressaltos.[9]

Kohlenberg e Tsai, no seu primeiro livro publicado sobre a psicoterapia analítica funcional (FAP),[10] apresentaram uma visão analítico-comportamental da relação terapêutica como instrumento de mudança clínica. Há mais de

40 anos, muitos pesquisadores atuam no desenvolvimento de pesquisas em FAP, para esclarecer cada vez mais os mecanismos de mudança clínica envolvidos na relação terapêutica, principalmente no que diz respeito ao papel fundamental do terapeuta no responder contingente ao comportamento-problema e de melhora do cliente na interação com ele.[11,12]

Uma vez que o psicoterapeuta "entra em sessão" com sua bagagem histórica e cultural, muitos teóricos de diferentes abordagens psicoterápicas acreditam que as experiências de vida podem influenciar direta ou indiretamente a escolha da carreira de psicoterapeuta e a atuação clínica.[1,13]

Em uma leitura analítico-comportamental, sabe-se que todo comportamento sofre influências de três níveis de seleção: da filogênese, da ontogênese e da cultura.[14] É compreensível que o comportamento do terapeuta, influenciado pelos três níveis de seleção ao longo da vida, também produza impactos positivos e/ou negativos em sua atuação clínica, no contexto da relação terapêutica.

Este capítulo tem como objetivo apresentar brevemente pesquisas sobre como a integração das experiências pessoais e profissionais do psicoterapeuta afeta seu trabalho terapêutico e as principais tensões entre as fortalezas e vulnerabilidades dos psicoterapeutas que emergem nos depoimentos sobre a temática.

ENTRE OS MUNDOS PRIVADO E PROFISSIONAL DOS PSICOTERAPEUTAS

Henry et al.[15] forneceram a primeira investigação empírica sobre as vidas privadas e profissionais dos terapeutas, realizando uma extensa avaliação do histórico dos psicoterapeutas, seu desenvolvimento e suas possíveis motivações para serem psicoterapeutas. Os autores realizaram enquetes, entrevistas detalhadas e aprofundadas, bem como testes projetivos de personalidade, metodologia de pesquisa coerente com a base epistemológica seguida por eles. Uma das descobertas dessa pesquisa foi que a maioria dos psicoterapeutas veio de contextos socioeconômicos, religiosos, familiar e/ou cultural que os expuseram a várias situações estressantes, por exemplo, ser membro de grupos minoritários.[15]

Os autores sugeriram inicialmente que esses estressores possivelmente tornaram os terapeutas mais sensíveis tanto para variáveis sobre si mesmos quanto sobre os outros.[15] Mais tarde, Racusin et al.[16] estudaram 14 psicoterapeutas usando a mesma metodologia de Henry et al.[15] e relataram que todos os participantes haviam sofrido estresse interpessoal significativo em sua educação. Os autores argumentaram que essas experiências contribuíram para a capacidade de compreensão empática do terapeuta, e que essa variável poderia ter influenciado na decisão de se tornar um psicoterapeuta. O estudo também fez interpretações sobre a tentativa de psicoterapeutas de criar espaços seguros para relacionamentos íntimos e profundos com pessoas diversas, nesse caso com seus clientes. Outros autores enfatizaram a necessidade de reconhecer tais "feridas" psicológicas, isto é, os déficits e excessos no repertório comportamental,[17] além da necessidade de resolvê-las para que o psicoterapeuta fosse, de fato, um instrumento curativo da dor psicológica.[18]

Outras pesquisas revitalizaram a ideia da pessoa do terapeuta como importante para os resultados do cliente.[1,19] Numerosos estudos mostraram que uma proporção substancial de variabilidade nos resultados dos clientes pode ser atribuída a diferenças entre terapeutas (ver Baldwin e Imel;[20] Kim et al.;[21] Norcross;[19] Wampold et al.[22]), e que o processo e o resultado da terapia são o resultado de uma complexa integração de técnicas e métodos e das qualidades pessoais de terapeutas e clientes.

De fato, há um amplo campo de pesquisas sobre a relação terapêutica (ou, em termos mais gerais, aliança terapêutica) que têm demonstrado que a autopercepção dos terapeutas e o bem-estar pessoal estão associados à aliança e ao resultado da terapia.[6,7,23] Sabe-se também que o sucesso da psicoterapia tem se mostrado fortemente associado à relação terapêutica, independentemente da abordagem teórica.[7] Pesquisas indicam que a relação terapêutica responde por 30% dos resultados, perdendo apenas para os fatores do cliente, explicando 40% da variância dos resultados.[8,24] Tais dados levaram os psicoterapeutas de suas teorias para uma compreensão global do processo, com apoio em pesquisas empíricas, principalmente sobre a relação terapêutica (ver Capítulo 12).

Dada a importância da relação terapêutica para o prognóstico da psicoterapia, Rønnestad e Skovholt[25] argumentaram que, para o desenvolvimento ideal do terapeuta, torna-se necessária a integração entre o pessoal e o profissional, em que "o praticante é capaz de ser coerente e genuíno quando se relaciona com clientes" (p.99). Nissen-Lie et al.[26] sugeriram que as habilidades profissionais dos terapeutas "devem se fundir com os aspectos pessoais e exclusivamente subjetivos de terapeutas para criar uma prática eficaz" (p.49).

Além de estudos empíricos, os qualitativos também contribuíram de forma significativa para a compreensão de como as qualidades pessoais e profissionais estão interligadas e associadas com competência e desenvolvimento clínico dos terapeutas. Em seu extenso estudo com psicoterapeutas de mais de 20 países,

Orlinsky e Rønnestad[27] descobriram que quase metade dos participantes relatou que seu desenvolvimento como terapeuta foi influenciado pela necessidade de explorar e resolver os próprios problemas.

Skovholt e Rønnestad[25,28] entrevistaram 100 terapeutas em diferentes fases do desenvolvimento. Eles encontraram que terapeutas seniores pareciam alcançar uma integração mais profunda de seus interesses pessoais e qualidades profissionais quando comparados com seus colegas menos experientes. Além disso, os autores argumentaram que certo grau de estresse emocional na infância provavelmente teria influência no desenvolvimento como terapeuta.[25]

Em outro estudo sobre terapeutas experientes, Jennings e Skovholt[29] identificaram vários temas comuns relacionados a suas vidas pessoais, por exemplo, expressiva receptividade emocional e abertura não defensiva ao *feedback*; consciência de como a própria saúde emocional afeta a qualidade do trabalho terapêutico; interesse genuíno em pessoas; desenvolvimento da capacidade de ouvir e habilidades para cuidar do bem-estar dos outros. Os participantes vincularam essas habilidades a suas próprias emoções e experiências de vida, sendo possível rastreá-las ao analisarmos as contingências históricas vividas por cada indivíduo. Além disso, esses terapeutas experientes vivenciaram sua habilidade para lidar com momentos emocionalmente estressantes com seus clientes de acordo com a maneira como tinham aprendido a lidar com sua própria dor ao longo da vida.[29]

A respeito da influência de variáveis culturais no desenvolvimento de habilidades terapêuticas, vários estudos sustentam que algumas das características desses terapeutas são interculturalmente válidas, enquanto outras qualidades, por exemplo, o grau de abertura do terapeuta, análises pautadas no individual *versus* no coletivo, são fortemente ligadas às variáveis culturais.[27,30,31]

As pesquisas supracitadas e seus respectivos achados continuam a despertar muitas indagações sobre dois eixos principais de discussão:

1. Como os psicoterapeutas experimentam suas qualidades pessoais presentes na condução de psicoterapias com seus clientes.
2. De que maneira as experiências pessoais podem ser vistas como um potencial facilitador ou um obstáculo no exercício da profissão.

A próxima seção discorre sobre os temas centrais que permeiam as duas perguntas supracitadas com depoimentos de 12 psicoterapeutas coletados por meio de um questionário informal aplicado para fins deste capítulo, a título de exemplificar na vida real o que muitos terapeutas vivenciam e experienciam no exercício de sua profissão.

TENSÕES EXPERIENCIADAS ENTRE AS FORTALEZAS E AS VULNERABILIDADES PESSOAIS DO TERAPEUTA NO CENÁRIO DA PSICOTERAPIA

Todo psicoterapeuta tem seus déficits e excessos comportamentais, além de uma ampla classe de respostas sobre o que ele faz bem.[17] A maneira como se comporta diante do mundo, das pessoas e de si mesmo foi modelada (e será durante toda a vida) no decorrer de seus relacionamentos com o outro e com o mundo.[32]

Somos quem somos graças (ou não) à nossa interação com o ambiente.[14] Seguindo esse raciocínio, faz parte de qualquer processo psicoterápico que haja uma interação entre terapeuta e cliente e, como dito anteriormente, uma interação permeada pelas respectivas bagagens históricas e culturais;[33] Assim, é coerente afirmar que nas contingências da interação terapêutica as tensões entre as fortalezas e as vulnerabilidades pessoais do terapeuta sejam evocadas no contexto dessa relação.

A palavra tensão é bem descritiva quando consideramos que é uma característica inerente a se relacionar com o outro. É fácil imaginar um relacionamento em nossas vidas que apresenta momentos de "calmaria" e de "tormenta", a depender das necessidades individuais do momento presente de cada pessoa. No contexto da psicoterapia, a tensão entre "eu como pessoa" e "eu como terapeuta" é elemento constante no exercício da profissão.

Para fins didáticos, podemos dividir o tema central desta seção em dois conjuntos de subtemas, provenientes de uma breve análise dos 12 depoimentos coletados para o capítulo. O primeiro conjunto compreende (a) a tensão entre perceber-se como um cuidador enquanto o psicoterapeuta precisa lidar com as próprias necessidades de atenção e cuidado e (b) a tensão entre a habilidade para ouvir o cliente enquanto também tenta entrar em contato consigo mesmo e observar os impactos do comportamento do cliente no seu (e vice-versa). Esses dois subtemas transmitem e resumem importantes qualidades pessoais que os terapeutas inicialmente descreveram como positivos em seu domínio profissional. O segundo conjunto de subtemas compreende (c) a tensão entre permanecer presente ao lidar com agressão e rejeição dos clientes e (d) a tensão na luta por um equilíbrio construtivo entre proximidade e distância.

a) A tensão entre perceber-se como um cuidador enquanto o psicoterapeuta precisa lidar com as próprias necessidades de atenção e cuidado

Este subtema captura uma experiência central nas narrativas sobre a vida pessoal de psicoterapeutas, ou seja, a função de cuidador fortemente associada a uma história de ter aprendido a concentrar sua atenção nas necessidades de outras pessoas.

O depoimento a seguir exemplifica como essa tensão normalmente é expressa por psicoterapeutas:

"Vejo minha capacidade de ouvir como uma força e uma fraqueza. Eu era uma criança que desde cedo parei de falar qualquer coisa sobre mim. Eu não prestei atenção em mim mesma e eu era muito sensível às necessidades de outros. Eu precisava observar o ambiente e identificar quais eram as necessidades dos meus pais antes mesmo deles pedirem. Até porque se eles pedissem já vinha em forma de bronca. Este é o outro lado da história sobre por que eu me tornei psicoterapeuta. Tornei-me uma observadora – que coloca ela mesma de lado para se certificar de que o outro está bem" (psicoterapeuta Maria).

A fala de Maria ilustra bem que sua habilidade de ouvir cria certa tensão para ela, já que representa uma vulnerabilidade pessoal e, ao mesmo tempo, uma reserva comportamental no contexto profissional. Também fica claro que, em sua história de vida, o comportamento de observar o comportamento do outro e de antecipar as necessidades e demandas foi selecionado e mantido provavelmente por reforçamento positivo ("você é uma boa filha"; "muito prestativa") e negativo (quando Maria se esquivava de broncas e de julgamentos negativos sobre quem ela era).

A percepção de ser um cuidador parece ter sido fundamental na escolha de psicoterapeutas para tornar-se terapeutas, agregando significado e importância ao seu trabalho, bem como um senso de enfrentamento e de conquista de habilidades interpessoais e emocionais.[34]

A psicoterapeuta Mafalda, no depoimento a seguir, ao refletir sobre suas experiências de vida, compreendeu o cuidado como sendo uma fortaleza que lhe trouxe confiança e uma sensação de segurança na posição de terapeuta no encontro com os clientes:

"Cuidar dos outros parecia a coisa normal a fazer. Eu faço isso desde criança. Como adulta, de repente percebi que isso era um padrão – esse comportamento de ajudar é algo que venho fazendo o tempo todo. É natural para mim" (psicoterapeuta Mafalda).

Ao mesmo tempo que a capacidade percebida de ajudar o outro envolveu um custo comportamental relacionado com as primeiras experiências e relacionamentos em sua infância e educação, Mafalda descreve muito bem o quanto o comportamento de cuidar é natural para ela na relação terapêutica, podendo ser um dos pontos fortes em seu repertório comportamental. Vale ressaltar que, para que o comportamento possa ser qualificado como uma fortaleza ou uma dificuldade, dependerá do contexto e de sua função na interação com o outro.

Segue mais um relato sobre o tema:

"Nunca lutei para sentir empatia. Isso chegou fácil para mim desde tenra idade; não acho muito duro. Ao mesmo tempo, acho que essa sensibilidade para o outro, para o que o paciente pensa e sente, tem ligação com minhas próprias experiências com conflitos e experiências dolorosas da minha educação" (psicoterapeuta Luzia).

Se analisarmos rapidamente os relatos das terapeutas descritos acima, notaremos a tensão entre as necessidades pessoais e de trabalho. Alguns terapeutas relatam também:

"Sinto que poderia fazer melhor... a sensação dolorida de não ser importante, estar sempre atento para não ocupar muito espaço, não ser melhor do que as outras pessoas são coisas que me assombram".

Muitos dos terapeutas relacionaram sua experiência de luta para atender e cuidar de si mesmos com sua tendência a se concentrar nas necessidades dos outros:

"Eu sinto que sempre fui um cuidador, tanto no pessoal quanto na arena profissional... Tenho sido muito bom em cuidar dos outros, mas não tão bom em cuidar de mim, me ajudar".

Para alguns dos terapeutas, o custo de ser um cuidador parecia estar relacionado a um forte senso de autossuficiência que os impedia de pedir ajuda quando necessitavam de atenção, cuidado ou apoio, criando a necessidade de lidar com essa tensão tanto no pessoal como profissional.

b) A tensão entre a habilidade para ouvir o cliente enquanto também tenta entrar em contato consigo mesmo e observar os impactos do comportamento do cliente no seu (e vice-versa)

O segundo subtema deste primeiro conjunto diz respeito a um modo de escuta particular que a maioria dos psicoterapeutas relatou ser um ponto forte em seu trabalho profissional: uma receptividade e responsividade em relação aos sentimentos e necessidades de outras pessoas.[32,35,36] Essa habilidade envolveu uma consciência do conteúdo não verbal e emocional expresso pelo outro: "Eu escuto muito o não dito, as entrelinhas e o não verbal".

Muitos dos terapeutas descreveram o desenvolvimento dessa capacidade de sensibilidade aumentada como algo que os ajudou a observar e ouvir sutilezas da interação com o outro, incluindo suas próprias reações emocionais:

"Tenho sentido uma forte necessidade de começar a ouvir mais com o emocional e partes mais autênticas de mim – partes que correspondem mais à minha história e minhas vulnerabilidades como terapeuta, talvez" (psicoterapeuta Raul).

"Eu mantenho comigo, sabe, essa questão de não focar muito em mim ou na minha história. Por outro lado, é muito fácil para mim me conectar com as vidas e histórias de outras pessoas. Quando encontro com as pessoas, penso nisso como uma habilidade. Sei ouvir, ser genuinamente empática e acolher o sofrimento ou, simplesmente, a história dela. Sou uma boa ouvinte. Porém, é uma força que me cansa e, às vezes, me sinto esgotada" (psicoterapeuta Antônia).

Em um nível linguístico e de análise do comportamento verbal, os terapeutas muitas vezes comunicam essa tensão por meio de palavras e expressões que implicam contradições ou conflitos, como "luta", "desafios", "por outro lado", "no entanto", "ao mesmo tempo" e assim por diante. Essas expressões, como autoclíticos, isto é, operante verbal que só existe na presença de outro operante verbal, têm por função alterar o efeito da informação no interlocutor (ver Skinner[37]).

Muitos também experimentaram a capacidade de estabelecer uma conexão emocional profunda com outras pessoas por meio dessa sensibilidade e forma de ouvir, e viram esse contato como uma condição necessária para a mudança, uma contingência que produzia segurança e aceitação. A maioria dos terapeutas considerou essa capacidade de ouvir de forma profunda e não verbal como uma ferramenta muito útil no domínio profissional.[38]

Ao mesmo tempo, alguns psicoterapeutas afirmaram: "Achei mais fácil e interessante entender a história de outras pessoas do que a minha", e para muitos essa tendência parecia fazer parte de uma origem complexa que envolveu uma história de "ter que" ouvir:

"Eu era a criança que nunca causava problemas, nunca fugia ou... Eles me colocavam em um parquinho e eu ficava lá... Acho que eu era uma criança muito fácil. Superajustada em termos de ser extremamente sensível a sinais vindos de outras pessoas... Se meu pai deixava a porta destrancada, eu ia fechar..." (psicoterapeuta Helena).

Assim, conhecer e compreender por meio dessa escuta ativa do outro pode criar uma obrigação implícita de assumir responsabilidades ajustando-se e adaptando-se às necessidades do outro, com o risco de não ficar sob controle dos estímulos privados e dos impactos do comportamento do outro em si mesmo. Em última análise, não manter contato com a própria história pode levar a sentimentos de inadequação e exaustão.

Enquanto os subtemas (a) e (b) se relacionam principalmente com as experiências dos psicoterapeutas ao longo de sua história de aprendizagem, os subtemas (c) e (d), descritos a seguir, referem-se ao que acontece quando a percepção dos terapeutas sobre ser "o bom cuidador" é confrontada com sentimentos hostis do cliente.

c) A tensão entre permanecer presente enquanto o terapeuta lida com a agressão e rejeição dos clientes

Este terceiro subtema consistiu num conjunto de experiências que os terapeutas refletiram como essencialmente desafiadoras, sendo nomeadas de "lidar com sentimentos de agressão e rejeição em si e nos outros":

"Quando não tenho permissão para ser o cuidador, posso ficar muito confusa. Eu sei que outros terapeutas sentem raiva e irritação – isso raramente acontece para mim. É como se eu apenas esperasse suportar e lidar com isso" (psicoterapeuta Cléo).

A tendência dos terapeutas a serem cuidadores empáticos fez com que se sentissem vulneráveis quando confrontados com hostilidade e raiva:

"Gostaria de poder suportar melhor; conter a agressividade vinda do cliente... quando é pra você ser quem deveria melhorar, ser acusado de não ajudar é muito doloroso".

Alguns participantes relacionaram esse desafio à sua própria história relacional de exposição a emoções negativas ou hostilidade, e muitos relataram que tristeza, ansiedade e depressão foram mais fáceis de manejar do que a rejeição, raiva e desvalorização dirigida pelos clientes a eles mesmos como terapeutas:

"Sou um pouco evasivo quando se trata de conflitos. Sou mais capaz de me relacionar com sentimentos de tristeza, mágoa e desesperança do que com raiva, ódio e agressão" (psicoterapeuta Mafalda).

Os psicoterapeutas descreveram diferentes estratégias e reações na tentativa de lidar com emoções tão desafiadoras. As estratégias incluíam ficar em uma posição terapêutica mais passiva de ouvir e conter o material vindo do cliente, bem como um trabalho mais ativo para ser capaz de sustentar uma posição terapêutica quando confrontado com interações emocionais estressantes:

"Confrontar e enfrentar o afeto negativo pode ser difícil, mas também é muito importante. Pode ser uma espécie de evitação em apenas permanecer na posição de escuta. Ousar confrontar e ousar lidar com a reação que você pode obter em troca" (psicoterapeuta Cecília).

A maioria dos terapeutas reconheceu a tendência de evitar tais sentimentos desafiadores como contraproducente para o processo terapêutico de alguns clientes e, ao mesmo tempo, expressou interesse em aumentar sua tolerância aos sentimentos negativos do cliente vivenciados em terapia (ver o Caso Roberta, em Meyer et al.[39]).

Como disse Ágata, "Agressão e desvalorização facilmente me afastam, e eu sinto que, como terapeutas, temos que trabalhar nossa capacidade de lidar com isso. Pessoalmente, acho importante dar ao cliente uma sensação de que essas emoções não são para temer. É essencial manter-se emocionalmente conectado adequadamente de acordo com a situação na sessão".

Alguns descreveram que o que começou como uma vulnerabilidade potencial se desenvolveu com o tempo, levando-os a conter mais de si mesmos e dos outros:

"Sinto que meu trabalho como terapeuta me arrastou para lugares escuros e lamacentos, mas acho que isso foi algo útil e se tornou uma força que não poderia faltar. Não quero me esquivar do que acontece em sessão e nem entrar em modo de esquiva experiencial" (psicoterapeuta Bianca).

Esse foco na importância de aprender a lidar com seus próprios problemas foi uma característica geral nos depoimentos dos participantes sobre si mesmos.

d) A tensão na luta por um equilíbrio construtivo entre proximidade e distância

Todos os psicoterapeutas abordaram a importância de manter uma distância ideal entre eles e seus clientes na interação entre pontos fortes e vulnerabilidades pessoais. Esse tema diz respeito à postura dos terapeutas em diferentes aspectos dos limites na terapia, por exemplo, quanto espaço existe para o "eu pessoal e autêntico":

"O quanto posso ser eu mesma com a cliente, sem que eu como pessoa se torne o centro das atenções? Quero mostrar muito de mim com muita compaixão e carinho e, ao mesmo tempo, manter o foco e os limites necessários em um ambiente profissional ou em um processo terapêutico" (psicoterapeuta Luzia).

Esforçar-se por um equilíbrio construtivo entre proximidade e distância diz respeito ao que os psicoterapeutas perceberam como limites para as tarefas e responsabilidades do terapeuta e a necessidade de criar um ambiente seguro e saudável onde a mudança possa ocorrer (ver Holman et al.[32]). Os participantes disseram que os limites "muito rígidos" ou "muito frouxos" podem representar um desafio em seu trabalho terapêutico, exigindo custo cognitivo e emocional:

"Eu luto com limites... Essencialmente, o que me falta ou tenho muito fraco são os limites sobre o que é aceitável ou não. Quando isso acontece, essa confusão entre limites, não considero muito terapêutico".

Os respondentes abordaram a questão do que constituem bons limites como um processo dinâmico no qual eles continuamente se engajaram e que não poderia ser respondido de forma definitiva. A citação a seguir serve para ilustrar esse ponto.

"Como terapeuta, sinto que fui um tanto fácil de explorar. Ao mesmo tempo, tenho a capacidade de observar minha própria interação com o cliente e vejo isso como um ponto positivo. Sinto que cresci e aprendi a afastar, ou limitar, as confusões e misturas no *setting* terapêutico e, dessa forma, criei mais espaço para o 'autêntico eu'".

Os terapeutas também descreveram a necessidade de ficar sob controle dos estímulos privados, ou seja, observando conscientemente o impacto que o comportamento do cliente produziu neles. Só assim foi possível ajustar os limites da relação terapêutica por meio de suas tentativas de criar ou controlar a distância emocional:

"Quando as coisas ficam difíceis, eu não resolvo criando distância. Por exemplo, em um processo de terapia com um cliente, passei o primeiro ano em um estado de terrível confusão. Foi muito desgastante emocionalmente e pessoalmente. No entanto, consegui persistir, e acho que isso foi decisivo para que o processo terapêutico se desenvolvesse posteriormente de forma construtiva" (psicoterapeuta Helena).

Em suma, os 12 psicoterapeutas que responderam ao questionário informal sobre como integravam suas fortalezas e vulnerabilidades pessoal e profissional deixaram claro que experimentaram tensões ao interagir com seus clientes quando desempenhavam suas funções de terapeuta. Os dois primeiros subtemas transmitem experiências pessoais importantes que os terapeutas inicialmente descreveram como positivos em seu domínio profissional, embora possam se tornar vulnerabilidades em determinadas circunstâncias. O segundo conjunto de subtemas captura diferentes aspectos da vulnerabilidade pessoal experimentada relacionada a questões que os terapeutas vivenciaram principalmente como lutas no ambiente terapêutico, que ao mesmo tempo continham a oportunidade de se tornarem recursos úteis quando tratados de maneira adequada.

CONSIDERAÇÕES FINAIS

Este capítulo teve como objetivo discutir um tema pouco abordado pela comunidade de psicoterapeutas, mas muito presente na prática clínica: a integração da vida pessoal e profissional no exercício da profissão. Para isso, um questionário informal a fim de "ouvir" os psicoterapeutas sobre a temática foi aplicado, tendo 12 respondentes. A partir da análise das respostas enviadas, uma rápida categorização das respostas foi realizada para que temas centrais pudessem ser estudados e aprofundados.

A principal descoberta foi a de que os psicoterapeutas experimentaram suas qualidades pessoais como uma tensão que afeta seu desempenho no trabalho, ou por ser uma reserva comportamental, ou uma limitação (déficit ou excesso) no contexto profissional, conforme apresentado na seção "Tensões experienciadas entre as fortalezas e as vulnerabilidades pessoais do terapeuta no cenário da psicoterapia".

Essa tensão foi especificamente expressa por meio dos quatro subtemas que integraram a questão de ser um cuidador, de ter uma escuta especial aprendida ao longo da história de vida de cada um, de lidar com agressão e rejeição dos clientes e de tentar equilibrar proximidade e distância. Em geral, os depoimentos citados no capítulo apoiam pesquisas sobre o tema que enfatizaram o "eu pessoal" como significativo,[18,40-44] bem como estudos anteriores que indicam variáveis pessoais de características do terapeuta que afetam o desempenho do trabalho terapêutico.

Em nosso questionário, o que foi percebido pelos participantes como pontos pessoais fortes no domínio profissional foi, em grande parte, congruente com os resultados da tradição de pesquisa sobre o efeito do terapeuta,[1,30,45] além de pesquisas sobre características favoráveis do terapeuta.[46-48]

O primeiro subtema de "ser um cuidador" como parte da identidade pessoal destaca a relevância e a necessidade dos componentes pessoais nas profissões de cuidado.[2,3] O segundo e terceiro subtemas de "escuta aprendida" e "lidar com raiva e rejeição" corroboram com pesquisas anteriores, sugerindo que a capacidade de ouvir, o interesse genuíno e a capacidade de lidar com situações emocionalmente estressantes são características distintas de terapeutas de alto desempenho.[1,25,29,30,45,49,50]

O quarto subtema que lida com os limites e a tensão em manter o equilíbrio entre a proximidade e a distância entre o terapeuta e o cliente relaciona-se com a capacidade de criar uma distância ideal,[51] a discussão de quanto espaço existe para a exposição da pessoa do terapeuta[5,52] e a capacidade do terapeuta para responsividade contínua momento a momento na comunicação com o cliente.[32,36,53]

Se imaginarmos a tensão decorrente das qualidades pessoais dos psicoterapeutas em todos os quatro subtemas como consistindo em uma ampla classe de respostas que pode ter a função de facilitar ou dificultar a condução de psicoterapias, o autoconhecimento do terapeuta é um fator essencial para que análises da função desses comportamentos sejam feitas. O psicoterapeuta deverá estar atento às contingências em sessão e observar o impacto do seu comportamento no comportamento do cliente (e vice-versa), para que possa avaliar o quanto seu manejo de problemas clínicos está, de fato, favorecendo a melhora terapêutica. Os depoimentos compartilhados mostram que a evocação de questões pessoais e de vulnerabilidades não reconhecidas pode se tornar uma ameaça para os processos terapêuticos conduzidos e sobrecarregar o terapeuta (ver Hayes et al.[54]). Tal consciência e a capacidade de atenção tanto no mundo privado quanto no público (ou seja, atenção aos estímulos internos e externos, ao mesmo tempo) caracterizam terapeutas eficazes, independentemente de suas teorias, orientação e técnica.[1,55]

Vale ressaltar que, nos trechos de depoimentos apresentados neste capítulo, os psicoterapeutas reconheceram também a necessidade de saber identificar quando suas vulnerabilidades pessoais representam um desafio ou uma possível fonte de dificuldades, desengajamento prematuro de processos psicoterápicos e dificuldades em manejar várias fontes de sofrimento de clientes.[25] Ao mostrar como as forças e vulnerabilidades pessoais dos terapeutas estão relacionadas, uma discussão mais aprofundada da tensão vivenciada entre os "eus pessoal e profissional" dos psicoterapeutas se faz necessária.

Considerando as pesquisas citadas ao longo do capítulo, um corpo substancial de literatura sugere uma ligação entre as experiências de vida pessoal dos terapeutas e seu desempenho profissional. Os resultados de estudos quantitativos implicam que os níveis de funcionamento intra e interpessoal do terapeuta no seu trabalho com clientes afeta tanto a aliança terapêutica quanto o prognóstico da terapia.[7] Estudos qualitativos documentam as possíveis origens das habilidades pessoais do terapeuta, como a capacidade de ouvir, ter genuíno interesse e empatia por outras pessoas e possivelmente a capacidade de lidar com emoções de forma construtiva.[1]

Poucos estudos nesse campo se concentraram explicitamente em investigar a relação entre as variáveis pessoal e profissional do terapeuta no contexto da clínica. Assim, nosso conhecimento sobre como a interação do pessoal e o profissional realmente ocorre é relativamente escasso. Para obter mais conhecimento sobre esses processos, é necessário explorar as informações pessoais dos terapeutas, sua experiência das qualidades pessoais juntamente com análise das contingências históricas, potencialmente relevantes e presentes no ambiente de trabalho.

Em resumo, o desenvolvimento do psicoterapeuta requer uma integração entre o "eu" pessoal e o "eu" profissional para que consiga ser genuinamente coerente quando se relaciona com seus clientes. Para isso, as habilidades profissionais devem se fundir de forma equilibrada com os aspectos pessoais e subjetivos do terapeuta para que uma prática eficaz seja criada. Há sempre tensões entre as fortalezas e as vulnerabilidades pessoais do terapeuta que adentram o ambiente terapêutico e elas precisam ser discutidas abertamente pela comunidade.

REFERÊNCIAS

1. Castonguay LG, Hill CE. How and why are some therapists better than others? Understanding therapist effects. Washington: American Psychological Association; 2017.
2. Elliott D, Guy JD. Mental health professionals versus non-mental health professionals: childhood trauma and adult functioning. Professional Psychology: Research and Practice. 1993;24(1):83-90.
3. Zerubavel N, Wright MO. The dilemma of the wounded healer. Psychotherapy. 2012;49(4):482-91.
4. Goldstein G, Suzuki JY. The analyst's authenticity: "If you see something, say something". J Consult Clin Psychol. 2015;71(5):451-6.
5. Rogers CR. Client centered therapy. London: Constable; 1951.
6. Lambert MJ. The efficacy and effectiveness of psychotherapy. In: Lambert MJ. Bergin and Garfield's handbook of psychotherapy and behavior change. 6 ed. Hoboken: Wiley; 2013. p.169-219.
7. Norcross JC, Lambert MJ. Psychotherapy relationships that work. 3 ed. v.1. New York: Oxford University Press; 2019.
8. Horvath AO, Del Re AC, Flückiger C, Symonds D. Alliance in individual psychotherapy. Psychotherapy. 2011:48(1):9-16.
9. Safran JD, Muran JC, Eubanks-Carter C. Repairing alliance ruptures. Psychotherapy. 2011;48(1):80-7.
10. Kohlenberg RJ, Tsai M. Functional analytic psychotherapy: a guide for creating intense and curative therapeutic relationships. New York: Plenum; 1991.

11. Oshiro CKB, Ferreira TAS. Terapias contextuais comportamentais: análise funcional e prática clínica. Santana de Parnaíba: Manole; 2021.
12. Oshiro CKB, Vartanian JF, Silva EF. A psicoterapia analítica funcional. In: Oshiro CKB, Ferreira TAS. Terapias contextuais comportamentais: análise funcional e prática clínica. Santana de Parnaíba: Manole; 2021.
13. Tsai M, Kohlenberg RJ, Kanter JW, Kohlenberg B, Follette WC, Callaghan GM. A guide to functional analytic psychotherapy: awareness, courage, love and behaviorism. Seattle: Springer; 2009.
14. Skinner BF. Science and human behavior. Oxford: Macmillan; 1953.
15. Henry WE, Sims JH, Spray SL. Public and private lives of psychotherapists. San Francisco: Jossey--Bass; 1973.
16. Racusin GR, Abramowitz SI, Winter WD. Becoming a therapist: family dynamics and career choice. Professional Psychology. 1981;12(2):271-9.
17. Kanfer FH, Saslow G. An outline for behavioral diagnosis. In: Mash EJ, Terdal LG (ed.). Behavioral therapy assessment. New York: Springer Publishing Company; 1976.
18. Dryden W, Spurling L. On becoming a psychotherapist. London: Tavistock; 1989.
19. Norcross JC. Psychotherapy relationships that work: evidence-based responsiveness. Oxford: Oxford University Press; 2011.
20. Baldwin SA, Imel ZE. Therapist effects: finding and methods. In: Lambert MJ. Bergin and Garfield's handbook of psychotherapy and behavior change. 6 ed. New York: Wiley; 2013. p.258-97.
21. Kim DM, Wampold BE, Bolt DM. Therapist effects in psychotherapy: a random-effects modeling of the national institute of mental health treatment of depression collaborative research data. Psychother Res. 2006;16:161-72.
22. Wampold BE, Baldwin SA, Grosse Holtforth M, Imel Z. What characterizes effective therapists. In: Castonguay LG, Hill CE. How and why are some therapists better than others: understanding therapist effects. Washington: American Psychological Association; 2017. p.37-53.
23. Eubanks-Carter C, Muran JC, Safran JD Hayes JA. Interpersonal interventions for maintaining an alliance. In: Handbook of interpersonal psychology: theory, research, assessment, and therapeutic interventions. New York: John Wiley and Sons; 2012. p.519-31.
24. Lambert MJ, Barley DE. Research summary on the therapeutic relationship and psychotherapy outcome. Psychotherapy: Theory, Research, Practice, Training. 2001;38(4):357-61.
25. Rønnestad MH, Skovholt TM. The developing practitioner: growth and stagnation of therapists and counselors. New York: Rutledge; 2013.
26. Nissen-Lie HA, Rønnestad MH, Høglend PA, Havik OE, Solbakken OA, Stiles TC, et al. Love yourself as a person, doubt yourself as a therapist? Clin Psychol Psychother. 2017;24(1):48-60.
27. Orlinsky DE, Rønnestad MH. How psychotherapists develop: a study of therapeutic work and professional growth. Washington: American Psychological Association; 2005.
28. Skovholt TM, Rønnestad MH. Themes in therapist and counselor development. J Couns Dev. 1992;70:505-15.
29. Jennings L, Skovholt TM. The cognitive, emotional, and relational characteristics of master therapists. J Couns Dev. 1999;46(1):3-11.
30. Jennings L, D'Rozario V, Goh M, Sovereign A, Brogger M, Skovholt TM. Psychotherapy expertise in Singapore: a qualitative investigation. Psychother Res. 2008;18(5):508-22.
31. Řiháček T, Kahancová M, Jennings L, Roubal J, Vybíral Z. Czech master therapists. In: Jennings L, Skovholt TM. Expertise in counseling and therapy: international perspectives on master therapists. New York: Oxford University Press; 2016. p.19-52.
32. Holman G, Kanter JW, Tsai M, Kohlenberg R. Functional analytic psychotherapy made simple: a practical guide to therapeutic relationships. Oakland: New Harbinger; 2017.
33. Terry C, Bolling MY, Ruiz MR, Brown K. FAP and feminist therapies: confronting power and privilege in therapy. In: Kanter JW, Tsai M, Kohlenberg RJ. The practice of functional analytic psychotherapy. Washington: Springer Science + Business Media; 2010. p.97-122.
34. Hill CE, Lystrup A, Kline K, Gebru NM, Birchler J, Palmer G, et al. Aspiring to become a therapist: personal strengths and challenges, influences, motivations, and expectations of future psychotherapists. Couns Psychol Q. 2013;26:(3-4):267-93.

35. Heinonen E, Nissen-Lie HA. The professional and personal characteristics of effective psychotherapists: a systematic review. Psychother Res. 2020;30(4):417-32.
36. Stiles WB. Responsiveness in psychotherapy research: problems and ways forward. In: Watson JC, Wiseman H. The responsive psychotherapist: attuning to clients in the moment. Washington: American Psychological Association; 2021. p.15-35.
37. Skinner BF. Century psychology series. Verbal behavior. East Norwalk: Appleton-Century-Crofts; 1957.
38. Anderson T, McClintock AS, Himawan L, Song X, Patterson CL. A prospective study of therapist facilitative interpersonal skills as a predictor of treatment outcome. J Consult Clin Psychol. 2016;84:57-66.
39. Meyer SB, Villas-Bôas AA, Franceschini ACT, Oshiro CKB, Kameyama M, Rossi PR, et al. Terapia analítico-comportamental: relato de casos e de análises. São Paulo: Núcleo Paradigma; 2015.
40. Ellis A. Why I (really) became a therapist. J Consult Clin Psychol. 2005;61(8):945-8.
41. Farber B, Manevich I, Metzger J, Saypol E. Choosing psychotherapy as a career: why did we cross that road? J Clin Psychol. 2005;61(8):1009-31.
42. Kottler JA. On being a therapist. 5 ed. Oxford: Oxford University Press; 2017.
43. Norcross JC, Farber B. Choosing psychotherapy as a career: Beyond "I want to help people". J Clin Psychol. 2005;61(8):939-43.
44. Orlinsky DE. Becoming and being a psychotherapist: a psychodynamic memoir and meditation. J Clin Psychol. 2005;61(8):999-1007.
45. Skovholt TM, Jennings L. Master therapist: exploring expertise in therapy and counseling. Boston: Allyn & Bacon; 2004.
46. Ackerman SJ, Hilsenroth MJ. A review of therapist characteristics and techniques positively impacting the therapeutic alliance. Clin Psychol Rev. 2003;23:1-33.
47. Anderson T, Ogles BM, Patterson CL, Lambert MJ, Vermeersch DA. Therapists effects: facilitative interpersonal skills as a predictor of therapist success. J Clin Psychol. 2009;65:755-68.
48. Beutler LE, Malik M, Alimohamed S, Harwood TM, Talebi H, Noble S, et al. Therapist variables. In: Lambert MJ. Bergin and Garfield's handbook of psychotherapy and behavior change. 5 ed. New York: Wiley; 2004. p 227-306.
49. Moltu C, Binder P, Nielsen GH. Commitment under pressure: experienced therapists' inner work during difficult therapeutic impasses. Psychother Res. 2010;20:309-20.
50. Sullivan M, Skovholt T, Jennings L. Masters therapists' construction of the therapy relationship. J Ment Health Couns. 2005;27(1):48-70.
51. Scheff TJ. The distancing of emotion in psychotherapy. Psychol Psychother. 1981;18(1):46-53.
52. Knox S, Hill CE. Therapist self-disclosure: research-based suggestions for practitioners. J Clin Psychol. 2003;59(5):529-39.
53. Stiles WB, Honos-Webb L, Surko M. Responsiveness in psychotherapy. Clin Psychol. 1998;5(4):439-58.
54. Hayes J, Gelso CJ, Hummel AM. Managing countertransference. Psychotherapy. 2011;48(1):88-97.
55. Hayes JA, Vinca M. Therapist presence, absence and extraordinary presence. In: Castonguay L, Hill C. How and why are some therapists better than others? Understanding therapist effects. Washington: American Psychological Association; 2017. p.85-99.
56. Liaboe G, Guy JD. Assessing the current stereotype of the psychotherapist's family of origin relationships. Psychotherapy in Private Practice. 1987;5:103-13.

16

Nos bastidores da clínica: reflexões sobre a socialização de psicoterapeutas homens e questões para supervisão

José Umbelino Gonçalves Neto

INTRODUÇÃO

No livro inaugural da psicoterapia analítica funcional (FAP), Kohlenberg e Tsai[1] abrem o primeiro capítulo com a citação a seguir. Desejo emular os autores neste ponto inicial uma vez que a citação em questão se apresenta como um elemento relevante para o propósito discursivo deste capítulo:

"Quando penso naqueles pacientes que eu vi experimentarem uma grande mudança, eu sei que o fogo estava na relação terapêutica... Havia luta e medo, proximidade, amor e terror. Havia intimidade e afronta, apreensão e vergonha... era uma jornada significativa, mais para o paciente que vinha buscar ajuda, mas, de fato, para ambos os participantes. Era um processo que percorria todo o desenrolar da terapia e deixava a ambos, paciente e terapeuta, alterados pela experiência. A relação terapêutica está no próprio centro da psicoterapia e é o veículo através do qual a mudança terapêutica acontece" (Greben, 1981, p. 453-454 *apud* Kohlenberg e Tsai[1]).

Na forma de trabalhar da FAP, o terapeuta atua de modo a construir uma relação genuína, sensível e cuidadosa com seu cliente, ao mesmo tempo que pauta suas análises e intervenções na perspectiva comportamentalista contextual.[2] Na perspectiva das terapias comportamentais de terceira geração, também chamadas de terapias comportamentais contextuais, busca-se sempre descrever de forma concreta, objetiva e operacional os processos psicológicos tratados, bem como identificar seus fatores causais com base na análise funcional (no sentido dado por Skinner[3]), considerando determinantes biológicos, história individual de aprendizagem e cultura em que o indivíduo está inserido.[4]

A construção de uma relação genuína, sensível e cuidadosa com o cliente envolve uma série de considerações sobre o repertório interpessoal e socioemocional do próprio terapeuta.[5] E esse repertório, de modo geral, quem modela são as caóticas e quase aleatórias contingências da vida, e raramente são repertórios diretamente treinados nas graduações em Psicologia ou nas especializações em Terapia Comportamental. Skinner[3] já há algumas décadas chamara a atenção para o fato de que muitas das teorias de ensino-aprendizagem difundidas em nossa sociedade conceituam o aprendiz como um indivíduo inerte e passivo, que recebe informações do especialista como um recipiente, e a meta do ensino é simplesmente memorizar e reproduzir o conteúdo ensinado. Assim, as formações em terapia comportamental perpetuam uma prática cultural educacional que Paulo Freire denominou criticamente de "bancária", focada num certo conteúdo a ser depositado sobre o aprendiz. "O educador é o que diz a palavra; os educandos, os que a escutam docilmente; o educador é o que disciplina; os educandos, os disciplinados".[6]

Tal prática de ensino pode ser notada nos currículos e na literatura da clínica comportamental, cujo maior foco se dá sobre o ensino da terminologia técnica e concepções teóricas do behaviorismo radical, boa parte da formação se resumindo em o aluno aprender a "falar behaviorês", não sendo colocado em prática o que a própria análise do comportamento prega, isto é, que se deve focar o ensino em formular contingências para a modelagem de repertórios via programação de contingências de reforço, e menos em aprendizagem por regras.

Tal foco limita-se, portanto, àquilo que Anderson e Hill[7] apontaram como sendo o repertório conceitual e o repertório técnico do terapeuta; são, todavia, pouco abordados os repertórios interpessoal, socioemocional e ético-político dos profissionais. Vê-se, portanto, uma crescente literatura sobre habilidades terapêuticas e discussões teóricas sobre os processos que levam ao engajamento do paciente na terapia, pois o repertório interpessoal, socioemocional e ético-político baliza a maneira como a pessoa interage com os outros, como se vê como pessoa, como vê os outros, como entende o mundo, como lida com as próprias emoções e pensamentos e, como lida com as emoções e pensamentos dos outros.[7]

Tais repertórios são estabelecidos nos processos naturais, não planejados, de socialização primária e secundária dos indivíduos.[8] A socialização primária refere-se ao processo pelo qual uma criança aprende as normas, valores, crenças e comportamentos que são considerados apropriados em sua cultura. Esse processo começa no nascimento e continua até a idade adulta, com a criança assimilando gradualmente os padrões culturais do ambiente em que vive.

Durante a socialização primária, a criança é exposta a diferentes agentes de socialização, com seus pais, familiares, amigos, professores e instituições sociais, como escolas e igrejas. Esses agentes ajudam a moldar a personalidade, atitudes e comportamentos da criança, bem como a fornecer-lhe habilidades necessárias para se ajustar à vida em sociedade.

A socialização primária também envolve a internalização de papéis de gênero, normas e expectativas associados ao pertencimento a grupos sociais específicos, como classe social, etnia, religião e nacionalidade. Na perspectiva de Skinner,[9] esses papéis são transmitidos por meio de processos como a imitação, modelagem e instrução verbal, com base nas práticas de reforço e punição das comunidades verbais do indivíduo.

De acordo com Berger e Luckmann,[8] a socialização primária é importante porque ajuda a criar indivíduos socializados e competentes que são capazes de interagir efetivamente com os outros, adotando os valores e comportamentos adequados para sua cultura e, assim, contribuindo para a manutenção da ordem social.

A socialização secundária refere-se ao processo contínuo de aprendizado social que ocorre após a socialização primária e continua durante toda a vida de um indivíduo. Ao contrário da socialização primária, que ocorre principalmente durante a infância e a adolescência, a socialização secundária envolve a aprendizagem de novas normas, valores, crenças e comportamentos que são necessários para se adaptar às novas situações e papéis sociais que uma pessoa pode assumir ao longo da vida. A socialização secundária pode ocorrer em vários contextos, como no trabalho, na universidade, em grupos sociais específicos, como organizações religiosas ou políticas, e em outras situações em que as pessoas são expostas a novos valores e normas sociais. A socialização secundária também pode ser vista como um processo de "desaprendizagem" ou "dessocialização" de valores e comportamentos que não são mais relevantes ou adequados a um novo ambiente ou situação.

O processo de aprendizagem de ser um terapeuta comportamental consiste, portanto, em um exemplo de socialização secundária. Nesse contexto, a pessoa precisa aprender novas normas, valores e comportamentos associados ao trabalho, como horários, hierarquia, protocolos de comunicação e normas de conduta. Esse processo de aprendizagem é uma forma de socialização secundária, pois demanda que a pessoa se adapte às novas expectativas e ao papel social como terapeuta. Inclusive, para ser reconhecido como "comportamental", deve aprender uma linguagem própria e formas específicas de descrever o que faz, o que vê e como se dão as interações com seus pacientes.

Assim, vale destacar como é muito raro quem tenha aprendido a lidar com os próprios sentimentos em aulas específicas para isso.[10] Em nossa sociedade, o dispositivo denominado psicoterapia pode ser considerado uma agência de controle (como Skinner apontou em 1953[9]) cujo objetivo é produzir a socialização secundária relativa a autoconhecimento, educação emocional e competência social. Assim, para a maioria daqueles que decidem cursar Psicologia e ser psicoterapeutas, foram as várias experiências de vida o que foi reforçando certos repertórios e punindo outros, tudo de forma não planejada.[7]

É na vida do terapeuta onde se moldam seus comportamentos que interferem no processo terapêutico e também aqueles que apoiam o processo terapêutico. Como Holman et al.,[2] bem observam, o que nós, terapeutas, fazemos em sessão tem uma função para nós e também para nossos clientes. Portanto, é fundamental na condução do processo terapêutico prestarmos atenção aos nossos próprios comportamentos, além, é claro, dos comportamentos dos clientes.

Antes de passar ao próximo tópico, convidamos o leitor a voltar ao início deste capítulo e ler novamente a citação trazida por Kohlenberg e Tsai, citando Greben, na abertura do primeiro livro deles de FAP. Observe com atenção as palavras que lá aparecem: luta, medo, proximidade, amor, terror, intimidade, afronta, apreensão, vergonha. Essas são palavras-chave trazidas pelos autores para descrever elementos definidores de um processo terapêutico em que há uma grande mudança, especialmente na pessoa do(a) paciente, mas também na pessoa do(a) terapeuta.

UM PEDIDO DE LICENÇA (POÉTICA) PARA A COMUNIDADE ACADÊMICA

A partir deste ponto do texto, pedimos licença à comunidade acadêmica mais rigorosa para o uso de outra forma de expressão verbal. Pedimos licença para utilizarmos uma linguagem narrativa, poética e conotativa, com o uso do referente em primeira pessoa e a expressão por meio de metáforas, analogias, hipérboles, paradoxos e vários outros recursos linguísticos literários, aproximando este capítulo de uma forma estética mais comum nas publicações em ciências humanas e estudos culturais.

Entendemos que parte da comunidade acadêmica das terapias comportamentais é sobretudo aliada a práticas herdadas da pesquisa experimental de laboratório, um legado deixado por Skinner e seus alunos, que promoveram um modo muito específico de fazer pesquisa e certa maneira de falar sobre o comportamento humano. Temos consciência da história das terapias comportamentais, as quais inicialmente vieram da adaptação das metodologias aplicadas na pesquisa com animais não humanos, e todo o rigor na produção dos dados e especialmente na forma de reportar e descrever esses dados.[11] Apesar de Skinner ter inicialmente se formado em Língua Inglesa e Literatura e sonhado ser escritor,[12] mostrou-se, ao longo de sua vasta obra ensaística (p. ex., suas obras de 1953, 1957 e 1974), forte combatente de uma linguagem mentalista e modelo de uma linguagem objetiva, descritiva e sobretudo denotativa, sem ambiguidades. E tal forma de se expressar, especialmente na linguagem escrita, entendemos que é muito valorizada para que um texto seja considerado válido e legítimo como referencial científico, pelo menos por parte da comunidade verbal behaviorista.

Porém, para o que será discutido a seguir, pedimos licença para utilizarmos uma linguagem ensaística e literária. Temos uma justificativa: uma forma de expressão assim tem a função de suscitar no leitor determinadas respostas emocionais e funcionar como operação estabelecedora para comportamentos operantes de segunda ordem (operantes generalizados) de alta complexidade: auto-observação, reflexão sobre si, relembrar a própria história de vida, relacionar repertório técnico com repertório socioemocional, emitir respostas de compaixão em relação a outros terapeutas e autocompaixão em relação a si próprio. Uma linguagem num formato mais poético nos parece ser a topografia mais efetiva para atingir tal objetivo. Esperamos que o leitor compreenda essa proposição ao longo do capítulo.

PARA OLHAR PARA OS T1 É PRECISO EXERCER CORAGEM

A partir de minha experiência pessoal e profissional, enfatizarei alguns comportamentos que interferem negativamente no processo terapêutico dos pacientes, os T1.[2] Os T1 são padrões de comportamento que talvez sejam os mais difíceis de serem auto-observados; e, quando são percebidos, talvez sejam os mais difíceis de serem controlados, por sua própria aversividade e também porque geralmente consistem em dificuldades que o terapeuta enfrenta em sua própria vida e em seus relacionamentos pessoais.

E qual é a nossa tendência diante de aversivos? Fugir e se esquivar.[13] Não queremos olhar, muito menos tocar naquilo que nos é desconfortável, doloroso ou ameaçador, mesmo que sejam apenas palavras e lembranças a nos afetar no nível cognitivo e simbólico.[14]

E é exatamente isso que vamos fazer daqui em diante: olhar e tocar em feridas.

Vou abordar isso usando uma metáfora: para lidar com os seus T1 é preciso coragem para abrir uma porta e adentrar o quarto escuro onde você guarda aquilo de que não gosta em si, onde toda a sua bagunça pessoal acumula poeira e mofo, o lugar onde você aprisiona as criaturas que te assombram. É um lugar que você tranca e convenientemente esquece onde deixou a chave.

É óbvio o que eu vou dizer, mas muitas vezes esquecemos: todo terapeuta já foi uma criança, todo terapeuta já foi um adolescente. Crianças e adolescentes têm necessidades emocionais que muitas vezes não foram atendidas suficientemente. Todos carregam alguma questão que foi colocada lá atrás. Faz parte de quem nós somos. Como diz a experiente Vera Otero:[15]

"É relevante, portanto, que o clínico considere que traz consigo os modelos de controle de comportamento aos quais foi exposto em sua família de origem, assim como carrega consigo os 'efeitos' que estes produziram no seu modo de ser" (p.202).

Para refletir sobre isso, sugiro a você, leitor, pegar papel e lápis. Agora pense em quem você é, e responda:

1. Qual é o seu nome completo?
2. Em qual cidade você nasceu?
3. Em qual cidade você mora?
4. Quem são aqueles que são família para você?
5. Quem são os amigos ou amigas em quem você mais confia?
6. Quais são os afazeres domésticos de que você mais gosta?
7. Quais são os afazeres domésticos de que você menos gosta?
8. Do que você mais gosta no seu trabalho?
9. Do que você menos gosta no seu trabalho?
10. Que tipo de coisa você faz muito bem?

11. Que tipo de coisa você tem dificuldade em fazer?
12. De que aspecto ou detalhe de sua própria aparência física você mais gosta?
13. De que aspecto ou detalhe de sua própria aparência física você menos gosta?
14. Qual é o seu talento?
15. Qual é o seu defeito?
16. O que te deixa triste?
17. O que te irrita?
18. O que te dá medo?
19. O que te deixa com vergonha?
20. O que te empolga?
21. O que te faz sentir satisfação e contentamento?
22. O que te faz sentir tranquilidade?
23. O que é a coisa ou pessoa mais preciosa para você?
24. O que te faz se sentir amado(a)?
25. Para você, o que é mais importante do que se sentir amado(a)?
    Olhe para tudo o que anotou. Sobre cada uma dessas respostas, realmente sobre cada uma delas, seriamente se pergunte:
26. **POR QUÊ?**

Por que você se chama assim? Por que você mora aí? Por que esse é o seu talento? Por que isso que você anotou é algo que te deixa com vergonha? Por que isso é o que te faz se sentir amado(a)? Pergunte-se sobre o porquê de cada aspecto seu. E responda a esses por quês.

Se você realmente fez esse exercício, anotou tudo e parou pelo menos alguns minutos para refletir sobre cada coisa, eu suponho que você tenha se lembrado de várias e várias coisas que viveu na sua vida; lembrou-se de pessoas que ama e talvez até mais das pessoas que você gostaria de nunca ter conhecido. Imagino que tenha refletido sobre coisas que jamais contou para alguém, ou talvez só para seu/sua terapeuta... se você teve coragem...

QUEM EU SOU E QUE TERAPEUTA SOU EU?

De um lado, tenho a minha história de vida pessoal e quem eu sou na minha casa no meu dia a dia; de outro lado, tenho os momentos na minha formação profissional e como atuo profissionalmente como terapeuta. Essas duas dimensões estão separadas? Refleti sobre essa pergunta e cheguei à conclusão: *sim*, são coisas que devem ser separadas; e ao mesmo tempo *não*, não são coisas que se separam.

Refletindo sobre valores pessoais do terapeuta, Otero[15] afirma que não é possível separarmos quem somos enquanto pessoas no nosso convívio diário do terapeuta que somos para nossos clientes no dia a dia da clínica. Não dá para separar, mas ao mesmo tempo essas coisas precisam ser devidamente contextualizadas e colocadas no seu devido lugar.

Existem várias características nossas, resultantes de nossa biologia individual, de nossa história de vida e de valores e regras que aprendemos das comunidades verbais de que fazemos parte que influenciam nossas decisões clínicas, bem como a maneira como respondemos a nossos clientes. Daí que nesse quesito não conseguimos separar a pessoa que somos do profissional que somos. Porém, existem várias regras de conduta profissional e ética da profissão, bem como princípios teóricos e metodológicos que dão a forma especial da atuação clínica, que diferenciam radicalmente uma interação entre pessoas num contexto social cotidiano da interação entre terapeuta e cliente no *setting* terapêutico.

Considerando tudo isso, entendemos que:

"A análise do exercício da profissão de terapeuta requer como ponto de partida que se examine o papel da pessoa do profissional no processo terapêutico de seus clientes" (Otero,[15] p.200).

Aquela lista de 26 perguntas de autoconhecimento que eu trouxe anteriormente pode servir a essa função, ou seja, ser um contexto para você se examinar um pouco como pessoa.

O passo seguinte é refletir sobre a maneira como a pessoa que você foi se tornando afeta sua atuação atualmente. Por exemplo: Que questões trazidas pelos seus clientes te chamam mais a atenção? Que questões trazidas pelos clientes te entediam e dão sono? Que atitudes e falas dos seus clientes mais te agradam? Que falas e atitudes mais te incomodam? Identificados seus vieses, vale a pena detalhá-los perguntando: Como? De que forma você faz cada uma dessas coisas? E aí vem a outra questão, mais difícil: Por quê? Ou seja, por que você tem esses vieses? Onde e quando eles foram surgindo? O que os mantém?

Essas questões são cruciais, pois

"... não tenho como separar o que sou como pessoa do que sou como psicoterapeuta. Como todos os profissionais de qualquer área, exerço a minha profissão 'através' da minha pessoa" (Otero,[15] p.200-1).

Nós somos a caixa de ferramentas, e o nosso repertório são as peças. E detalhe: a caixa de ferramentas é também uma ferramenta, e toda ferramenta precisa ser bem cuidada se você quiser que ela funcione bem.

TEMAS DELICADOS PARA TRATAR EM SUPERVISÃO

Primeiro tema delicado: assédio sexual

Eu sou homem, branco, cisgênero, de família de classe média e nordestino. Nasci no final da década de 1980, vivi minha infância e juventude nos anos 1990-2010 e considero que entrei na vida adulta a partir do ano 2011. Ou seja, cresci inserido numa cultura bastante machista, com todo tipo de modelo heteronormativo, romântico e patriarcal. Tenho medo de ser assediado por uma cliente mulher? Não. Embora já tenha sido. Se eu fosse uma terapeuta mulher, teria medo de ser assediado por um cliente homem; e esse medo eu já vi ser expresso por algumas de minhas alunas e supervisionandas, e de fato algumas delas já foram assediadas por clientes homens. Eu não tenho esse medo, não sinto que isso ameaçaria minha integridade física.

Porém, do ponto de vista de um psicólogo, falar sobre a temática do assédio sexual é delicado e difícil por diversas razões.

Primeiramente, o assédio sexual é uma experiência traumática que pode ter um impacto profundo na vida da vítima, afetando sua saúde mental, física e emocional.[16] Como tal, abordar esse tema requer empatia e sensibilidade com a vítima, além de uma compreensão dos complexos fatores que contribuem para a ocorrência do assédio sexual.

Além disso, o assédio sexual pode ser um tabu em algumas culturas e comunidades, tornando difícil para as vítimas falarem sobre suas experiências e buscar ajuda. A vergonha e o estigma associados ao assédio sexual podem levar a sentimentos de isolamento e solidão, e podem impedir as vítimas de buscar apoio de amigos, familiares e profissionais de saúde mental.

Também é importante lembrar que o assédio sexual não se restringe a uma única forma de comportamento. Pode incluir abuso verbal, contato físico indesejado, coerção, ameaças e outros tipos de comportamentos que criam um ambiente intimidante e hostil para a vítima.[16] Isso significa que abordar a temática do assédio sexual requer uma compreensão clara de como o comportamento pode ser percebido como assédio e de como ele pode afetar a saúde mental e emocional da vítima.

Considerando esse contexto, a maneira como terapeutas homens se portam na relação com pacientes mulheres merece atenção especial. Antes de trabalhar bem essa questão em terapia e supervisão, eu tinha bastante medo de expressar carinho e preocupação com minhas clientes mulheres, ou de levantar alguma questão que tivesse a ver com comportamento sexual, e isso ser interpretado como tentativa de assédio, principalmente por aquelas que já sofreram isso de outros homens. Sim, esse tipo de questão depende da maneira como falamos e levantamos o assunto na sessão. Ao tratar de questões delicadas com os(as) clientes, como já sugeriram Meyer et al.,[17] devemos usar os devidos autoclíticos e contextualizar nossa fala a fim de obter o melhor entendimento daquilo que está sendo dito. Aqui, a morfologia do comportamento está diretamente atrelada a sua função.

No meu caso, tal repertório vem sendo felizmente e devidamente modelado pelo convívio com amigas, familiares e especialmente na supervisão com uma supervisora mulher e feminista. Porém, o fato de eu ser homem cis na cultura em que estamos inseridos, de aprender uma masculinidade agressiva e desrespeitosa desde o berço, de ter tido mais maus exemplos masculinos na adolescência e início da vida adulta, pelo fato de já ter visto notícias nos jornais sobre médicos e outros profissionais da saúde que abusaram de pacientes, e sobre líderes religiosos considerados homens santos terem manipulado e abusado de mulheres emocionalmente vulneráveis, pelo fato de já ter acompanhado alunas minhas que foram assediadas por colegas professores... tudo isso me levava a ter muito medo de tratar de questões sexuais nas minhas sessões com mulheres, bem como dava muito medo de expressar carinho e sentimentos semelhantes. O medo aparecia. E na verdade ele é bem útil, pois justamente me ajuda a escolher com cuidado a maneira de me expressar e ser bastante respeitoso e profissional.

Nós, psicoterapeutas homens, não podemos ignorar o contexto geral da nossa sociedade, perpassada por uma cultura do estupro e de violências de gênero. Herdamos dos homens que vieram antes de nós os privilégios e facilidades que temos, mas herdamos também suas dívidas, cabendo a nós agirmos com todo o zelo e respeito que não tiveram. Quem sabe assim as novas gerações de homens e terapeutas possam herdar uma nova cultura e atuar num contexto outro e melhor que o atual.

As recomendações a seguir partem de minha experiência profissional e precisam ser ainda avaliadas em pesquisas sobre relação terapêutica e resultados clínicos.

Considerando o contexto social e histórico em que estamos inseridos, existem expressões de afeto que não recomendo que terapeutas homens expressem ao atender mulheres. Recomendo que você prefira pecar pelo excesso de cautela. E isso principalmente em relação a clientes cuja aparência ou atitude seriam atraentes para você se por acaso vocês tivessem se conhecido num contexto cotidiano não profissional. Seja sincero consigo próprio e observe se ou quando tal atração eventualmente é eliciada. Se for o caso, é recomendável ter atenção redobrada ao que você está sentindo e seja bastante atento à maneira como se expressa, mesmo que você perca sua espontaneidade. É prudente ir controlando sua forma de se expressar sempre se direcionando para uma expressão mais formal e respeitosa. Esse cuidado é importante, pois partimos de uma cultura em que o comportamento de fazer elogios e flertar é reforçado e valorizado como característica masculina típica, com regras sobre como os homens devem tomar a iniciativa no contato com mulheres. Podemos supor que tal cultura pode aumentar as chances de comportamentos inadequados por parte de terapeutas homens inadvertidos.

Além disso, recomendo que o terapeuta faça a análise funcional dessas sensações e predisposição comportamental, tentando identificar se existem atitudes da cliente, que de fato ela esteja tomando, que geram esse efeito, ou se é algo seu. Daí entra a questão de separar o que é seu e o que é da cliente. É altamente recomendável realizar essa análise junto de um(a) supervisor(a) que te escute com abertura, compaixão em relação a sua humanidade, mas ao mesmo tempo rigor ético.

No meu caso, como minha identidade de gênero é homem cis e minha orientação sexual é heterossexual, acho mais útil procurar uma supervisora mulher para me orientar sobre essa dificuldade, quando eventualmente surge. Quando isso ocorreu, foi uma das ocasiões na vida em que senti vergonha de forma extrema. Pronunciar as palavras de que eu estava sentindo atração por uma cliente foi uma das maiores vergonhas que já senti. Um terror apenas sentido ali, nos bastidores da supervisão, diante de alguém tão importante, a supervisora, que era uma referência de profissional para mim e para tantos outros da minha área.

Trata-se de um assunto extremamente delicado de ser discutido e pouco abordado nas formações e literatura. Sentimos como ameaçador à nossa reputação pessoal e profissional pensar sobre, falar sobre e ainda mais escrever sobre tal questão. Nós, homens cis, herdamos das gerações anteriores um péssimo histórico de violências e abusos. Os movimentos feministas vêm denunciando e combatendo a cultura do estupro por tantos séculos perpetuada. E felizmente tais movimentos vêm conseguindo coibir cada vez mais tal violência e cultura. Talvez por isso, todavia, para um terapeuta homem cis seja terrível o medo de ser julgado como machista, "abusador em potencial", "esquerdo-macho", "macho escroto", simplesmente pelo fato de admitir que é homem e que já sentiu atração por uma cliente.

Daí a importância de supervisores e supervisoras cultivarem uma atitude genuinamente validante da experiência subjetiva e compassiva em relação a tal experiência, para que se consiga criar um contexto seguro para que terapeutas homens possam falar sobre essa dificuldade, quando ela eventualmente surgir, e possam assim ser devidamente orientados em relação a isso, visando a uma atuação terapêutica efetiva e eticamente responsável e coerente.

Como supervisor, sugiro por exemplo entender que somos da espécie *Homo sapiens*, que possuímos fisiologia herdada de centenas de milhares de anos de seleção natural e fomos selecionados com certas tendências sexuais; além disso, como latino-americanos, estamos inseridos em uma cultura bastante sexualizada, desde muito cedo, e de muito contato físico. Considerando tanto os fatores filogenéticos quanto o contexto cultural, seria razoável entender que é natural o indivíduo ter certas respostas eliciadas. Compreender isso pode ajudar na validação da experiência subjetiva de atração, e abrir espaço para uma atitude mais compassiva com os homens nessa condição. Todavia, é preciso ressaltar que isso não justifica qualquer comportamento aberto, concreto, de expressão dessa tendência.

Aqui cabem, por exemplo, algumas recomendações. Só porque você está com a bexiga cheia não quer dizer que pode urinar nas calças ou no chão; você é um adulto responsável e consegue controlar essa necessidade física e só se aliviar no lugar certo, ou seja, no banheiro. Outro exemplo: você consegue sentir raiva de alguém e ficar calado e não falar um palavrão nem agredir essa pessoa; por que não conseguiria controlar uma expressão de desejo sexual? É uma emoção como qualquer outra. E, por ser uma emoção como qualquer outra, também passa e some se for aceita com abertura emocional e direcionada para o devido contexto.

Em minha experiência clínica, percebo que, ao atender homens, principalmente homens cis hétero como eu, já me sinto mais à vontade para expressar carinho e afeto, pois, devido ao contexto sociocultural em que estamos inseridos, quando elogio ou expresso como gosto deles, na grande maioria das vezes não há dúvidas de que se trata de um amor fraternal e paternal e não erótico.

Um ponto delicado para ser cuidado na supervisão, bem como na própria terapia do terapeuta, é proceder a uma análise funcional da atração sexual e de eventuais comportamentos nessa direção. As seguintes perguntas podem ser colocadas: Por que estou sentindo excitação nesse momento? Por que estou me sentindo atraído por essa pessoa? A que estímulos estou respondendo? Está faltando algo na minha vida pessoal? Estou em privação de algo que essa pessoa está me apresentando? Essa pessoa está agindo de forma sedutora? Está mesmo ou é impressão minha? Está falando ou gesticulando de forma sensual? Se estiver, ela(e) está fazendo isso de forma deliberada ou sem perceber? A excitação ou atração é momentânea ou continua após o término da sessão? São perguntas para nós, terapeutas, fazermos a nós mesmos da forma mais honesta e corajosa possível, e de preferência levar isso para um(a) supervisor(a) a fim de ter alguém para ajudar a compreender o que está acontecendo na sua vida sexual do âmbito pessoal e como isso está afetando sua relação terapêutica; bem como te ajudar a identificar se é resultado de comportamentos da(o) cliente ou se é proveniente de suas, terapeuta, frustrações ou faltas na vida pessoal.

Considero imprescindível a atenção e honestidade diante de um tema delicado como esse. Buscar ajuda na própria terapia e supervisão clínica para lidar com os próprios sentimentos conflitantes, a fim de praticar sempre uma atuação ética, compõe o compromisso com a autonomia e a saúde do paciente, colocando sempre em primeiro lugar aquilo que é para o seu benefício e melhora.

Segundo tema delicado: medo de perder o cliente para o suicídio

"Todos sabemos que histórias de vida, inclusive as nossas, podem conter experiências que se encaixam em um contínuo que vai de vivências de acontecimentos 'positivos', agradáveis, até ao outro extremo, no qual se encontram acontecimentos bastante 'negativos'.." (Otero, p. 201).[15]

Uma pessoa da minha família, que eu amo muito, estava com depressão, ideação e com risco médio de suicídio. Isso era um forte estressor para mim. Gerava um medo fortíssimo de perder essa pessoa e inclusive eu cuidava dela sempre a incentivando a se manter nas estratégias de ativação comportamental. Ela vinha melhorando já da depressão, mas o medo de perdê-la era tão grande e tão devastador que eu me preocupava constantemente com seu bem-estar.

Meu padrão comportamental de cuidador, que já fora bastante desenvolvido em experiências prévias da vida pessoal e depois muito reforçado na formação em Psicologia, foi sendo reforçado ao cuidar de alguém importante para mim. Como isso me afetou em um de meus casos na clínica?

Uma cliente que já atendia havia quase 2 anos acabara de ficar desempregada pela terceira vez, tendo passado de um emprego ruim após o outro, e estava começando a relatar sintomas típicos de depressão. Essa cliente relatara em sessões anteriores que já sofrera de depressão no final da adolescência, que na época era tão grave que ela andava com uma caixa de remédios na mochila para tomar todos de uma vez caso lhe caísse a gota-d'água e desistisse de uma vez de tudo. Porém, nessa época ela melhorou dessa depressão sem ajuda profissional, quando conheceu sua namorada, recebeu bastante apoio desta e as duas passaram a viver juntas e montar o negócio delas vendendo comida de rua.

Então lá estava eu na minha vida pessoal com uma pessoa da minha família que eu amava e de quem estava ajudando a cuidar, a prevenir suicídio e a facilitar estratégias de ativação comportamental que a terapeuta dela passava. Lá estava eu enfrentando o medo da morte de alguém que fazia total diferença na minha vida, e que eu tinha visto com os piores sintomas de depressão: insônia, alteração no apetite, sentimento de vazio, pessimismo recorrente, irritabilidade, baixa motivação, forte anedonia e ideação. E lá estava eu com minha cliente, uma pessoa com uma história de vida com semelhanças em relação a essa pessoa da minha família, que também tinha um histórico de depressão na adolescência e que também estava exibindo sintomas de depressão.

Fiquei desesperado. Me vinham pensamentos de que minha cliente iria fatidicamente piorar, de que ela iria começar a ter risco grave de suicídio. Eu já estava separando na pasta do prontuário dela meus materiais para prevenção de suicídio e procurando indicação de psiquiatra na cidade dela, já estava começando a me preparar para delinear com ela um plano de sobrevivência a crises e me preparando para explicar a ela sobre eventualmente precisar contatar uma pessoa de confiança dela, como a namorada, para acompanhamento mais próximo caso eu avaliasse risco iminente. Eu estava tendo pensamentos catastróficos, como os beckianos chamam. Antes de tomar qualquer decisão clínica, marquei uma supervisão com minha supervisora e trouxe a situação desse caso e o que eu tanto temia.

Expus à minha supervisora minha situação na vida pessoal, de estar enfrentando aquela difícil situação e como aquilo me trazia o medo de o mesmo acontecer com minha cliente. Minha supervisora mais uma vez me ajudou a ter mais segurança e esperança. Lembrou-me de que essa pessoa da minha família já estava melhorando, como eu mesmo falara, que o pior já havia passado. E me lembrou também de um detalhe importante na história da minha cliente: ela superara a depressão sem ajuda profissional e, ainda mais, que ela andava com o método planejado para tirar a própria vida com fácil acesso, ali à mão, e mesmo assim nunca tentara o tão temido ato. Minha supervisora foi me lembrando de como ela era uma mulher muito forte, que o que ela estava passando hoje com a situação do desemprego era bem mais leve do que aquilo que ela enfrentara naquela época da adolescência, de tudo o que ela havia sofrido com a família, que não a aceitava. E outra coisa: que andar com o método de tentativa à mão era "muita tentação" para alguém numa situação assim crítica, e mesmo assim minha cliente nunca tentara.

Em resumo, mais uma vez minha supervisora me acolheu e validou minha experiência subjetiva, em relação à minha história de vida e momento atual; direcionou-me então para mudança, no caso, no que dizia respeito à minha atuação clínica, isto é, me trouxe uma visão mais realista sobre a situação dos meus clientes e como eu poderia agir nas próximas sessões, para uma atuação mais acertada para aquele caso.

Assim, com essa cliente, prossegui meu trabalho, que já havia iniciado, de criar um contexto emocionalmente seguro para ela expressar sua frustração, raiva e tristeza diante do momento difícil que estava vivendo, validar seus sentimentos negativos em relação a sua família, que sempre a criticava, e incentivá-la a manter sua rotina de autocuidado e busca ativa por um novo emprego. Essa cliente ainda passou cerca de um mês e meio desempregada, recebendo ajuda dos pais com despesas domésticas e todo o resto. Nesse entretempo passou por algumas entrevistas de emprego, quando finalmente conseguiu entrar em uma vaga que não era exatamente sua área de formação. Esse emprego foi bastante frustrante também, pois, além de não ser em sua área original de formação, tinha uma chefia bastante controladora, o salário não era suficiente para ela se manter sozinha e os turnos eram bastante extensos. Todavia, ela estava empregada e conseguindo ter de volta sua independência financeira, o que para ela era o mais importante, pois entre seus principais valores pessoais estavam sua liberdade e autonomia.

Essa cliente não apresentou mais aqueles sintomas de depressão, trazendo para as sessões principalmente as frustrações que sentia nesse emprego. Aquele medo que eu sentira em vê-la depressiva foi embora. As coisas andavam bastante estressantes para minha cliente, mas o pior passara, e nesse critério eu voltava a ver que estava tudo bem.

A SUPERVISÃO É O BASTIDOR DENTRO DOS BASTIDORES

O terapeuta é o trabalhador e é também a ferramenta que executa seu próprio trabalho. Cuidar da ferramenta não é ficar admirando o que ela tem de bonito. Pelo contrário: é tratar as partes onde ela está emperrando e enferrujando, para que a ferramenta funcione bem.

Embora por vezes possamos agir de forma paternal/maternal, devemos ter consciência de que a interação terapeuta-cliente não é igual a uma relação entre pais e filhos. Embora na maioria das vezes a interação entre terapeuta e cliente seja muito amigável e horizontal, a relação terapêutica não é uma relação de amizade. A relação terapêutica é, em primeiro lugar, uma prestação de serviço profissional, é um trabalho a ser remunerado, regido por um contrato, tem um custo monetário para o cliente e obriga o prestador de serviço a atender a várias regras de conduta conforme o Código de Ética da Psicologia. E é uma relação mediada pelo dinheiro. Se o cliente não te paga, você não precisa mais atendê-lo. E isso não é normal numa relação entre familiares nem entre amigos, nem entre cônjuges.

E a relação terapêutica é uma relação de cuidado. O terapeuta cuida do cliente. É essa direção que deve ter a relação de cuidado na grande e maior parte do tempo em que essas pessoas se encontram e se falam. O terapeuta é quem cuida do cliente, aquele está a serviço deste. Se, por algum motivo, o cliente é que está na maioria das vezes fazendo coisas que caracterizam cuidar de seu/sua terapeuta, alguma coisa muito errada está acontecendo nessa relação. Estaria havendo aí uma inversão de papéis muito grande. A atenção do terapeuta deve ser sempre para as dificuldades e potencialidades de seu cliente. O foco do profissional é todo voltado para identificar que padrões de comportamento estão trazendo sofrimentos desnecessários ou excessivos à vida de seu cliente e pensar como ele, o profissional, pode agir para ajudar o cliente a perceber o que está trazendo sofrimento e como agir diferente.

As decisões e ações do terapeuta sempre têm que ser conforme aquilo que seja em benefício do cliente, o que deve estar de acordo com os princípios éticos da profissão, dos direitos humanos, bem como em coerência com a ciência da psicologia, além do que especificamente for identificado na análise funcional dos comportamentos do cliente. Numa relação entre pais e filhos ou entre amigos não há nenhuma dessas preocupações de uma das partes – ou pelo menos não deveria haver. Afinal, não precisamos ser nem podemos ser os psicoterapeutas daqueles do nosso convívio pessoal.

Outro aspecto especial da relação terapêutica, que a diferencia de outras relações do cotidiano, é o sigilo profissional. É um dos principais fatores que levam alguém a procurar um psicólogo clínico. A pessoa sabe que poderá falar praticamente qualquer coisa para seu psicólogo e isso não chegará aos ouvidos de outras pessoas de seu convívio pessoal. Ou seja, abre-se a possibilidade de expressar algumas verdades sem o risco de represálias ou prejuízos. Abre-se a possibilidade de finalmente alguém tomar conhecimento de seu único e singular ponto de vista. Finalmente alguém poderá olhar certas feridas para delas tratar, ajudar com aquelas coisas que dão vergonha, aquilo que muitas vezes levou e leva os outros a se assustar, enojar, enraivecer, desprezar, sentir inveja, despeito, culpa, tristeza, dor. E um terapeuta, ser humano que é, por vezes sente também medo, nojo, raiva, desprezo, inveja, despeito, culpa, tristeza ou dor com o que seus clientes contam e fazem.

Nos bastidores da clínica, é comum terapeutas pedirem ajuda a seus colegas porque estão apavorados com o que o cliente poderá fazer. Nos bastidores da clínica, os terapeutas por vezes choram com o que ouviram de seus clientes, tamanha foi a dor que tiveram de acolher. Nos bastidores – e aqui preciso falar bem baixo para ninguém ouvir –, às vezes os terapeutas xingam, criticam, ironizam e torcem o nariz sobre algo que seus clientes fizeram ou são. Dizem que alguns terapeutas são bem invejosos, não aceitando a felicidade e o sucesso de alguns de seus clientes. Sim... isso existe. Sabe por quê?

Porque, antes de qualquer coisa, terapeutas são seres humanos. Peço licença agora para uma imagem bastante crua e indelicada, mas muito realista: o ser humano é um bicho que tem intestino e toda aquela massa fétida por dentro. É um lado feio que seres humanos também têm. E o excremento que carregamos precisa ser despejado em algum lugar – não conseguimos nem devemos viver em constipação. O que diferencia um terapeuta de uma pessoa comum, e é o que inclusive proporciona a garantia de um bom serviço, é que a sujeira toda que carregamos dentro de nós é excretada no lugar e na hora certa, do jeito certo e com a devida função. Seguindo quais critérios? O da não maleficência e o da beneficência. O serviço que prestamos é o do tratamento psicológico. E, como todo tratamento de saúde, no caso aqui tratamento de saúde mental, deve visar não trazer malefícios ao paciente, ou trazer o mínimo possível, e sempre trazer benefícios. É isso o que nos auxiliará a direcionar para o contexto adequado o que guardamos de ruim: direcionamos isso para fora do *setting* terapêutico. E o que de nós aparece na sessão na grande maioria das vezes é a nossa "melhor versão", a de maior paciência, compreensão, abertura, cuidado, respeito etc.

Por isso, vale ressaltar a importância da supervisão como um espaço seguro para nós, terapeutas, podermos expressar nossos medos e desejos, para que possam ser entendidos e direcionados por alguém no papel de cuidador(a) deste cuidador. A paciência, abertura e respeito dos nossos supervisores nos sinalizam que é humano errar, assim como sua experiência, seriedade e rigor nos sinalizam o caminho para o nosso aperfeiçoamento.

A esse respeito, considero como inspiradora a discussão de Botton[18] sobre vergonha e crescimento pessoal, com base nos *insights* do filósofo francês Michel de Montaigne, que escreveu extensamente sobre suas próprias falhas e erros em seus ensaios. Em suas reflexões, Botton[18] explora a importância da autoconsciência, autocrítica e aprendizado com nossos erros na busca pelo crescimento pessoal e sabedoria. Em um pequeno trecho que cabe aqui trazer, a título de conclusão, o autor propõe: "Qualquer um que não se sinta envergonhado por quem ele era no ano passado, provavelmente não está aprendendo o suficiente." (p. 97). Essa frase me faz pensar em como a humildade mantém a porta aberta para a aprendizagem. É ato de coragem olhar nossas limitações e trabalhá-las, a cada vez que alguém de confiança nos aponta algo que precisa ser revisto em nossas atitudes. E é fundamental nosso compromisso constante em sermos coerentes entre o que falamos e o que fazemos. Essa coerência traz tranquilidade, traz segurança.

Por tudo aquilo de negativo que deixamos para trás, por tudo aquilo que já não somos mais, que no presente possamos olhar para quem somos e nos orgulhar.

REFERÊNCIAS

1. Kohlenberg RJ, Tsai M. Psicoterapia analítica funcional: criando relações terapêuticas intensas e curativas. São Paulo: ESETec Editores Associados; 1991/2001.
2. Holman G, Kanter JW, Tsai M, Kohlenberg R. Functional analytic psychotherapy made simple: a practical guide to therapeutic relationships. Oakland: New Harbinger Publications; 2017.
3. Skinner BF. The technology of teaching. Acton: Copley Publishing Group; 1968.
4. Lucena-Santos P, Pinto-Gouveia J, Oliveira MS. Terapias comportamentais de terceira geração: guia para profissionais. Novo Hamburgo: Sinopsys Editora; 2015.

5. Abreu-Motta HO, de-Farias AKCR, Coelho C. Habilidades terapêuticas: é possível treiná-las? In: de-Farias AKCR, et al. Análise comportamental clínica: aspectos teóricos e estudos de caso. Porto Alegre: Artmed; 2010. p.49-65.
6. Freire P. Pedagogia do oprimido. Rio de Janeiro: Paz e Terra; 2005.
7. Anderson T, Hill CE. The role of therapist skills in therapist effectiveness. In: Castonguay LG, Hill CE. How and why are some therapists better than others: understanding therapist effects. Washington: American Psychological Association; 2017.
8. Berger P, Luckmann T. A construção social da realidade. Petrópolis: Vozes; 1998.
9. Skinner BF. Ciência e comportamento humano. São Paulo: Martins Fontes; 2003. [Obra original publicada em 1953.]
10. Leahy RL Tirch D, Napolitano LA. Regulação emocional em psicoterapia: um guia para o terapeuta cognitivo-comportamental. Porto Alegre: Artmed; 2013.
11. Leonardi JL. O lugar da terapia analítico-comportamental no cenário internacional das terapias comportamentais: um panorama histórico. Perspectivas em Análise do Comportamento. 2015;6(2):119-31.
12. Cruz RN. B. F. Skinner e a vida científica: uma história da organização social da análise do comportamento. Belo Horizonte: Universidade Federal de Minas Gerais, Faculdade de Filosofia e Ciências Humanas; 2013.
13. Catania AC. Aprendizagem: comportamento, linguagem e cognição. 4 ed. Porto Alegre: Artmed; 1999.
14. Hayes-Skelton SA, Eustis EH. Experiential avoidance. In: Abramowitz JS, Blakey SM. Clinical handbook of fear and anxiety: maintenance processes and treatment mechanisms. Washington: American Psychological Association, 2020. p.115-31.
15. Otero VRL. Considerações sobre valores pessoais e a prática do psicólogo clínico. In: Borges N, Cassas FA. Clínica analítico-comportamental: aspectos teóricos e práticos. Porto Alegre: Artmed; 2012. p.200-5.
16. Organização Mundial da Saúde. Relatório mundial sobre violência e saúde. Genebra: OMS; 2002.
17. Meyer SB, Oshiro C, Donadone JC, Mayer RCF, Starling R. Subsídios da obra Comportamento verbal de B. F. Skinner para a terapia analítico-comportamental. Revista Brasileira de Terapia Comportamental e Cognitiva. 2008;10(1):105-18.
18. Botton A. As consolações da filosofia. Rio de Janeiro: Rocco; 2001.

SEÇÃO IV

O lugar da cultura na prática clínica: variáveis culturais sob análise

17

Aplicando princípios feministas ao fazer terapêutico: lições da terapia feminista

Aline Couto

No Brasil, a psicologia é uma classe profissional majoritariamente feminina. Segundo dados do Conselho Federal de Psicologia,[1] 84,9% dos profissionais da área com registro na autarquia se identificam com o gênero feminino, contra apenas 13,7% do gênero masculino. É comum que essa diferença já salte aos olhos ao adentrar salas da graduação em Psicologia, com uma maioria de mulheres visível também entre aquelas que chegam à formatura. Tal disparidade, no entanto, não acompanha uma ênfase em questões e temas de interesse das mulheres nos estudos, pesquisas e serviços da psicologia.

Rutherford[2] nota que campos de estudos de gênero e feminismo não estão tão presentes no Brasil como em países como os EUA, que tradicionalmente se dedicam a essas áreas de maneira formal (mantendo departamentos de *Women's studies* e *Gender studies*) como áreas já consolidadas, ao menos desde o final da década de 1960. Excetuando, talvez, estudos concernentes à área da psicologia social, historicamente aproximada de questões sociais e políticas no nosso país, princípios feministas não figuram como um compromisso constante na psicologia brasileira, especialmente nas áreas aplicadas.[2,3]

Dado esse afastamento, cabe elucidar o que é feminismo. O **feminismo** é um movimento social e político dedicado ao fim do sexismo, exploração sexista e a opressão (*bell hooks**).[4] O movimento feminista é variado e multifacetado

* Pseudônimo da pensadora estadunidense Gloria Jean Watkins (1952-2021). O nome *bell hooks* é grafado com iniciais em minúsculas de acordo com a preferência da autora, que desejava que, em vez do seu nome, seu pensamento ganhasse destaque.

em suas propostas, dada a diversidade das experiências de mulheres em sociedade; no entanto, sempre se relaciona à reivindicação de pautas relevantes às mulheres, a partir do reconhecimento da opressão sofrida por elas em uma **sociedade patriarcal**[†].

Como movimento dedicado à luta das mulheres, caracteriza-se principalmente a partir da segunda metade do século XX, tendo como centrais o reconhecimento da sistematicidade da opressão das mulheres na história; a certeza de que mulheres e homens não são diferentes por questões essenciais e/ou de natureza (atribuindo as diferenças à maneira como as mulheres são tratadas na sociedade); e a crença em que, decorrente disso, a sociedade é passível de transformação.[6] A partir do compromisso com a transformação da sociedade, o feminismo fomenta o questionamento de ideologias caras ao patriarcado, abrindo espaço para que sejam identificadas formas com as quais as diferenças construídas entre homens e mulheres levam a consequências negativas para elas, buscando, em última instância, findar essa dominação.

Os movimentos feministas do século XX ganharam força no entorno das décadas de 1960 e 1970 nos países da Europa e nos EUA e repercutindo nas Américas, promovendo mudanças na relação das mulheres com a vida doméstica,[7] a sexualidade,[8] o mundo do trabalho e as relações de classe,[9] a mídia, a moda e a cultura,[10] as questões de minorias raciais – incluindo tensões internas ao próprio movimento feminista[4,11] –, dentre outras.

A partir da intensa presença cultural da luta feminina nessa época, presente no imaginário, é frequente que se apregoe no senso comum a ideia de que "as mulheres já alcançaram a igualdade plena com os homens"; porém, dados de pesquisa apontam diversos retrocessos e a necessidade de uma visão feminista para a mitigação de muitos problemas ainda a serem adequadamente abordados – a exemplo das altas taxas de desigualdade de gênero mesmo em países desenvolvidos, em âmbitos como a participação política e no mercado de trabalho, a saúde reprodutiva (com grande impacto na vida das mulheres, ainda as maiores responsáveis pelo cuidado com os filhos na sociedade patriarcal) e o sofrimento de violência no seio da família e nas relações íntimas.[12,13]

Os questionamentos promovidos por feministas também adentraram o âmbito das ciências, tecendo críticas ao fazer científico frequentemente dominado por homens, que seguia ideais de objetividade e racionalidade geralmen-

† Para uma interpretação comportamental do conceito de patriarcado, ver Nicolodi e Hunziker.[5]

te atribuídos a estes, em oposição ao conhecimento valorizado por mulheres, visto como mais intuitivo, subjetivo e coletivista.[14] Assim, a psicologia também recebeu críticas a partir da revisão de teorias por cientistas e filósofas feministas da epistemologia das ciências – ainda hoje, esse campo é palco de intensos debates sobre o que caracteriza um conhecimento feminista.[15]

Embora contassem com mulheres demonstrando por meio de estudos e pesquisas o impacto do gênero na subjetividade humana desde seu início, a partir da consolidação do movimento feminista, tais reflexões passaram a ser mais frequentes e organizadas, atacando noções pregressas que tornavam a feminilidade uma "essência" biologicamente determinada.

Um dos primeiros trabalhos famosos nos EUA por sua crítica a noções reducionistas à biologia da diferença entre os gêneros é o de Gilligan,[16] que desafiava, a partir de dados de pesquisa com meninas, a teoria de desenvolvimento moral de Kohlberg, pautando que as diferenças entre meninos e meninas nos estágios de desenvolvimento moral se deviam a diferenças sobre como estas desenvolvem uma ética voltada ao cuidado, enquanto meninos se orientavam pela ética da justiça, mais valorizada, embora não superior. Investigar e entender as diferenças entre os gêneros influenciou áreas da psicologia social estadunidense como a psicologia transcultural e a psicologia cultural, tornando-se campos de estudo.[2]

RELAÇÕES ENTRE A PSICOLOGIA CLÍNICA E O FEMINISMO: A TERAPIA FEMINISTA COMO PROPOSTA

O reconhecimento dos vieses da psicologia tradicional em relação ao entendimento do gênero como variável relevante na construção subjetiva abriu, concomitantemente, portas para discutir os impactos desses vieses nos conhecimentos sobre a psicologia clínica. Críticas de psicólogas feministas apontavam o quanto um modelo de normalidade construído tendo o homem como ideal relegava questões femininas sempre ao espaço da patologização. As considerações freudianas sobre a histeria, por exemplo, são um bom retrato de como características femininas, num amálgama entre determinantes biológicos, psíquicos e sociais, tinham grande influência sobre a maneira como se pensava o sofrimento psíquico em geral.[17] Outras abordagens também não deixavam de considerar a causação de problemas psicológicos nas questões femininas, atribuindo às mulheres instintos e aptidões específicas e desconsiderando fatores sociais como relevantes para o sofrimento.[18]

No contexto das transformações sociais e políticas em torno do fim da década de 1960, mulheres passaram a se reunir discutindo, em coletivos, questões que perpassavam o ser mulher em sociedade e que as afetavam na vida cotidiana – casamento e relacionamentos afetivos, sexualidade, maternidade, carreira, trabalho. O *slogan* "o pessoal é político" se popularizou nessa época, resumindo a perspectiva de que o modo como a sociedade tratava as mulheres desembocava em suas vidas pessoais, e o que era visto apenas como privado era parte de um contexto maior, individualizando e pessoalizando questões coletivas.[18]

Nessa época, após participar de grupos de tomada de consciência (*consciousness raising groups*), mulheres relatavam um efeito terapêutico em perceber conexões entre o que sofriam e o que outras mulheres sofriam, falar de seus problemas e elaborá-los em grupo. Sendo parte dessas mulheres também psicólogas e estudantes de psicologia, estas se interessaram em entender como tal potencial terapêutico surgia, levando esses questionamentos à pesquisa e prática acadêmicas. Essa rede, coadunando-se com o crescente campo de estudos sobre as mulheres, deu origem ao conjunto que se convencionou chamar de **terapia feminista** nos EUA.

A terapia feminista não pode ser considerada uma abordagem psicoterapêutica com princípios teóricos específicos, mas sim um corpo de questionamentos que perpassam o fazer psicoterapêutico a partir de um viés feminista, comprometido com a emancipação feminina. Tem como ponto central a busca de uma relação terapêutica que insira em suas formulações de caso, objetivos terapêuticos e processos internos à relação entre terapeuta e cliente fatores sociais que localizem a opressão feminina como parte importante e indissociável do sofrimento das mulheres levado à terapia. Além disso, considera que a pessoa da terapeuta[‡] merece também atenção nesse processo, visto que ela também faz parte de uma sociedade na qual papéis de gênero orientam sua visão

‡ Neste texto foi utilizada com maior frequência a flexão de gênero feminina em relação aos termos utilizados para designar as pessoas pertencentes ao processo psicoterapêutico – *a terapeuta, a cliente*. Dado que o capítulo estabelece as questões concernentes às mulheres como prioritárias, essa flexão, menos comum na literatura científica de língua portuguesa, pode parecer estranha num primeiro momento. Tal estranhamento é parte da nossa visão, que se habituou a ver a flexão de gênero masculina como neutra – para superar esse estranhamento, é necessário que passemos a mudar nossas práticas. Recomenda-se a leitura do manual da Secretaria de Políticas para as Mulheres do Rio Grande do Sul para o uso não sexista da linguagem.[19]

de mundo, procurando desafiar visões sexistas em terapia e comprometendo-se com a mudança social além das mudanças individuais.[20]

Dada a relevância do questionamento de papéis de gênero em terapia, um contexto em que princípios feministas ganharam fôlego em trazer reflexões foi a terapia feminista da família, de base sistêmica nos EUA, com troncos desenvolvidos independentemente também a partir do movimento da antipsiquiatria e de modelos psicanalíticos.[20] Comumente, nas terapias familiares, a família é vista como um sistema onde há papéis sendo desempenhados, e cabe à terapeuta auxiliar a navegar nesses papéis, buscando o equilíbrio do sistema familiar. Em vez de contribuir com normas sociais que corroboram visões patriarcais, a terapia feminista da família busca questionar a influência de relações de poder intrafamiliares e desnaturalizar visões estanques de masculinidade e feminilidade nos papéis familiares, incluindo o cuidado com filhos por mães e pais, os papéis distribuídos entre irmãos etc.

A aproximação com valores feministas na terapia familiar torna-se especialmente importante nos contextos em que há violência por parceiros íntimos, questionando visões idílicas de casamento e família e permitindo a promoção de direitos no contexto terapêutico.[21]

Apesar de boa parte da literatura sobre terapia feminista mencionar contribuições de terapeutas de abordagem psicanalítica, sistêmica ou de abordagens humanistas (ver Seu e Heenan[18]), algumas reflexões feministas sobre terapias comportamentais já vêm sendo discutidas na literatura. Essas contribuições se concentram principalmente em paralelos entre a terapia feminista e a psicoterapia analítica funcional (FAP).

APROXIMAÇÕES ENTRE A TERAPIA FEMINISTA E A PSICOTERAPIA ANALÍTICA FUNCIONAL: A RELAÇÃO TERAPÊUTICA COMO ÂNCORA

Criada por Kohlenberg e Tsai,[22] a FAP é uma abordagem psicoterapêutica de base teórica behaviorista radical, entendendo o comportamento como produto da interação entre organismo e ambiente. A FAP, caracterizando a relação terapêutica como uma relação em que há evocação de comportamentos característicos de relações sociais no ambiente da vida do(a) cliente, permite que os comportamentos-alvo dos objetivos de mudança terapêutica sejam consequenciados pela terapeuta em sessão, entendendo a sessão de terapia como um contexto privilegiado para a mudança terapêutica – uma relação autêntica, intensa e genuína.

Na formulação de caso em FAP, os comportamentos característicos dos problemas a serem tratados em psicoterapia, que guardam semelhanças funcionais com comportamentos emitidos pela cliente em sua vida diária, são classificados como comportamentos clinicamente relevantes (CCR, ou, em algumas versões na literatura, CRB – do original *clinically relevant behaviors*). Classificados em:

- subitem de comportamentos clinicamente relevantes (CCR): comportamentos característicos do(s) problema(s) da cliente apresentados em sessão, que a FAP objetiva diminuir de frequência ao longo do processo terapêutico.
- CCR2: comportamentos de progresso ou melhora do(s) problema(s) apresentados em sessão, que costumam ocorrer em baixa frequência no início da terapia; a FAP objetiva que aumentem de frequência ao longo do processo terapêutico.
- CCR3: interpretações funcionais do cliente sobre seu próprio comportamento, que costumam aumentar de frequência ao longo do processo terapêutico e podem auxiliar a obter reforçadores em sua vida diária.[22]

O foco da FAP durante o processo terapêutico nesses comportamentos ocorridos em sessão acontece por meio da aplicação das chamadas cinco regras da FAP pela terapeuta:

1. Atentar aos CCR, identificando-os quando ocorrem.
2. Evocar CCR, permitindo sua consequenciação em sessão.
3. Responder aos CCR, observando a função desse responder.
4. Observar o efeito da resposta a esses CCR no comportamento da cliente.
5. Compartilhar, em sessão, interpretações sobre comportamentos da cliente, permitindo o desenvolvimento de CCR3 e estratégias de generalização dos comportamentos fora da sessão.[22]

Comportamentos da cliente ocorridos fora da sessão (categorizados como O, do original, *outside*) também são discutidos e classificados em O1 (comportamentos característicos de problema(s) da cliente) e O2 (comportamentos característicos de melhora(s) da cliente).

Além da atenção a esses comportamentos e suas classificações, a terapeuta deve estar consciente de suas propriedades enquanto estímulos para os comportamentos da cliente, bem como de seus próprios comportamentos em sessão, classificados como T (do original, *therapist*), que podem auxiliar ou dificultar a expressão de CCR e a aplicação das cinco regras da FAP. Tais comportamentos podem ser respectivamente classificados como T1 (comportamentos-problema da terapeuta) e T2 (comportamentos-alvo da terapeuta), e podem ser identificados por meio da auto-observação em sessão, bem como do processo de supervisão e desenvolvimento pessoal da terapeuta.[23]

Sendo a relação terapeuta-cliente perpassada por **valores**, que orientam objetivos e o que é mais importante para ambas em terapia, a FAP também recomenda que haja espaço para a reflexão em terapia acerca de tais valores, incluindo a reflexão por parte da terapeuta a respeito do compromisso com os valores de justiça social e ética.[24]

Dados esses fatores centrais, a FAP permite uma aproximação direta com os princípios da terapia feminista.[25] Tal aproximação vem sendo explorada na literatura analítico-comportamental - destacam-se formulações a respeito do atendimento de casais,[26] a atuação em casos de relacionamento abusivo,[27] a importância de uma ética amorosa no atendimento a mulheres negras,[28] as relações de poder e privilégio dentro e fora da terapia como objeto de análise e intervenção,[29] dentre outras, exploradas a seguir.

Fideles e Vandenberghe[25] abordam possíveis paralelos entre a terapia feminista e a FAP a partir de uma revisão da literatura. Foram identificadas três características distintivas comuns à terapia feminista e à FAP:

- O viés contextual, com enfoque no contexto individual e social no qual a cliente se insere e neste como fundamento de possíveis problemas.
- A relação terapêutica igualitária e a mudança bidirecional, que entendem terapeuta e cliente como uma relação pessoal com paralelos nas relações sociais fora da psicoterapia, bem como com potencial emancipatório e de mudança para ambas as envolvidas.
- A validação da perspectiva e da vivência da cliente, entendendo percepções e sentimentos desta como fruto da interação com as circunstâncias e como pistas importantes do que provocam no comportamento, criticando ações paliativas para a mudança desses sentimentos sem modificação efetiva das contingências em vigor.

Além dessas características, Fideles e Vandenberghe[25] destacam um objetivo subjacente na terapia feminista: permitir a discussão central de poder e privilégio como elementos que perpassam o sofrimento psicológico, e que devem ser diretamente alvo de questionamento em psicoterapia. A FAP abre espaço para essa discussão utilizando-se da relação terapêutica, bem como norteando a mudança em terapia a partir de valores da cliente.

Rabin, Tsai e Kohlemberg[26] aplicam as discussões de papéis de gênero e relações de poder e privilégio em um estudo de caso em terapia de casal, elencando possíveis CCR relacionados à desigualdade de gênero que podem ocorrer na terapia com casais heterossexuais. Os autores apontam para a necessidade de esclarecer e discutir tais possíveis CCR em sessão, começando pela terapeuta estar consciente desses comportamentos como relacionados a variáveis de gênero. Os autores consideram importante a sistematização dessas variáveis como parte do trabalho da terapeuta, enfocando-as como possíveis fontes de desigualdade entre acesso a reforçadores relacionados a poder e privilégio.

Terry et al.[29] discutem diretamente aspectos do poder e do privilégio a partir de um entendimento analítico-comportamental na FAP, colocando em perspectiva o possível papel de T1 e T2 da psicoterapeuta como elementos que contribuam para sublinhar estruturas de poder e privilégio presentes na sociedade. As autoras alertam para a possibilidade de a terapeuta não estar consciente dessas variáveis como controladoras de seus comportamentos em sessão, e propõem estratégias para descrevê-los com clareza no processo terapêutico, incluindo aí a proposta de classificá-los acrescentando uma nova terminologia às categorias de comportamentos clinicamente relevantes utilizadas pela FAP citadas anteriormente (CCR, O e T), com a sigla SP (da palavra *sociopolitical*).

Os SP propostos por Terry et al.[29] se refeririam a:

- Comportamentos que contribuem para a manutenção de relações de poder e privilégio, frequentemente originárias de características da terapeuta relacionadas a seus próprios valores pessoais e história de vida pertencendo a um grupo social (SP1).
- Comportamentos que contribuam para o questionamento e modificação de relações de poder e privilégio (SP2).

Em consonância com o enfoque proposto por Terry et al.,[29] Pinheiro e Oshiro[30] elencam possíveis variáveis relacionadas ao gênero feminino que precisam ser objeto de atenção na relação psicoterapêutica:

- Histórias de vida perpassadas por invalidação de sentimentos e experiências (denotando a importância de a terapeuta validar sensações e percepções da cliente).
- Exigências desiguais em relação ao gênero, refletindo em questões de autoimagem, por exemplo.
- Histórias de vida envolvendo abuso e violência, que podem se relacionar às variáveis anteriores, refletindo, por exemplo, na minimização de queixas de mulheres e na naturalização de comportamentos masculinos.

As autoras apontam estratégias para direcionar especificamente tais variáveis, retomando a necessidade de não negligenciá-las como parte do sofrimento da cliente. Exemplos do uso dessas estratégias em terapia feminista serão explorados a seguir.

ESTRATÉGIAS FEMINISTAS EM TERAPIA: UMA BÚSSOLA A PARTIR DA TERAPIA COMPORTAMENTAL E DA PSICOTERAPIA ANALÍTICA FUNCIONAL

Como abordado anteriormente, a terapia feminista tece críticas à excessiva individualização e psicologização das questões trazidas por mulheres como fonte do sofrimento psíquico, localizando fatores sociais e políticos como parte importante do processo psicoterapêutico. O processo em terapia deve ser construído de forma colaborativa entre terapeuta e cliente, pois, ao perpassar pela crítica as noções tradicionais da psicologia, a terapeuta busca conectar-se com o que é trazido pela cliente de maneira genuína, sem que ilusões sobre a neutralidade da clínica[31] em relação a seus próprios valores entrem no processo. As estratégias feministas em terapia se relacionam, portanto, mais à assunção de valores comprometidos com a emancipação, autonomia e empoderamento da cliente do que a técnicas ou métodos específicos, sendo aplicáveis ao uso e ao manejo de várias teorias que embasem a psicoterapia.

Um exemplo no qual a prática em terapia feminista modifica a prática tradicional é o momento do contrato terapêutico em sessão inicial. Às habituais informações sobre o que é a psicoterapia – a necessidade de engajamento regular no processo, o pagamento e horários de sessões –, a autora deste capítulo inclui uma breve explicação sobre os princípios teóricos que a orientam (a FAP, já mencionada), mas também abre espaço para sua visão feminista de mundo, em conexão com temas trazidos durante a sessão (p. ex., "Oriento-me por um ponto de vista feminista, entendendo como questões como as que você trouxe sobre se sentir insuficiente no seu trabalho são compartilhadas por muitas mulheres, já que estamos num mundo onde somos cobradas de maneira diferente dos homens"). Após esse momento, abre-se espaço para que a cliente pergunte o que quiser acerca do que foi dito ("Você tem alguma dúvida sobre meu trabalho, ou gostaria que eu explicasse melhor algum ponto?"). É importante, nesse momento, reforçar a autonomia da paciente sobre o processo, incluindo decidir não continuar em terapia com a terapeuta em questão, dando espaço para que esta exponha seus próprios valores a respeito do que busca em terapia. Esses princípios se coadunam com a proposta da *Green* FAP trazida em Tsai et al.,[24] em que se destaca a importância da abertura por parte da terapeuta a respeito dos próprios valores, que depende, por sua vez, da clareza desta a respeito de tais valores para si mesma.

Caso clínico – Andrea

Em uma primeira sessão, Andrea[§] trouxe, em meio ao intenso sofrimento após uma mudança de cidade e o término conturbado com uma mulher com quem se relacionava na cidade de origem, que ameaçou tentar suicídio e a cobrava intensamente sobre respostas em relação ao breve relacionamento que tiveram, a preocupação com o próprio processo psicoterapêutico. Havia ido a uma primeira sessão com outra profissional, que indicou acompanhamento psiquiátrico e deixou pouco espaço para questionamentos.

Andrea disse à autora deste capítulo que se sentiu sem autonomia sobre si mesma, pois havia tido uma má experiência com a medicação psiquiátrica e se preocupava se seria possível viver daquela forma, com medo do que poderia acontecer. Nessa primeira sessão, ao notar a importância dada à cliente ao reconhecimento da própria autonomia como um fator benéfico ao sucesso da psicoterapia (a cliente se declarava feminista e buscou, desde o primeiro contato, terapia também com uma psicóloga declaradamente feminista), sublinhou que as decisões sobre rumos e objetivos do processo sempre seriam tomadas em conjunto, com espaço para questionamento da parte da cliente sobre qualquer

§ Os nomes das mulheres atendidas pela autora são, doravante, nomes fictícios para preservar suas identidades. Os nomes fictícios são prenomes de pensadoras feministas e de estudos de gênero.

recomendação. A intervenção nesse momento foi importante para manter uma aliança terapêutica com a cliente, que se manteve em terapia com a autora.

Pinheiro e Oshiro,[30] ao destacarem variáveis importantes no atendimento a mulheres de um ponto de vista feminista, falam da validação como um dos processos alinhados aos propósitos de autonomia e de uma leitura mais completa das contingências por parte de cliente e terapeuta. A validação se torna central se notarmos que boa parte da história das mulheres trazida à psicoterapia envolve constante invalidação de percepções e sentimentos - percepções sobre confiança ou desconfiança em relacionamentos íntimos, a constante rotulação como "emocional demais" ou "histérica" àquelas que demonstram sentimentos negativos, a busca dos próprios desejos etc.

Vale notar que estratégias de validação envolvem ensinar a cliente a perceber quais contingências estão em vigor para que ela se sinta de determinada forma - para a análise do comportamento, sentimentos são produto das contingências ambientais, indicando determinados esquemas de reforçamento ou a presença de punição ou extinção; por isso, descrevê-los e identificá-los são parte central de um processo psicoterapêutico.[32] Validar sentimentos das clientes envolve, portanto, ensinar mulheres a perceber a si mesmas em relação com um mundo que produz tais sentimentos e percepções, mas que pouco as autoriza a interpretá-los e vivê-los.

Caso clínico - Judith

Judith buscou terapia após iniciar tratamento psicofarmacológico e acompanhamento psiquiátrico. Já havia passado por outras experiências em terapia nas quais se sentiu invalidada, inclusive durante episódios de ideação suicida. A mãe tem histórico de diagnósticos de transtorno bipolar e transtorno de personalidade *borderline,* com pouca ou nenhuma aderência ao tratamento, e tais diagnósticos também passaram por Judith, que conviveu com um ambiente instável e invalidante na infância e na adolescência. Em sessão, Judith frequentemente questionava a terapeuta, quando se sentia pouco acolhida, e as sessões frequentemente eram intensas enquanto a terapeuta tentava pontuar como se sentia quando Judith demonstrava inseguranças e vulnerabilidades, mas ela se fechava e não as discutia. Por vezes, Judith rebatia argumentos da terapeuta com discussões técnicas sobre psicologia, mas aos poucos, ao longo do processo terapêutico, o acolhimento e a descrição da terapeuta a respeito da sensação de ser invalidada que surgia para Judith - bem como sua história de vida em relação a tal sentimento e às contingências que o produziam – foram dando lugar a uma maior confiança da paciente em descrever e perceber seus sentimentos como fruto das contingências, bem como fortalecendo a aliança terapêutica, visto que, agora, perceber tais sentimentos podia ser feito em um local seguro e acolhedor.

Parte importante da terapia feminista requer letramento pela terapeuta a respeito de questões sociais, visto que se deve reconhecer o papel das múltiplas opressões em sociedade vividas por mulheres, especialmente aquelas pertencentes a outras minorias[¶] – de raça, classe, sexualidade etc. Terapeutas feministas precisam conhecer e se informar sobre outras realidades partindo do reconhecimento da sua própria, o que, nos últimos anos, tem ganhado destaque a partir da discussão do lugar de fala.[35]

Worell e Remer[36] notam que, em terapia feminista, uma perspectiva multicultural a respeito dos aspectos que afetam a vida de uma mulher em sociedade – religião, faixa etária, deficiências, sexualidade, raça/etnia, classe social etc. – é parte do entendimento de como nos formamos como mulheres e homens, por isso a terapeuta precisa entender que a realidade também influencia na formação de si mesma.

Isso é especialmente importante num país como o Brasil, onde o acesso ao ensino superior começou a ser multiplicado e democratizado apenas nas últimas décadas, tardiamente em relação a outros países do Norte global.[37] Os estratos sociais que alcançavam a Academia antes desse período eram mais homogêneos em relação a esse lugar da realidade – pessoas brancas, heterossexuais, de classes sociais média a alta. Mesmo dando espaço para discussões sobre o racismo, por exemplo, na psicologia social brasileira, é frequente ouvir relatos de pessoas negras que passaram por situações em que o racismo foi reproduzido por profissionais de psicologia em sessão.[28]

Como parte do letramento a respeito de vivências às quais a terapeuta não tem acesso direto, bem como a partir da perspectiva da abertura da terapia feminista às percepções da cliente, uma maneira relevante de entrar em contato genuíno com essas vivências é simples: perguntar em vez de assumir.

¶ O uso de "minoria" no contexto dos estudos de questões sociais se refere não a minorias do ponto de vista numérico, mas a minorias políticas – aquelas sub-representadas nos espaços de poder da sociedade. Mulheres não são minoria numérica no país, correspondendo a 51% da população,[33] mas são minoria em contextos de decisão política (detendo 15% dos cargos na Câmara e Senado somados), segundo dados da ONU.[34]

Caso clínico – Sueli

Sueli relatou uma situação de racismo que enfrentou em uma loja de departamentos e a dificuldade em conversar sobre isso com o companheiro, branco, que não notou a situação da mesma forma que ela. A terapeuta discutiu a situação com a cliente refletindo sobre os sentimentos que a situação gerou, incluindo a dificuldade de ser entendida por uma pessoa branca – caso da terapeuta. Inicialmente, esta pediu que, se possível, a cliente sinalizasse caso a terapeuta reproduzisse algo que gerasse esses sentimentos.

Em uma sessão posterior, a terapeuta trouxe também a reflexão, relembrada por ela posteriormente lendo sobre racismo, ouvida por parte do movimento negro, de que, frequentemente, pessoas brancas responsabilizam, novamente, pessoas negras por informar e educar a respeito do sofrimento que sentem, em vez de responsabilizar-se diretamente desde o início, revitimizando quem sofre. Sueli costumava falar pouco sobre situações de racismo pelas quais passou, e as sessões em que isso ocorreu abriram espaço para reconhecer e discutir os sentimentos gerados a respeito também em relação à terapeuta.

Dada a importância em terapia feminista de construir um repertório comportamental para o enriquecimento da leitura de terapeuta e cliente em relação a fatores sociais e políticos, Seu e Heenan[18] e Terry et al.[38] apontam que uma prática relevante pode ser o engajamento em movimentos sociais feministas. Desde as práticas dos grupos de tomada de consciência, observa-se a pertinência de estar em coletividade para que o problema deixe de ser individualizado e isolado, permitindo à cliente construir laços com outras mulheres, criando ou mantendo relações importantes. Essa prática pode ser importante especialmente em casos de relacionamento abusivo, nas quais uma das formas de manutenção da violência envolve manter a mulher isolada de amigas(os) e familiares, contribuindo para a perpetuação desse ciclo.[27,39]

Além da criação e manutenção de redes de apoio, o engajamento em causas sociais permite o crescimento de um senso de propósito e justiça naquelas que se engajam, provendo acesso a amplos reforçadores menos presentes quando não há envolvimento coletivo.[38] Essa prática também pode ser importante para terapeutas: além de enriquecer as possibilidades de leitura das contingências sociais a que estamos submetidas como categoria de mulheres, permite a conexão com os próprios valores, necessária para uma prática que vá além do trabalho indivíduo a indivíduo, comprometendo-se com mudanças sociais mais amplas.[24]

A prática coletiva permite ainda a diminuição do senso de isolamento que a clínica por vezes promove – a prática como terapeuta feminista pode ser árdua sem essa conexão com os próprios valores, levando mesmo ao afastamento de princípios simples, como ocultar ou mascarar valores feministas por medo de reações negativas, algo relevante quando há retrocessos políticos e sociais.[40]

A autora deste capítulo definiu seus objetos de estudo ao se integrar ao Coletivo Marias e Amélias de Mulheres Analistas do Comportamento, que teve um papel importante na difusão de ideias feministas no contexto da psicologia comportamental brasileira;[41] a união ao coletivo permitiu a criação e a manutenção de uma comunidade verbal reforçadora de mulheres, visto que discutir questões políticas, à época, ainda era difícil, dadas as acusações de enviesamento e de más práticas científicas que feministas sofriam e ainda sofrem. Sem a atividade nesse coletivo, é possível que este texto, assim como tantos outros de outras mulheres analistas do comportamento e feministas, não existissem.

ÉTICA E TERAPIA FEMINISTA: ALGUMAS CONSIDERAÇÕES

Uma vez que a denominação "terapia feminista" ganhou terreno inicialmente em solo estadunidense, ao transpô-la para o contexto brasileiro é comum ouvir questionamentos acerca da aplicação ética dos princípios feministas à psicoterapia, dadas as características sociais e políticas do nosso país. O Código de Ética do Psicólogo[42] é frequentemente relembrado em contextos sobre a atuação do psicólogo em relação a questões sociais em seu artigo 2º, alínea "b", segundo o qual é vedado ao psicólogo "Induzir a convicções políticas, filosóficas, morais, ideológicas, religiosas, de orientação sexual ou a qualquer tipo de preconceito, quando do exercício de suas funções profissionais". No entanto, entre os Princípios Fundamentais do mesmo Código encontram-se:

> I. O psicólogo baseará o seu trabalho no respeito e na promoção da liberdade, da dignidade, da igualdade e da integridade do ser humano, apoiado nos valores que embasam a Declaração Universal dos Direitos Humanos.
>
> II. O psicólogo trabalhará visando promover a saúde e a qualidade de vida das pessoas e das coletividades e contribuirá para a eliminação de quaisquer formas de negligência, discriminação, exploração, violência, crueldade e opressão.
>
> III. O psicólogo atuará com responsabilidade social, analisando crítica e historicamente a realidade política, econômica, social e cultural.

> [...]
> VII. O psicólogo considerará as relações de poder nos contextos em que atua e os impactos dessas relações sobre as suas atividades profissionais, posicionando-se de forma crítica e em consonância com os demais princípios deste Código.

A leitura completa do Código permite observar que os princípios da terapia feminista buscam fundamentar a atuação de profissionais da psicologia conscientes da natureza de opressões presentes na sociedade. Essa fundamentação de base política tem o objetivo final de contribuir para, na prática com pessoas em sofrimento que buscam psicoterapia, fornecer elementos para o reconhecimento por parte de terapeuta e cliente dessas opressões operando em questões individuais, bem como dando subsídios para a atuação individual e coletiva sobre as fontes dessas opressões. Visto isso, a terapia feminista está primordialmente de acordo com os princípios fundamentais do Código de Ética do Psicólogo Brasileiro no que concerne à preocupação da psicologia com o comprometimento com a mudança social. Os riscos de má aplicação de princípios feministas à terapia são os riscos compreendidos em qualquer má formulação de caso: inobservância ou falta de clareza de quais valores políticos e sociais atuam na vida de terapeuta e cliente; indução de pensamento político ou social sem que haja autonomia da cliente no processo – algo antitético à terapia feminista, que atenta à importância de considerar possíveis desequilíbrios na relação terapêutica, de terapeuta para cliente; formulação imprecisa de objetivos terapêuticos; dentre outros.

A relação explícita entre psicoterapia e feminismo pode causar estranhamento também dada a tradição da psicologia comportamental brasileira em se afastar de temáticas sociais e políticas, entendidas como enviesadas ou pouco objetivas, de acordo com um ideal de neutralidade da ciência, cultivado em meio às tensas relações entre psicologia e política construídas em um país que teve a ascensão da profissão em meio à ditadura militar.[31] Ignorar, no entanto, as variáveis expostas neste texto como fontes de sofrimento psíquico, bem como suas potencialidades para uma mudança ampla no contexto individual e social, é ignorar também uma vasta gama de elementos das contingências às quais as mulheres que adentram a clínica estão submetidas. O compromisso político e social de terapeutas deve, portanto, ser parte de uma prática coerentemente orientada com valores que têm como objetivo final uma vida melhor e uma sociedade mais justa.

REFERÊNCIAS

1. Conselho Federal de Psicologia (CFP). A psicologia em números. 2022. Disponível em: http://www2.cfp.org.br/infografico/quantos-somos/ (acesso 31 jul 2022).
2. Rutherford A. Psychology at the intersections of gender, feminism, history, and culture (elements in psychology and culture). Cambridge: Cambridge University Press; 2021.
3. Nuernberg AH, Toneli MJF, Medrado B, Lyra J. Feminism, psychology, and gender studies: the Brazilian case. In: Rutherford A, Capdevila R, Undurti V, Palmari I. Handbook of international feminisms: perspectives in psychology, women, culture and rights. Berlin: Springer; 2011. p.109-27.
4. hooks b. O feminismo é para todo mundo: políticas arrebatadoras. Rio de Janeiro: Rosa dos Tempos; 2018.
5. Nicolodi L, Hunziker M. O patriarcado sob a ótica analítico-comportamental: considerações iniciais. Revista Brasileira de Análise do Comportamento. 2021;17(2):164-75.
6. Fougeyrollas-Schwebel D. Movimentos feministas. In: Hirata H, Laborie F, Le Doaré H, Senotier D. Dicionário crítico do feminismo. São Paulo: Editora Unesp; 2009. p.144-8.
7. Friedan B. A mística feminina. 3 ed. Rio de Janeiro: Rosa dos Tempos; 2020. [Obra original publicada em 1963.]
8. Lhomond B. Sexualidade. In: Hirata H, Laborie F, Le Doaré H, Senotier D. Dicionário crítico do feminismo. São Paulo: Editora Unesp; 2009. p.231-5.
9. Hirata H, Zarifian P. Trabalho (o conceito de). In: Hirata H, Laborie F, Le Doaré H, Senotier D. Dicionário crítico do feminismo. São Paulo: Editora Unesp; 2009. p.251-5.
10. Faludi S. Backlash: o contra-ataque na guerra não declarada contra as mulheres. São Paulo: Rocco; 2001. [Obra original publicada em 1991.]
11. Davis A. Mulheres, raça e classe. São Paulo: Boitempo; 2016.
12. Organização das Nações Unidas (ONU). Human Development Report 2015: Work for human development. Disponível em: https://www.undp.org/publications/human-development-report-2015 (acesso 31 jul 2022).
13. Instituto de Pesquisa Econômica Aplicada (Ipea). Atlas da Violência 2020. Disponível em: https://www.ipea.gov.br/atlasviolencia/download/24/atlas-da-violencia-2020 (acesso 31 jul 2022).
14. Schiebinger L. O feminismo mudou a ciência? São Paulo: Editora EDUSC; 2001.
15. Harding S. A instabilidade das categorias analíticas na teoria feminista. Estudos Feministas. 1993;1(1):7-31.
16. Gilligan C. In a different voice: psychological theory and women's development. Cambridge: Harvard University Press; 1982.
17. Saffioti HIB. A psicanálise. In: A mulher na sociedade de classes: mito e realidade. Petrópolis: Vozes; 1976. p.164-81.
18. Seu IB, Heenan MC. Feminism & psychotherapy: reflections on contemporary theories and practices. New York: Sage Publications; 1998.
19. Secretaria de Políticas para as Mulheres do Rio Grande do Sul. Manual para o uso não sexista da linguagem: o que bem se diz bem se entende. 2014. Disponível em: https://edisciplinas.usp.br/pluginfile.php/3034366/mod_resource/content/1/Manual%20para%20uso%20n%C3%A3o%20sexista%20da%20linguagem.pdf (acesso 10 jul 2022).
20. Narvaz MG, Koller SH. Feminismo e terapia: a terapia feminista da família – por uma psicologia comprometida. Psicologia Clínica. 2007;19(2):117-31.
21. Neves S, Nogueira C. A psicologia feminista e a violência contra as mulheres na intimidade: a (re) construção dos espaços terapêuticos. Psicologia & Sociedade. 2003;15(2):43-64.
22. Kohlenberg RJ, Tsai M. Psicoterapia analítica funcional: criando relações terapêuticas intensas e curativas. Santo André: ESETec; 2004.
23. Kanter JW, Weeks CE, Bonow JT, Landes SJ, Callaghan GM, Follette WC. Avaliação e formulação de caso. In: Tsai M, Kohlenberg RJ, Kanter JW, Kohlenberg B, Follette WC, Callaghan GM. Um guia

para a psicoterapia analítica funcional (FAP): consciência, coragem, amor e behaviorismo. Santo André: ESETec; 2011. p.171-86.
24. Tsai M, Kohlenberg RJ, Bolling MY, Terry C. Values in therapy and Green FAP. In: Tsai M, Kohlenberg RJ, Kanter JW, Kohlenberg B, Follette WC, Callaghan GM. A guide to functional analytic psychotherapy: awareness, courage, love, and behaviorism. New York: Springer; 2009. p.199-212.
25. Fideles MND, Vandenberghe L. Psicoterapia analítica funcional feminista: possibilidades de um encontro. Psicologia: Teoria e Prática. 2014;16(3):18-29.
26. Rabin C, Tsai M, Kohlenberg RJ. Targeting sex-role and power issues with a functional analytic approach: gender patterns in behavioral marital therapy. J Fem Fam Ther. 1996;8:1-24.
27. Costa AI. Contribuições do feminismo para a compreensão e intervenção em casos de relacionamento abusivo. In: Pinheiro RS, Mizael TM. Debates sobre feminismo e análise do comportamento. Fortaleza: Imagine Publicações; 2019. p.244-61.
28. Kuratani SMA, Cerqueira LMS, Pereira LKS, Silva RSM, Mendes ACA. A ética amorosa de bell hooks e a FAP: interlocuções entre feminismo negro e clínica comportamental. Perspectivas em Análise do Comportamento. 2022;13(1):321-41.
29. Terry C, Bolling MY, Ruiz MR, Brown K. FAP and feminist therapies: confronting power and privilege in therapy. In: Kanter JW, Tsai M, Kohlenberg RJ. The practice of functional analytic psychotherapy. New York: Springer; 2010. p.97-122.
30. Pinheiro RS, Oshiro CKB. Variáveis de gênero que terapeutas devem estar atentas no atendimento a mulheres. In: Pinheiro RS, Mizael TM. Debates sobre feminismo e análise do comportamento. Fortaleza: Imagine Publicações; 2019. p.223-46.
31. Lopes CE, Laurenti C. Da neutralidade a política. Revista Brasileira de Terapia Comportamental e Cognitiva. 2016;18(esp.):6-10.
32. Banaco RA. O acesso a eventos encobertos na prática clínica: um fim ou um meio? Revista Brasileira de Terapia Comportamental e Cognitiva. 1999;1(2):135-42.
33. Instituto Brasileiro de Geografia e Estatística (IBGE). Censo demográfico: População residente por sexo. 2010. Disponível em: https://www.ibge.gov.br/estatisticas/multidominio/genero/9662-censo-demografico-2010.html (acesso 30 jul 2022).
34. Organização das Nações Unidas (ONU). Gender Inequality Index (GII). 2020. Disponível em: https://hdr.undp.org/data-center/thematic-composite-indices/gender-inequality-index (acesso 31 jul 2022).
35. Ribeiro D. O que é lugar de fala? Belo Horizonte: Letramento; 2017.
36. Worell J, Remer PP. Feminist perspectives in therapy: empowering diverse women. New Jersey: John Wiley & Sons; 2003.
37. Flores SR. A democratização do ensino superior no Brasil, uma breve história: da Colônia à República. Revista Internacional de Educação Superior. 2017;3(2):401-16.
38. Terry C, Bolling MY, Ruiz MR, Brown K. FAP and feminist therapies: confronting power and privilege in therapy. In: Kanter JW, Tsai M, Kohlenberg RJ. The practice of functional analytic psychotherapy. New York: Springer; 2010. p. 97-122.
39. Guerin B, Ortolan MO. Analyzing domestic violence behaviors in their contexts: violence as a continuation of social strategies by other means. Behavior and Social Issues. 2017;26:5-26.
40. Marecek J, Kravetz D. Power and agency in feminist therapy. In: Seu IB, Heenan MC. Feminism & psychotherapy: reflections on contemporary theories and practices. New York: Sage Publications; 1998. p.13-29.
41. Mizael TM. Behavior analysis and feminism: contributions from Brazil. Behavior and Social Issues. 2021;30:481-94.
42. Conselho Federal de Psicologia (CFP). Código de Ética Profissional do Psicólogo. 2005. Disponível em: https://site.cfp.org.br/legislacao/codigo-de-etica/.

18

Habilidades terapêuticas necessárias para o atendimento de pessoas LGBTQIAP+

Samir Vidal Mussi
Fani Eta Korn Malerbi

Transtornos psicológicos, como desregulação emocional, ansiedade, depressão, abuso de substâncias e suicídio, têm sido frequentemente identificados em pessoas LGBTQIAP+ (lésbicas, gays, bissexuais, transexuais e travestis, *queer*, intersexo, assexuais, pansexuais e outros – LGBTQIAP+*).[1-7]

Os prejuízos na saúde dos grupos minoritários de sexo e de gênero que são expostos a práticas sociais estigmatizantes têm sido compreendidos pela teoria do estresse de minorias a partir de três processos: estigma imposto, homonegatividade internalizada e ocultação da identidade sexual.[1,8] Para Souza et al.,[9] uma compreensão comportamental da teoria do estresse de minorias diz respeito às experiências de punições incontroláveis e imprevisíveis pelas quais passam os indivíduos quando apresentam respostas de expressão da orientação sexual e identidade de gênero diferentes das pessoas cisgênero e/ou heterossexuais. Tais experiências podem levar a pessoa a se autoavaliar de forma negativa e a ocultar qualquer característica relacionada à orientação sexual e à identidade de gênero como forma de se esquivar dos eventos aversivos.[9]

---

* Lésbicas e *gays* são mulheres e homens que sentem atração afetiva/sexual por pessoas do mesmo gênero. Bissexuais são pessoas que sentem atração afetivo/sexual por ambos os gêneros, masculino e feminino. Transexuais são pessoas que não se identificam com o gênero atribuído em seu nascimento. Travestis também são trans, porém constituem um terceiro gênero. *Queer* são pessoas que transitam entre as noções de gênero. Intersexo é a denominação para pessoas com combinações biológicas e desenvolvimento corporal (cromossomos, genitais, hormônios) que não se enquadram na norma binária (masculino ou feminino). Assexuais são pessoas que não sentem atração sexual por outras pessoas, independentemente do gênero, e/ou que não veem as relações sexuais humanas como prioridade. Pansexuais são pessoas que sentem atração por outras pessoas, independentemente do gênero. O sinal + indica a inclusão de outras variações de sexualidade e gênero.

A punição para as respostas não congruentes com a heterossexualidade e a cisgeneridade faz parte de práticas culturais LGBTfóbicas. De acordo com Laurenti e Lopes,[10] o fato de, na cultura ocidental, o poder ser detido por homens brancos, cisgêneros, heterossexuais, instruídos e ricos faz com que práticas culturais de exclusão, opressão e preconceito sejam direcionadas aos grupos minoritários, como o de pessoas LGBTQIAP+, que se afastam desse perfil dominante.

Além das práticas opressivas, nossa cultura também está organizada na forma de regras, normas e leis que estabelecem quais comportamentos uma pessoa deve emitir para não ser punida.

Fazzano et al.[11] descreveram um conjunto de fatores que contribuem para que condutas LGBTfóbicas continuem ocorrendo em consultórios médicos e psicológicos, entre eles a patologização de pessoas LGBTQIAP+, contida nos manuais de doenças mentais até recentemente, a influência da religião na história do profissional e a deficiência na formação acadêmica. Esses autores enfatizam a importância de o psicólogo preconizar ações contra a LGBTfobia, principalmente no contexto psicoterapêutico.

Laurenti e Lopes[10] consideram que a análise do comportamento tem um potencial contracultural que pode ser explorado no enfrentamento de práticas culturais opressivas e excludentes. Sugerem que os analistas do comportamento deveriam contestar as práticas culturais dominantes que excluem os grupos minoritários e contribuir para a construção de uma forma de organização social mais justa.

Com o objetivo de identificar quais estratégias são necessárias para que o psicoterapeuta possa exercer seu trabalho de forma a não reproduzir as práticas LGBTfóbicas, os autores deste capítulo reviram estudos que avaliaram intervenções no atendimento à população LGBTQIAP+[12] e treinamentos para psicólogos atenderem essa população.[13] Tais estudos de revisão e a experiência clínica do primeiro autor possibilitaram identificar as habilidades específicas esperadas do terapeuta no atendimento à população LGBTQIAP+. Essas habilidades podem ser categorizadas em 4 tópicos:

1. A identificação de eventos aversivos específicos presentes no ambiente em que vivem as pessoas que pertencem à população LGBTQIAP+.
2. A análise do impacto desses eventos sobre essa população.
3. O emprego de intervenções específicas.
4. O conhecimento do terapeuta no que se refere a sua própria orientação sexual e identidade de gênero.

A IDENTIFICAÇÃO DE EVENTOS AVERSIVOS ESPECÍFICOS RELACIONADOS À POPULAÇÃO LGBTQIAP+

Embora seja um conhecimento comum que as pessoas LGBTQIAP+ experenciam eventos coercitivos em suas histórias, alguns desses eventos são tão recorrentes nos relatos desses clientes em terapia que merecem atenção do profissional que pretende atender essa população.

Uma das primeiras práticas culturais relacionadas à definição do gênero e da orientação sexual é o critério da anatomia do genital de um bebê (cisnormatividade). Uma vez estabelecido o gênero de um indivíduo, espera-se que essa pessoa, futuramente, relacione-se afetiva e sexualmente com outras do gênero oposto (heteronormatividade). Outra prática cultural que merece destaque é a construção de um repertório de respostas consideradas apropriadas para determinado gênero (sexismo), por exemplo, pessoas do gênero feminino devem se comportar de forma submissa, tornar-se mães e cuidar da casa, e pessoas do gênero masculino devem apresentar comportamentos agressivos, ocultar emoções, ocupar cargos de poder, entre outros.[13,14] Na tentativa de construir esses padrões de comportamento, os indivíduos que apresentam comportamentos diferentes daqueles esperados enfrentam muitas dificuldades. Essas dificuldades, na maioria das vezes, começam a ser impostas pelos pais ou cuidadores da criança. No livro *Vidas trans: a coragem de existir*,[15] a autora Amara Moira, que se identifica como travesti, diz o seguinte: "Disseram-me homem antes que eu me entendesse por gente (p.19). A vida inteira me disseram homem, e não foi muito difícil perceber que, se não fosse o homem que me criaram para ser, eu muito provavelmente estaria em apuros. Castigos, abandono, chantagem emocional, tudo era válido em se tratando de me fazer ser quem eu era" (p.17).

Ao serem objeto de *bullying* escolar e LGBTfobia, as crianças LGBTQIAP+ podem se sentir isoladas porque frequentemente não têm com quem contar, uma vez que a própria família costuma reproduzir tais práticas. Crianças trans, por exemplo, frequentemente são expulsas de casa pelos pais por volta dos 13 anos de idade.[16] Também é comum que as crianças LGBTQIAP+ sejam levadas a um psiquiatra ou psicólogo para que sejam "curadas" da sua condição[12] e que sofram LGBTfobia por parte dos terapeutas, seja de forma clara ou por microagressões.[11]

Como exemplos de exclusão das pessoas LGBTQIAP+ em nossa sociedade, podemos citar a falta de representatividade em vários aspectos da vida social, como não haver cartões de Dia dos Namorados com casais homoafetivos nas papelarias e a baixa representação dessa população em cargos políticos ou de poder. Também a forma pejorativa como são tratadas as pessoas LGBTQIAP+, como a representação caricaturizada em mídias, pode ser considerada uma forma de exclusão.[11,17]

Derdyk e Groberman[18] empregaram a expressão "efeito desinibitório" para descrever o fortalecimento de uma resposta por meio da observação de um modelo. Poderíamos aplicar essa expressão para denominar o que pode acontecer quando uma pessoa que não se identifica com seu sexo biológico observa um modelo de uma pessoa que se transicionou de gênero. No já citado livro *Vidas trans,*[15] Amara descreve a importância que Roberta Close (atriz trans) teve para ela: "Roberta Close passa a ter um rosto para mim, mais do que um rosto na verdade, um corpo, corpo que até aquele momento me parecia impossível, corpo que por toda a vida me fizeram acreditar impossível... Roberta Close me mostrou de forma concreta que genitália não precisa ser destino" (p.21).

Além das agressões verbais, da exclusão, do isolamento e da falta de representatividade, a violência física e o número de assassinatos de pessoas LGBTQIAP+ no Brasil são frequentes. Só em 2021 foram 140 assassinatos de pessoas trans[16] e 300 de pessoas LGBT+.[19] Chamam a atenção não apenas os números alarmantes, mas a forma como esses crimes acontecem, como um homem *gay* que teve o símbolo da suástica desenhado em seu rosto e uma travesti que foi queimada viva e outra que teve seu coração arrancado.

Todos esses eventos descritos afetam os comportamentos de pessoas LGBTQIAP+ das mais variadas formas. É de suma importância que o terapeuta, ao atender essa população, faça correlações entre as práticas culturais cis heteronormativas, as experiências de controle coercitivo relacionadas ao gênero e orientação sexual das pessoas LGBTQIAP+ e as queixas apresentadas por elas no contexto terapêutico. É aconselhável também que o terapeuta ensine seu cliente a identificar essas correlações.[12]

A ANÁLISE DO IMPACTO DOS EVENTOS COERCITIVOS E ESPECÍFICOS RELACIONADOS À POPULAÇÃO LGBTQIAP+ SOBRE SEUS COMPORTAMENTOS

Skinner[20] já havia apontado os efeitos colaterais produzidos pela punição, como reações emocionais fortes (ansiedades, fobias), fuga e contracontrole. Segundo Dougher e Hackbert,[21] frequentes episódios de punição sem possibilidade de fuga podem resultar em redução comportamental generalizada e pouco acesso a reforçadores.

Quando a história de vida de uma pessoa é marcada por constantes eventos de punição, podem surgir comportamentos de excesso de atenção às variáveis ambientais, como aqueles apresentados por pessoas LGBTQIAP+.[12] De acordo com Souza et al.,[9] as frequentes experiências em que comportamentos de expressão da orientação sexual e identidade de gênero foram punidos na interação com outros indivíduos podem fazer essa interação desencadear respondentes de ansiedade e apreensão e inibir respostas de resolução de problemas. Um exemplo foi observado pelo primeiro autor deste capítulo, que teve um cliente transexual que escolheu cursar uma faculdade *online*, evitando, assim, o contato social. Outra cliente transexual relatou que quando ia ao banheiro feminino preocupava-se com o barulho da urina caindo no vaso para que não duvidassem de que ela era mulher.

Os comportamentos de hipervigilância frequentes em pessoas LGBTQIAP+ podem ser bastante adaptativos, uma vez que auxiliam na esquiva de agressões reais.[9] Isso pode ser exemplificado pelo relato de uma das clientes trans citada anteriormente:[22] "Porque eu não costumo sair, eu não costumo frequentar esses espaços sociais. Eu não costumo conhecer pessoas... Eu não tenho tantos amigos, sou uma pessoa mais solitária... Viver impunemente, na minha atual situação, não dá... Eu não consigo criar muito laço, de abrir minha vida, principalmente em relação à transexualidade. Não consigo chegar pra minha colega de trabalho e falar... 'Olha, metade de todos esses problemas está relacionado porque sou transexual'. Eu sou assim, me protejo de tudo... Blindada... Eu fico me perguntando: 'Será que as pessoas não me notam ou não quero que me notem porque eu tenho medo de ser maltratada?' Todas as minhas relações é como se eu não pensasse no que vai ser melhor pra mim... Eu penso no que vai ser menos prejudicial pra mim. O que que vai me doer menos? Eu sei que essa ausência está me doendo menos do que vai me doer lá no futuro se acontecer alguma coisa".

A história de vida marcada pelos eventos coercitivos relacionados à condição LGBTQIAP+ também gera subprodutos emocionais.[12] De acordo com Souza et al.,[9] a imprevisibilidade e a cronicidade das punições sofridas podem estar relacionadas aos sintomas de depressão apresentados pelas pessoas LGBTQIAP+, como no caso da anedonia, por exemplo. A mesma cliente trans atendida pelo primeiro autor[22] citada anteriormente apresentou a seguinte queixa na primeira sessão de terapia: "Eu me sinto como a água... As três propriedades da água (inodora, incolor e insípida) eu me sinto assim em questão de autoestima. Meu Deus, eu não consigo me gostar, eu não consigo me amar. Às vezes eu falo: 'Meu Deus, tem tanta coisa legal, eu sou uma pessoa que lutou, que batalhou, mas eu não consigo. Não conectou, não sei se é por conta do passado, dos relacionamentos...' Isso que eu vivo diariamente, a vida tá acontecendo e eu tou sentada assistindo, esperando uma cirurgia, esperando uma aceitação, esperando uma família, esperando que a vida dê certo de alguma maneira, e ela tá passando e eu não posso fazer nada...".

Outro sintoma descrito na literatura é a desregulação emocional, que pode estar relacionada às experiências em que a expressão de eventos privados de uma pessoa LGBTQIAP+ (emoções, sensações ou sentimentos) foi punida ou reforçada apenas quando a pessoa estava em intenso sofrimento.[9] Como resultado disso, essa população pode apresentar pobre discriminação de eventos privados, baixa tolerância à frustração e respostas emocionais intensas. Como uma possível maneira de se esquivar de tais experiências privadas aversivas e intensas, pessoas LGBTQIAP+ podem recorrer ao uso de drogas ou apresentar comportamento sexual de risco.[9,12]

Como práticas culturais coercitivas relacionadas ao gênero e à orientação sexual têm como base o corpo das pessoas, punindo sua expressão de emoções, sensações e sentimentos ou seu aspecto estético, a busca por um desempenho acadêmico, profissional e estético de sucesso é frequente nessa população, talvez como forma de "compensação" da condição LGBTQIAP+.[9,12,23] É possível observar o impacto de tais práticas por meio da descrição feita por Amara:[15] "Não à toa hoje é tão difícil a relação com meu genital... olhar para ele, saber que ele me habita é me lembrar também do que me ensinaram a ver ali, prova irrefutável de que sou homem, de que era preciso eu ser homem... isso me ensinou, desde cedo, a responsabilizar meu corpo por não poder ser quem sou e, nisso, odiar meu corpo, começando pela genitália" (p.18).

Ou ainda no relato do já falecido psicólogo e homem trans João Nery:[15] "Meu corpo mentia contra mim... Com a vinda da 'menstruação' e dos terríveis hormônios, aumentando ainda mais a distância, entre meu corpo feminino e o meu gênero masculino" (p.65-66).

O exemplo a seguir, da mesma cliente trans atendida pelo primeiro autor[22] ilustra o mecanismo de "compensação" da condição de transexualidade: "Qualquer homem que namora comigo é um homem de sorte. Porque mulher cis nenhuma faz o que eu faço. Eu recebo a pessoa na minha casa, faço um jantar, eu sou *sexy*, uso uma lingerie, não deixo o *boy* passar vontade, passa bem, come, tem sobremesa, tem a ceia (mostra o corpo dela) que não é de se jogar fora. Faço cartinha, faço declaração de amor...".

Em homens *gays* é possível observar o alto índice de uso de anabolizantes como forma de se adequar a um padrão considerado masculino (músculos, barba, voz grossa). Esse comportamento pode ser mantido tanto por reforço negativo (esquiva de punição por aparentar menos masculinidade) quanto por reforço positivo (maior engajamento em redes sociais e aplicativos de paquera).

Um dos fatores que podem contribuir para o alto índice de criminalidade contra mulheres trans é a prostituição como forma de trabalho. A exclusão familiar, o *bullying* escolar e, por consequência, o abandono da escola e o não acesso à qualificação profissional podem contribuir para que elas busquem no mercado informal de trabalho uma maneira de sobreviverem. Laurenti e Lopes[10] ressaltam que o distanciamento que um grupo tem do que é considerado desejável do ponto de vista da cultura dominante diminui o acesso desse grupo aos serviços de saúde e educacionais. O relato da cliente trans atendida pelo primeiro autor[22] ilustra isso: "Eu rodava bolsinha... A única fase da minha vida que eu não me orgulho, mas ao mesmo tempo eu me orgulho... Foi isso que me ajudou a juntar dinheiro pra vir pra São Paulo... Se você pensar que você está na esquina e se sujeitar a fazer um programa por 20 reais... Eu ia pra faculdade e eu me trocava atrás de um *trailer* abandonado e ia pra esquina e as pessoas passavam, me viam. Alguns professores já me pararam na faculdade pra me dar lição de moral, alunos da faculdade saíam com minha amiga e falavam que eu era feia... Às vezes eu tinha vontade de terminar e jogar álcool e tacar fogo. Gente essa pele não me serve... Me sentia péssima... Dois dias antes do meu aniversário eu estava na rua e eu fui agredida, quebrei o maxilar... Por pessoas que passavam e desceram do carro e me agrediram do nada, eu acho que foi alguém ou do colégio ou da faculdade... Fui pro hospital. Sozinha numa ala masculina... Eu lembro como se fosse hoje... Minha mãe apareceu dois dias depois... Fiz a cirurgia e fui liberada, fiquei sem poder mastigar durante quatro meses...".

Quando pessoas LGBTQIAP+ experimentam episódios de controle coercitivo constantes e imprevisíveis, sem possibilidade de resolver esses problemas, a esquiva da própria vida pode ser considerada por elas uma alternativa, haja vista o alto índice de suicídio nessa população. Conforme aponta Amara:[15] "Devo ignorar o que eu sinto, me conformar com o destino que essa genitália decretou, abrir mão de tentar existir para o mundo da forma como existo para mim? Segui este mandamento o quanto pude, até que viver começou a deixar de fazer sentido se fosse para continuar sendo uma personagem" (p.18).

Em se tratando de um processo terapêutico, um dos impactos importantes que a história de vida com escassez de reforçadores positivos tem sobre a população LGBTQIAP+ é a demonstração de desconforto que esses clientes costumam expressar quando expostos às experiências em que recebem palavras de amor, carinho físico, presentes, cuidado e atenção. O primeiro autor observou em atendimentos com essa população que os clientes podem reagir com respostas relacionadas à vergonha, esquiva e desconfiança. Após expressar palavras de apoio, o primeiro autor observou várias vezes o cliente desconversar, apresentar ruborização facial ou respostas do tipo: "não fiz nada demais; você só diz isso porque é meu terapeuta; pode pegar mais pesado comigo".

As práticas culturais sexistas também são observadas nas relações homoafetivas que reproduzem estereótipos de gênero, por exemplo, o papel sexual passivo (em que um dos parceiros tem preferência em ser penetrado) ser associado por *gays* ao gênero feminino e à submissão. Já o papel ativo é associado ao masculino, que implica maior poder e controle. Um cliente homossexual com preferência de papel sexual versátil, atendido pelo primeiro autor, relatou o seguinte: "Quando sou passivo tenho que ser mais difícil para não parecer piranha, já se eu for ativo posso comer no primeiro encontro que não me sinto mal por isso".

Esse exemplo ilustra como grupos minoritários (como os *gays*, neste caso) podem reproduzir práticas heteronormativas e misóginas em suas relações.

Algumas práticas sexuais de homens que fazem sexo com homens merecem destaque não apenas pela relação com as experiências de punição e seus subprodutos, mas também por envolverem, em alguns casos, uma questão de segurança física e de saúde pública. Há na literatura científica pouca descrição dessas práticas, e por esse motivo o material aqui apresentado foi retirado de aplicativos de encontro *gays* para sexo, como o Grindr,[24] Hornet[25] e Scruff.[26] Algumas dessas práticas identificadas foram: *Chemsex*, *Gay Cruising*, *Gouinage* e *Gang bang*.

O termo *Chemsex* (sexo químico, em inglês) se refere ao sexo com o uso de drogas psicoativas. A droga mais utilizada nesses casos tem sido a metanfetamina conhecida popularmente como Tina, Ice, Speed ou Cristal, pois ela melhora a qualidade do sexo, diminui a inibição, aumenta a excitação sexual e o prazer. Além disso, os usuários podem ficar horas ou dias praticando o sexo com diversos parceiros, facilitando também práticas consideradas mais difíceis de serem executadas sem o uso de substância, como *fisting* (prática de enfiar a mão ou antebraço no ânus) e dupla penetração. Os riscos da prática de *Chemsex* dizem respeito tanto aos efeitos diretos da metanfetamina, uma vez que aumenta a frequência cardíaca e a pressão arterial da pessoa, quanto ao risco de infecções sexualmente transmissíveis.[27]

A prática *Gay Cruising* é consensual, impessoal e anônima entre homens *gays* em determinados espaços públicos/privados de uso comum. Esses espaços podem ser praças com muitas árvores, banheiros públicos (prática também conhecida como banheirão) e parques. Alguns clientes *gays* costumam relatar só conseguir a excitação sexual quando a relação é impessoal, conforme a prática citada. É possível que as punições sofridas por dois homens (homossexuais ou não) diante de trocas afetivas durante suas histórias – uma prática cultural machista – possam ter enfraquecido as respostas de afeto entre eles e, por conseguinte, o estabelecimento dessa relação apenas para o sexo.

O termo *Gouinage* (lésbica, em francês) se refere aos *gays* que preferem praticar o sexo sem penetração, frequentemente sem o uso de preservativo, ficando, portanto, expostos às IST (infecções sexualmente transmissíveis). O *Gang Bang Gay* diz respeito à prática sexual em que um parceiro será penetrado por vários parceiros. Essa prática, se não feita com prevenção combinada de PrEP (profilaxia pré-exposição ao HIV) e preservativo, pode aumentar as chances de infecções sexualmente transmitidas.

Nos casos de clientes com alta exposição ao risco de IST, o psicoterapeuta pode fornecer orientação sobre a PrEP, que consiste na combinação de dois medicamentos (tenofovir + entricitabina) que, quando tomados previamente, podem impedir que o vírus do HIV se estabeleça ou espalhe pelo organismo. Caso o cliente tenha tido alguma relação de risco, ele pode tomar os medicamentos em até 72 horas para diminuir as chances de contaminação. Para isso, basta procurar o serviço de saúde para o tratamento de profilaxia pós-exposição de risco (PEP).

No Brasil, o PrEP e o PEP podem ser realizados pelo Sistema Único de Saúde (SUS).[28] Esses tratamentos realizados por *gays* podem explicar a diminuição de novos casos de HIV nessa população, e o não uso desses tratamentos entre heterossexuais pode se relacionar ao aumento de casos nesse grupo, de acordo com um estudo do Reino Unido.[29]

Vale ressaltar que, ao abordar o cliente sobre os possíveis riscos de tais práticas, o terapeuta deve ter bastante cuidado para que sua orientação não esteja sob o controle de práticas LGBTfóbicas.

O EMPREGO DE INTERVENÇÕES ESPECÍFICAS

As intervenções específicas que têm sido recomendadas no atendimento psicoterapêutico às pessoas LGBTQIAP envolvem: criar um ambiente não punitivo para a expressão da sexualidade do cliente; ensinar a pessoa a correlacionar práticas culturais heterocisnormativas às suas queixas; consequenciar positivamente a expressão do gênero e da orientação sexual do cliente; e instruir o cliente a frequentar grupos ou eventos que apoiam a população LGBTQIAP+.[12]

Exemplos de ações do terapeuta que podem criar um ambiente amigável incluem: colocar uma bandeira símbolo do movimento LGBTQIAP+ na sala de espera; perguntar ao cliente por qual nome e pronome gostaria de ser tratado; dispor de banheiros sem gênero demarcado na sala de espera; indagar a respeito da orientação sexual e identidade de gênero do cliente em vez de pressupor pela sua aparência.[12]

O primeiro autor tem sido procurado por pessoas LGBTQIAP+ que relatam que, ao tomarem conhecimento de sua pesquisa de doutorado sobre o atendimento para pessoas LGBTQIAP+, decidiram trocar de terapeuta, alegando que o anterior apresentava respostas sutis de LGBTfobia.

Ao ensinar o cliente a correlacionar as práticas heterocisnormativas com suas queixas, o terapeuta deve levar em consideração as variáveis descritas no tópico anterior. Vale ressaltar que, como é frequente essa população ter familiares que reproduzem práticas LGBTfóbicas, o terapeuta deve considerar que o distanciamento familiar pode ser benéfico, uma vez que, para que haja generalização das respostas treinadas em sessão, o cliente precisa de um ambiente que as reforce.[12] Um casal homoafetivo atendido pelo primeiro autor relatou abandono da terapia após a terapeuta sugerir que eles frequentassem a casa de uma tia que os aconselhava a buscar esposas em vez de se casarem um com o outro.

Além de o terapeuta atuar como uma audiência não punitiva e reforçadora para a expressão da identidade de gênero e orientação sexual do cliente, os grupos de apoio externos ao consultório podem ser de grande valia na manutenção e generalização dessas respostas.[12] Num ambiente em que há reforçadores positivos, a aproximação das pessoas pode se fortalecer e a fuga dos relacionamentos diminuir de frequência. Além disso, o aprendizado decorre de consequências produtivas e não destrutivas.[30]

No livro *Vidas trans*,[15] Tarso Brant (homem trans), um dos autores, descreve como participar de um grupo de iguais o ajudou: "Conheci o grupo FTM (Feminino Trans Masculino) por indicação de um amigo... Caramba! Não sou o único, isso é uma coisa que é reversível, dá pra eu mudar a minha aparência!" (p.163).

Por mais que a população LGBTQIAP+ entre em contato com eventos coercitivos, a "saída do armário" pode favorecer a ocorrência de reforçadores positivos que servirão como base para a construção de um repertório comportamental com acesso maior a reforçadores. Uma cliente trans, após o processo cirúrgico de afirmação de gênero, relatou: "Agora eu me amo olhar no espelho, andar pelada, ir à praia, à piscina, não me incomoda mais andar, minha virilha não fica assada no calor e eu consigo me entregar mais no sexo".

O relato de Amara[15] também torna claro como, apesar de ainda haver consequências aversivas no ambiente presente, os reforçadores *pareciam controlar mais suas respostas*: "De manhã meus pais me buscariam na rodoviária, em Campinas, e eu queria que me vissem desse jeito, queria que vissem em pessoa a pessoa que eu me tornara, Amara... e assim que meus pais a (avó que estava no carro) deixaram em sua casa, minha mãe começa a chorar convulsivamente. Mas eu estava feliz demais para me deixar abalar e determinada a não retroceder sob hipótese alguma, quanto mais por chantagem emocional" (p.48-49).

O CONHECIMENTO DO TERAPEUTA NO QUE SE REFERE A SUA PRÓPRIA ORIENTAÇÃO SEXUAL E DE GÊNERO

É muito importante que terapeutas compreendam a maneira como a cis heteronormatividade afeta seus próprios comportamentos, os comportamentos dos seus clientes e o processo terapêutico.[17]

McGeorge e Carlson[17] apresentaram um roteiro de perguntas dirigidas ao terapeuta com o objetivo de identificar como as práticas cis heteronormativas afetaram seus próprios comportamentos e, por conseguinte, sua forma de fazer terapia. De acordo com esses autores, terapeutas que são capazes de descrever como tais práticas influenciam suas condutas têm menos chances de reproduzi-las no contexto terapêutico. São exemplos dessas práticas:

- Identificar quais regras heterocis-sexistas influenciam seus comportamentos: O que minha família de origem me ensinou sobre LGBTQIAP+? Quais são meus pensamentos ou sentimentos iniciais sobre crianças que são criadas por pais LGBTQIAP+? Quando encontro alguém pela primeira vez, com que frequência presumo que ele ou ela seja cisgênero ou heterossexual? Que valores e crenças informam essa suposição? Quando criança, como você foi incentivado a brincar de acordo com as normas heterossexuais ou cisgênero?

- Identificar quais são seus privilégios como pessoa cisgênero e/ou heterossexual (quando for o caso): Você já se preocupou em perder o emprego por causa de sua heterossexualidade ou cisgeneridade? Você já se preocupou que um terapeuta poderia tentar mudar sua heterossexualidade ou cisgeneridade? Você tem medo de ser "exposto" como heterossexual ou cisgênero? Você já temeu ser fisicamente agredido devido apenas à sua heterossexualidade ou cisgeneridade? Como sua identificação como heterossexual ou cis influencia a maneira como você faz terapia com todos os seus clientes (independentemente de sua orientação sexual ou identidade de gênero)?
- Explorar como, em sua história de vida, o terapeuta passou a entender sua orientação sexual e/ou identidade de gênero: Como você descreve sua identidade sexual? Como você explica como se identificou heterossexual ou cisgênero? Qual é o papel da sua identidade sexual em quem você é como pessoa? Quais fatores foram mais importantes ou influentes para o desenvolvimento de uma identidade heterossexual? Que crenças ou normas sociais influenciaram o desenvolvimento de uma identidade heterossexual?

Uma estratégia empregada pelo primeiro autor para explorar seus vieses cis heternormativos por meio dessas questões propostas por McGeorge e Carlson[17] foi o exercício usado por Rutter[31] para identificar os mesmos vieses em um casal *gay* atendido por ela. Essa estratégia, conhecida como genograma sexual, consiste em construir uma representação gráfica com sinais que simbolizam o sexo biológico, orientação sexual, gênero, casamentos e outros aspectos relacionados ao gênero de pelo menos três gerações de familiares.[31] A Figura 1 apresenta um exemplo do exercício feito pelo primeiro autor.

Com base no genograma sexual, foi possível identificar que a maioria das pessoas do gênero feminino da sua família é religiosa e as do gênero masculino têm problemas com alcoolismo. Além disso, quase todos os tios se separaram, enquanto as tias se mantêm casadas. Em relação à sexualidade, apenas três pessoas LGBTQIAP+ são assumidas e o tema sexualidade e gênero quase não foi abordado no âmbito familiar. Juntamente com as questões propostas por McGeorge e Carlson,[17] foi possível identificar que o terapeuta nunca havia entrado em contato com grande parte das experiências relatadas por clientes trans. Essa constatação possibilitou ao primeiro autor estar mais responsivo

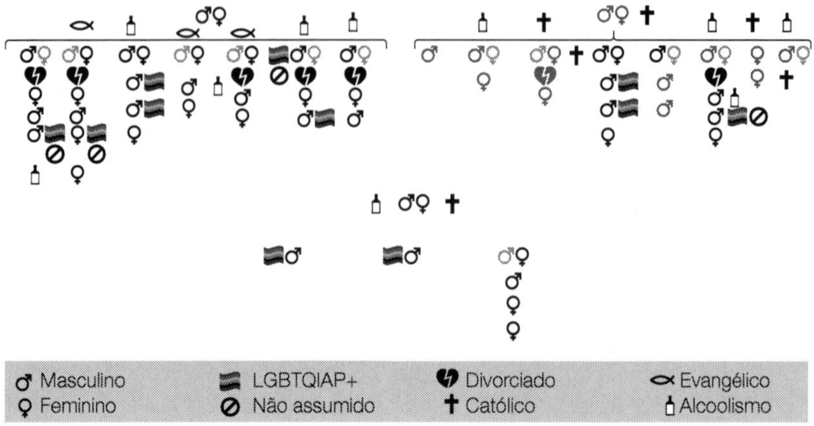

FIGURA 1 Genograma sexual.
Fonte: elaborado pelo autor Samir Vidal Mussi.

aos relatos das experiências específicas das clientes trans atendidas por ele, no sentido de compreender as relações dessas experiências tanto com as queixas trazidas por elas quanto com as práticas culturais cis heteronormativas.

É possível concluir que as habilidades terapêuticas necessárias ao atendimento psicoterapêutico de pessoas LGBTQIAP+ dizem respeito à identificação:

- De variáveis relacionadas às práticas heterocisnormativas que estão envolvidas nas respostas dos clientes.
- Do impacto dessas variáveis tanto na vida do cliente quanto na do terapeuta.
- De como isso influencia o processo de terapia.

Também é desejável que o terapeuta crie um ambiente livre de punições e reforçador para respostas de expressão do gênero e orientação sexual do cliente.

REFERÊNCIAS

1. Cohen JM, Norona JC, Yadavia JE, Borsari B. Affirmative dialectical behavior therapy skills training with sexual minority veterans. Cogn Behav Pract. 2021;28(1):77-91.
2. Costa AB, Pasley A, Machado WL, Alvarado E, Dutra-Thomé L, Koller SH. The experience of sexual stigma and the increased risk of attempted suicide in young Brazilian people from low socioeconomic group. Front Psychol. 2017;8:192.

3. Coulter RWS, Egan JE, Kinsky S, Friedman MR, Eckstrand KL, Frankeberger J, et al. Mental health, drug, and violence interventions for sexual/gender mino-rities: a systematic review. Pediatrics. 2019;144(3):e20183367.
4. Craig SL, Iacono G, Austin A, Eaton AD, Pang N, Leung VWY, et al. The role of facilitator training in intervention delivery: preparing clinicians to deliver AFFIRMative group cognitive behavioral therapy to sexual and gender minority Youth. J Gay Lesbian Soc Serv. 2021;33:1:56-77.
5. Malta M, Gomes de Jesus J, LeGrand S, Seixas M, Benevides B, Silva MD, et al. "Our life is pointless...": exploring discrimination, violence and mental health challenges among sexual and gender minorities from Brazil. Global Public Health. 2020;15(10):1463-78.
6. Mendes WG, Silva CMFP. Homicídios da população de lésbicas, gays, bissexuais, travestis, transexuais ou transgêneros (LGBT) no Brasil: uma análise espacial. Ciência & Saúde Coletiva. 2020;25(5).
7. Plöderl M, Tremblay P. Mental heal-th of sexual minorities: a systematic review. Int Rev Psychiatry. 2015;27(5):367-85.
8. Meyer IH. Prejudice, social stress, and mental health in lesbian, gay, and bisexual populations: conceptual issues and research evidence. Psychol Bull. 2003;129(5):674.
9. Souza JS, Marques JM, Scanavino MT, Zamignani DR, Costa AB. Desfechos negativos em saúde mental de minorias de sexo e de gênero: uma análise comportamental a partir da teoria do estresse de minorias. Perspectivas em Análise do Comportamento. 2022;13(1):069-085.
10. Laurenti C, Lopes CE. Uma análise do comportamento contracultural: perspectivas e desafios. Perspectivas em Análise do Comportamento. 2022;13(1):025-40.
11. Fazzano LH, Toledo BF, Gallo AE. Uma interpretação comportamental sobre a LGBTfobia reproduzida no contexto psicoterapêutico. Perspectivas em Análise do Comportamento. 2022;13(1):183-96.
12. Mussi SV, Malerbi FEK. Revisão de estudos que empregaram intervenções afirmativas para LGBTQI+ sob uma perspectiva analítico-comportamental. Revista Brasileira de Terapia Comportamental e Cognitiva. 2020;22(1).
13. Mussi SV, Malerbi FEK. Psychologist training for working with sexual and gender minorities. Revista Psicologia Clínica. [No prelo.]
14. Polakiewicz R. Orientação sexual, identidade e expressão de gênero: conhecendo para cuidar da população LGBTI+. Pebmed Portal; 2021.
15. Moira A, Nery JW, Rocha M, Brant T. Vidas trans: a coragem de existir: Bauru: Astral Cultural; 2017.
16. Benevides BG. Dossiê assassinatos e violências contra travestis e transexuais brasileiras em 2021. Brasília: Distrito Drag, Antra; 2022.
17. McGeorge C, Stone Carlson T. Deconstructing heterosexism: becoming an LGB affirmative heterosexual couple and family therapist. J Marital Fam Ther. 2011;37(1):14-26.
18. Derdyk PR, Groberman SS. Imitação. In: Abreu CN, Guilhardi HJ. Terapia comportamental e cognitivo-comportamental: práticas clínicas. São Paulo: Roca; 2004. p.102-10.
19. Oliveira JMD, Mott L. Mortes violentas de LGBT+ no Brasil: relatório 2021. Salvador: Editora Grupo Gay da Bahia; 2022.
20. Skinner BF. Ciência e comportamento humano. Todorov JC, Azzi R. São Paulo: Martins Fontes; 1989.
21. Dougher MJ, Hackbert L. Uma explicação analítico-comportamental da depressão e o relato de um caso utilizando procedimentos baseados na aceitação. Revista Brasileira de Terapia Comportamental e Cognitiva. 2003;5(2):167-84.
22. Mussi SV, Ferronato PP. "Eu rio do passado e espero o futuro com a faca na mão": estudo de caso em TCR de uma cliente transexual. [Comunicação oral]. Congresso Brasileiro TCR. Campinas; 2017.
23. Zamignani DR, Banaco RA. Família homoparental e identidade. In: Brandão C. Família e identidade. Curitiba: Appris; 2021. p.175-204.
24. Grindr. The World's largest social networking app for gay, bi, trans, and queer people. 2022.

25. Hornet. Building the digital home for the queer community. 2022.
26. Scruff. Join our community of 20+ million in your neighborhood and around the world. 2022.
27. Santos ADC, da Silva VBM. Aids and associated malignancies iminent new wave? Chemsex increasement in Brazilian biggest city, São Paulo – SP, among men who have sex with men. MetaArXiv Preprints; 2022.
28. Brasil. Ministério da Saúde. Departamento de Doenças de Condições Crônicas e Infecções Sexualmente Transmissíveis. Brasília: Ministério da Saúde; 2022.
29. Vasconcelos R. Heterossexuais voltam a ser maioria dos novos casos de HIV no Reino Unido. Portal UOL, Viver bem; 2022.
30. Sidman M. Coerção e suas implicações. Campinas: Editorial Psy; 1995.
31. Rutter PA. Sex therapy with gay male couples using affirmative therapy. Sexual and Relationship Therapy. 2012;27(1):35-45.

19

Poder patriarcado e dispositivos de gênero no manejo clínico analítico-comportamental

Laís Nicolodi
Valeska Zanello

A ideia de que todo o saber científico está pautado em uma suposta neutralidade "pura" muitas vezes contribui para um processo de invisibilização de como variáveis culturais permeiam o fazer da(o) cientista.[1-3] Ao endossar a crítica à pretensa neutralidade da ciência, Ruiz[4] chama a atenção para a inevitável influência das perspectivas individuais que a/o cientista carrega; assim, da mesma forma que o contexto histórico-cultural-político atravessa a produção acadêmico-científica, os estudos sobre a prática e o manejo clínico não fogem à regra; portanto, a atuação de toda(o) terapeuta clínico também não é neutra.

Terry et al.[5] argumentam sobre a importância de que todo terapeuta clínico tenha conhecimento sobre as variáveis culturais que atravessam seu fazer na clínica para que seu manejo com cada paciente não reproduza regras normativas que promovam injustiças e microviolências: "Nós argumentamos que, enquanto terapeutas, nós deveríamos estar cientes sobre **poder** e **privilégio** no contexto terapêutico porque, sem intuito ou consciência, nós podemos promover comportamentos que contribuam para a desigualdade e injustiça às custas de nossos clientes. Além disso, promover não intencionalmente práticas opressivas pode produzir efeitos iatrogênicos para nossos clientes, violando o código de ética de não produzir danos" (tradução e grifos nossos)*.

* Texto original: "We argue that as therapists we should become aware of power and privilege in the therapeutic context because without intention or awareness we may be engaging in behaviors that promote inequality and injustice at the expense of our clients. Further, our unintentional promotion of oppressive practices may produce iatrogenic effects for clients, violating the ethical mandate of doing no harm" (p.98).

No que tange aos conceitos destacados (principalmente o de poder), o principal objetivo do presente capítulo é o de destrinchar o conceito de **poder** na atuação clínica analítico-comportamental, e a maneira como sua compreensão é central para o conceito do patriarcado, que sustenta os dispositivos de subjetivação do gênero feminino e masculino, descritos na obra de Zanello,[6] *Saúde mental, gênero e dispositivos: cultura e processos de subjetivação.*

O CONCEITO DE PODER E PATRIARCADO NA CLÍNICA ANALÍTICO--COMPORTAMENTAL

O conceito do "poder" é extensivamente utilizado pelas ciências sociais de variadas formas, sendo frequentemente empregado como algo abstrato e pouco palpável. Por essa razão, o conceito de poder a ser descrito aqui se baseará no mesmo sentido utilizado por Saffioti[7] e Foucault,[8] como algo que se expressa externamente nas relações sociais e passível de ser descrito materialmente. Isso significa que o "poder" não se trata de algo passível de ser "interiorizado", como inerente aos indivíduos; mas sim de um comportamento externo, criado socialmente, relativo, e que se estabelece a partir do momento histórico e do contexto cultural vigente.

Aspectos como o antiessencialismo, o contextualismo e o teor comportamental do "poder' se alinham à perspectiva filosófica analítico-comportamental interacionista e contextualista. Isto é, o poder deve, necessariamente, ser considerado à luz das interações que ocorrem entre organismo e ambiente, e por esse motivo deve ser descrito/mensurado concretamente. Dessa forma, o poder é relativo, pois só ocorre como parte das relações: um indivíduo pode ser poderoso em determinada relação e ser menos poderoso em outra.[9]

Na concepção skinneriana, o "poder" não é algo em si, intrínseco aos indivíduos: ele corresponde à identificação de que determinadas pessoas têm diferentes possibilidades de dispor contingências (reforçadoras ou punidoras) a outras. Logo, quanto mais possibilidades de reforçar ou punir os outros, maior se pode considerar o poder dessa pessoa. Portanto, ele se caracteriza por esse "domínio" de reforçadores ou punidores que podem ser alocados em contingências que controlam comportamentos de outras pessoas.[10,11]

Em resumo, o conceito de poder para a análise do comportamento se refere às condições potenciais para o estabelecimento de contingências aos outros, enquanto o exercício desse poder se dá por meio da liberação desses reforçadores ou punidores nas interações sociais. Um exemplo simples disso é o de um gerente de uma empresa que tem poder em face do estagiário (podendo estabelecer contingências para o comportamento deste) mas não em face do dono da empresa (que é quem tem mais possibilidades de disponibilizar reforçadores ou punidores para o seu comportamento). Assim, Skinner[11] descreve que isso pode ocorrer tanto em relações institucionais – também denominadas de "agências de controle" (p. ex., a Igreja ou o Governo) – quanto na relação entre apenas dois indivíduos, como é o caso do *setting* clínico.[5,9]

Dentro do cenário clínico, a relação terapeuta-paciente necessariamente é atravessada pelo poder, na medida em que a figura do terapeuta está ali para alterar as condições de vida de seu paciente, de modo a promover sua saúde e bem-estar. Dessa maneira, posto que o terapeuta estuda – dentro do manejo clínico – como dispor contingências que vigoram durante a sessão com sua/seu paciente, é coerente conceber que o terapeuta é a parte mais poderosa da relação, considerando sua maior possibilidade de reforçamento sobre o comportamento de seus pacientes. O aspecto fundamental, no entanto, sobre como se dá a manipulação dessas variáveis comportamentais clínicas refere-se às questões éticas sobre a **forma** como o poder está sendo empregado, e **como** essa dinâmica de poder está trazendo benefícios saudáveis e nutritivos para a vida do paciente.

Por essa razão, é indispensável que o terapeuta esteja ciente das variáveis culturais que atravessam a vida que a/o paciente tem fora do consultório em função de seu sexo, raça, classe ou deficiência, bem como das variáveis culturais que permeiam a díade terapeuta-paciente (terapeuta homem atendendo mulher, terapeuta branco atendendo paciente negro etc.), para estar atento a como manejar essas contingências de modo a não produzir mais sofrimento psíquico ou reproduzir preconceitos/violências institucionais veladas.[5]

De acordo com Saffioti,[7] socióloga e estudiosa sobre violência contra a mulher, o conceito de "poder" é central dentro de uma concepção mais global, sobre uma organização social denominada *patriarcado*. Compreendido como uma estrutura hierárquica entre homens e mulheres, com primazia masculina, o patriarcado se refere a um conjunto de comportamentos, regras e contingências sociais que se baseiam centralmente em um desequilíbrio de poder que gera supremacia masculina e opressão de mulheres. Uma definição mais aceita na literatura dos estudos feministas é a de Lerner,[12] que afirma que: "O patriarcado se refere à manifestação e à institucionalização da dominação masculina sobre as mulheres e as crianças na família, e na extensão da dominação masculina sobre as mulheres na sociedade em geral. Isso implica que homens detêm poder em todas as instituições importantes da sociedade e que as mulheres estão desprovidas de acesso a tal poder" (p.239).

A compreensão teórica do que é o patriarcado, bem como o conhecimento dos dados que subsidiam a discrepância hierárquica entre homens e mulheres na sociedade[†], são elementos importantes na bagagem de todo terapeuta clínico, mas não são suficientes: são apenas a ponta do *iceberg* de um problema social muito mais entranhado. Por essa razão, para se ter uma concepção mais profunda sobre o patriarcado não se trata apenas de descrever as relações individuais comportamentais nas quais homens detêm mais poder que mulheres; uma análise mais densa sobre a estrutura patriarcal trata também de identificar as condições sociais que se escondem por trás desse desequilíbrio de poder, e as contingências e cadeias comportamentais que sustentam, de geração em geração, essa organização social tão antiga e que ainda perdura.

Para que os terapeutas possam estar aptos a identificar esse conjunto de regras, contingências e comportamentos sociais que compõem o patriarcado, é fundamental primeiro a compreensão de que essas contingências podem atravessar tanto a saúde mental e o sofrimento psíquico da vida do paciente fora do espaço terapêutico quanto o *setting* clínico e a *relação* entre terapeuta e paciente. Assim, compreender o sentido global do sistema patriarcal é compreender que ele orquestra uma série de comportamentos socialmente aprendidos e que são constantemente reforçados/punidos, de modo a preservar o seu "núcleo central" sobre o que é "ser mulher" e o que é "ser homem". A aprendizagem social é mediada por **tecnologias de gênero**:[16] Zanello[6] expõe como essas tecnologias se organizam a partir de uma cadeia de aprendizados em torno dos chamados **dispositivos de subjetivação** de gênero, que tem como grande pano de fundo essa estrutura patriarcal, e essa análise será descrita melhor adiante.

As tecnologias de gênero

A partir de uma análise econômica mais ampla, a ideia do binarismo de gênero (gênero masculino *versus* gênero feminino) deve ser analisada sob o prisma da consolidação do capitalismo, que se baseia primordialmente na divisão sexuada do trabalho.[17] De acordo com Kehl,[18] o lugar específico para algumas

† Para ler mais, ver dados em Nicolodi[10] sobre discrepância salarial,[13] representatividade na política[14] e número de vítimas de estupro.[15]

mulheres era o da família nuclear e o do lar burguês, e com isso os ideais sobre o que é ser mulher se pautavam na engrenagem de uma vida predestinada ao casamento, à maternidade e aos ideais de domesticidade. Do ponto de vista patriarcal, os ideais da submissão feminina operam em uma lógica que se contrapõe aos ideais de autonomia do sujeito moderno, isto é, do homem: "a função da feminilidade nos moldes modernos foi a adequação entre a mulher e o homem a partir da produção de uma posição feminina que sustentasse a virilidade do homem burguês" (Kehl,[18] p.44).

Em suma, no capitalismo, o binarismo de gênero opera sobre a divisão sexuada do trabalho, tomada como importante fator de justificativa para as desigualdades sociais. Conforme aponta Rubin,[19] gênero pode ser resumido como "um conjunto de arranjos pelos quais a sociedade transforma a sexualidade biológica em produtos da atividade humana" (p.159). Ou seja, arranjos que transformam a fêmea humana em mulher, e o macho em homem.

É a partir dessas diferenças que são interpelados *scripts* culturais específicos. Tratam-se de roteiros que ensinam formas de se comportar, agir, sentir, se locomover etc., para ser considerado "verdadeiramente" mulher ou homem. O mapeamento de como se manifestam esses ***scripts* culturais** pode ser feito por meio da **identificação das contingências patriarcais**, e de como elas delimitam uma relação entre estímulo-resposta-consequência que constitui um aprendizado, o qual se adquire por meio de esquemas de reforçamento ou punição, conforme veremos.

Como meio de interpelação desses *scripts*, temos as tecnologias de gênero. Segundo Lauretis,[16] tratam-se de produtos culturais que não apenas representam os diferentes ideais, estereótipos, valores de gênero, mas têm o poder e o papel de os criar e reiterar. Isto é, são profundas pedagogias de gênero. Em nossa cultura, temos sobretudo as mídias: as músicas, os filmes, os desenhos, as propagandas, as séries; mas também brinquedos, xingamentos etc.[20-23]

Para as mulheres, as pedagogias afetivas das tecnologias de gênero referem-se quase sempre a uma forma de amar identitária, na qual conquistar um parceiro é tomado como chancela de sucesso da própria "mulheridade". Isso significa que a contingência patriarcal vigente delineia uma relação funcional na qual o amor romântico de um homem se torna, para essas mulheres, um meio pelo qual elas adquirem acesso a determinados reforçadores sociais dentro de sua comunidade verbal. Ao mesmo tempo, mulheres divorciadas ou que simplesmente não estão em um relacionamento romântico com outro homem não só ficam restritas a acessarem tais reforçadores como também são mais socialmente punidas e consequenciadas como se tivessem "falhado", o que pode ser constatado em expressões populares, como "vai ficar pra titia" ou "encalhada".

Já para os homens, a principal tecnologia de gênero descrita por Zanello[24] é a da pornografia, que medeia a maneira como os homens aprendem sobretudo a objetificação sexual das mulheres como principal forma de se relacionar com elas. Trata-se do estabelecimento de uma relação marcada pela hierarquia e subjugação das **outras**, transformadas em "coisas" ou "pedaços de coisas". Esse tipo de comportamento é mantido, principalmente, por reforçamento positivo pelos outros pares homens, como carteirinha de pertencimento à "casa dos homens".

Um exemplo apontado por Zanello,[6] para as meninas/mulheres, é o filme *A pequena sereia*,[25] em que o valor reforçador da voz da personagem principal (Ariel) é colocado como menos importante em comparação ao valor reforçador de sua aparência aos olhos do príncipe no momento em que ela negocia com a bruxa (Úrsula) para obter o "amor de um homem". Traduzindo para a linguagem analítico-comportamental, a análise realizada é a de que ali os caminhos de aprendizagem que são desenhados para meninas e mulheres é o da naturalização de sacrifícios, que devem ser feitos para a consequência mais reforçadora possível na vida de uma mulher: o amor por/de um homem.

Além disso, as tecnologias de gênero também operam de forma pedagógica pela equivalência de estímulos orquestradas por meio da linguagem. Freitas e Morais[26] descrevem que um símbolo pode ser compreendido como um estímulo ao qual se atribui determinado significado que não seja inerente a ele próprio, de modo que dois estímulos diferentes podem adquirir a mesma função por meio de relações de equivalência.[9]

Portanto, dizer que mulheres são como rosas estabelece que, como as rosas são belas e frágeis, as mulheres também são belas e têm suas respectivas aparências como seus reforçadores de maior magnitude. Essa transferência de função entre os estímulos cria regras sociais e endossam as tecnologias de gênero que constantemente modelam os comportamentos tanto de homens como de mulheres. Por exemplo, as mulheres, por serem como "rosas", devem cuidar da aparência para se manterem "belas" enquanto aguardam o momento de se tornarem posse de um homem que irá "escolhê-las" com seu afeto romântico. Da mesma maneira, homens agem diante das mulheres sob controle de tais tecnologias de gênero, esperando que as mulheres cuidem de sua aparência para se manterem "belas", normalmente voltadas para o prazer deles.

Dentre os numerosos exemplos de tecnologia de gênero citados na obra de Zanello,[6] o eixo central é o de que eles reforçam e selecionam padrões comportamentais, por meio da constante repetição e fortalecimento de repertórios verbais (que formam os tais ***scripts* culturais**), e dão o contorno dos dispositivos de como "existir" enquanto mulher e homem.

A organização desses dispositivos se refere a uma sistematização que operacionaliza o resultado dos caminhos de aprendizagem interpelados pela engrenagem patriarcal. Através do processo de modelagem comportamental por meio de contingências de reforçamento, punição, equivalência de estímulos circunscritos ao contorno patriarcal, Zanello[6] sistematizou os dispositivos de subjetivação feminina e masculina como resultado final para as quais funcionam as tecnologias de gênero.

Os dispositivos de subjetivação feminina e masculina

Com base no anteriormente citado, vamos abordar agora os dispositivos de gênero, como apontado por Zanello,[6] e traduzi-los para a linguagem analítico-comportamental.

Para a autora, dois dispositivos são fundamentais hoje para as mulheres: o dispositivo amoroso e o materno; já para os homens, teríamos o dispositivo da eficácia. O dispositivo amoroso aponta para certa forma de amar que é ensinada às mulheres: enquanto homens aprendem a amar muitas coisas, mulheres aprendem a amar os homens,[6] isto é, tornam-se "amorcentradas". Além disso, nessa forma de amar há uma terceirização de sua autoestima: elas aprendem que são desejáveis apenas se há alguém as desejando.

Zanello[6] criou uma metáfora para o dispositivo amoroso: a prateleira do amor. Segundo ela, mulheres se subjetivam nessa prateleira, que aponta, de um lado, posições de rivalidade e diferença de prestígio entre mulheres; de outro, uma hierarquia entre homens e mulheres, hierarquia na qual cabe aos homens o papel de serem avaliadores física e moralmente das mulheres.

Sobre o primeiro ponto, Zanello destaca que houve uma construção histórica de certo ideal de beleza em nosso país, sobretudo do começo do século passado até hoje, e esse ideal é branco, louro, magro e jovem. Ao pensarmos no conceito de "privilégio" descrito por Terry et al.,[5] ela descreve o desequilíbrio que existe no acesso a reforçadores/punidores de maneira não contingente aos comportamentos, ou seja, ser branca, por exemplo, não é consequência do comportamento da mulher, mas sim uma condição "dada" que caracteriza que essa mulher tenha maior acesso a determinados reforçadores sociais por ser branca do que uma mulher negra teria. Conforme Terry et al.[5] apontam: "... o privilégio normalmente opera de forma invisível, sendo uma fonte indetectável de influência particularmente por aqueles que se beneficiam dela" (p.106).

Dessa forma, o conceito de privilégio expõe o desequilíbrio previamente existente no acesso a reforçadores/punidores entre as partes mais e menos privilegiadas.[10] Por esse motivo, quanto maior a distância desse ideal "privilegiado", mais difícil se torna acessar tais reforçadores sociais. Assim, pior é o lugar ocupado por essa mulher na prateleira e maior a chance de que seja vista sob a ótica do preterimento afetivo, seja por homens brancos ou negros. Nesse caso, ela é vista apenas pela objetificação sexual.

De acordo com Zanello,[6] o "sucesso de mulheridade" vem pela chancela de ser escolhida na prateleira: para um relacionamento "sério" ou para o casamento. Isto é, independentemente de todas as realizações da mulher, ter um parceiro é o aval de seu valor social como mulher. Sob uma perspectiva analítico-comportamental, o ser mulher ou ser homem atua como estímulo discriminativo (Sd) para designar o valor reforçador de determinado estímulo, ou seja, as contingências patriarcais vigentes produzem consequências diferenciadas para homens e mulheres para, por exemplo, um mesmo feito. Isso significa dizer que uma mulher, após atingir determinada conquista profissional, não irá obter o acesso aos mesmos reforçadores mais "valorosos" pela sua comunidade verbal do que se ela conquistasse o afeto romântico de um homem. Da mesma forma, uma conquista profissional idêntica, quando desempenhada por um homem, geralmente produz consequências diferenciadas que permitem aos homens maiores ganhos sociais – o que pode ser analisado pelos dados de diferença salarial entre os sexos.[13]

Além disso, os caminhos de aprendizagem social esculpidos pelo dispositivo amoroso para as mulheres reforçam uma série de contingências entrelaçadas que orientam para a rivalidade entre mulheres. Como o "ser escolhida" tem uma magnitude reforçadora muito poderosa, há disputa entre as mulheres por se fazerem ser escolhidas por homens. Nesse sentido, a disputa é muito mais pela chancela de ser ***a*** escolhida do que pelo homem em si mesmo. O corpo e a beleza passam, assim, a ser um capital simbólico e matrimonial, pois o estímulo adquire função na contingência patriarcal, que garante às mulheres acesso a reforçadores sociais que dão a elas o "pertencimento" a determinada comunidade verbal.

O segundo ponto sublinha a distribuição desigual de poder numa sociedade patriarcal, pois, enquanto avaliadores de mulheres, os homens são avaliados apenas por outros homens. Por concentrarem maior domínio sobre os reforçadores/punidores nas relações sociais, pode-se compreender que os homens detêm maior poder na medida em que dispõem de maior capacidade de liberação desses reforçadores para as mulheres. Isso corresponde à definição de Skinner[11] sobre o uso efetivo do poder por meio das "práticas controladoras".

As relações heterossexuais mostram-se, assim, profundamente assimétricas em função desse desequilíbrio de poder entre homens e mulheres, e que pode ser medido pelo acesso a reforçadores, conforme descrito por Baum[27] sobre relações equitativas e de desigualdade. Para o analista do comportamento, se houver um desequilíbrio na distribuição do acesso a esses reforçadores entre as partes da relação, é possível nomear tal relação como não equitativa, ou de desigualdade. O autor descreve: "A discussão sobre poder diz respeito ao grau de controle que cada parceiro exerce sobre o comportamento do outro. Quando os parceiros se beneficiam de forma desigual do relacionamento, aquele que obtém mais benefícios também tem mais poder. Esse maior poder, tanto quanto o maior benefício, é o que nos leva a denominar esse parceiro de controlador" (Baum,[27] p.231).

Assim, enquanto as mulheres investem muito mais tempo e energia para a manutenção do relacionamento, considerando o acesso a reforçadores que este lhes garante, os homens lucram com o dispositivo amoroso das mulheres, na medida em que eles asseguram sua manutenção de poder e maior domínio sobre a liberação dos reforçadores/punidores.

Já o dispositivo materno aponta, por seu turno, para uma confusão criada historicamente a partir do século XVIII, entre a capacidade de gestar e cuidar,[6] isto é, entre maternidade e maternagem. Se, pelo menos até hoje, parir ocorre apenas em corpos femininos, a maternagem é uma habilidade humana. No entanto, com o avanço e a consolidação do capitalismo, passou a ser interpelada apenas em mulheres, pelo simples fato de terem a capacidade de gestar. Como apontamos anteriormente, por ser baseado numa divisão sexuada do trabalho, o capitalismo tomou diferenças físicas para justificar desigualdades sociais.

Foi nesse momento que se constituiu o discurso (ideológico) da existência do "instinto materno". Mulheres passaram a ser vistas, assim, como "naturalmente" cuidadoras, desde sucessivas consequências reforçadoras sociais. Mais uma vez, a partir de uma organização do entrelaçamento de contingências patriarcais e de reforçamentos diferenciados, foi selecionado o repertório para as mulheres em que o valor reforçador do "cuidar" para elas funciona como porta de entrada para acessar certos reforçadores sociais que elas não teriam na medida em que se recusam ao ato de cuidar (o que não ocorre, simetricamente, desse modo, com homens no ato de cuidar).

Outro argumento de Zanello[6] é o de que a base aprendida do dispositivo materno é o heterocentramento, isto é, mulheres aprendem que devem sempre atender e priorizar os interesses, demandas, anseios dos outros em detrimento dos próprios. Homens, por seu turno, aprendem o egocentramento: priorizarem sempre seus próprios interesses a despeito daqueles dos demais. O ápice de cobrança do dispositivo materno ocorre na maternidade real, naquela na qual a mulher gesta um bebê. Porém, mesmo quando a mulher não tem filhos, será interpelada a estar sempre disponível a cuidar dos demais. Isso ocorre inclusive nas relações heterossexuais.

Em síntese, um ponto fundamental é o de que tanto o dispositivo amoroso quanto o materno criam possibilidades de "empoderamento colonizado"[6] para as mulheres. Isso ocorre no dispositivo amoroso por meio do investimento em procedimentos estéticos por parte das mulheres, no anseio de melhorar sua posição na prateleira e assim encontrar chances maiores de se fazerem escolher. No dispositivo materno, isso ocorre por meio da maternidade real, que passou a ser mitificada e vista como uma experiência desejável para todas as mulheres (basta olhar as representações idealizadas da maternidade, disponíveis no cotidiano, em diversos veículos, como filmes e propagandas). Assim, em ambos os dispositivos de subjetivação feminina, o entrelaçamento de contingências patriarcais seleciona certos repertórios e aprendizados pelos quais as mulheres obtêm acesso a valiosos reforçadores sociais. Esses caminhos as deixam suscetíveis a passarem por determinados sofrimentos, enquanto a base estrutural de hierarquia, com primazia masculina, permanece intacta. Isto é, homens subsistem com seu poder preservado de liberação de reforçadores/punidores nas relações sociais.

Por fim, o dispositivo da eficácia, para os homens, baseia-se em uma dupla virilidade: a sexual e a laborativa. Assim como o fenômeno da maternidade/maternagem se transformou historicamente, o mesmo ocorreu em relação ao trabalho. Se, até o princípio do capitalismo, trabalhar era algo exclusivo dos mais pobres ou escravos, e se trabalhava para viver, com o avanço desse sistema econômico, o trabalho passou a ser um fim em si mesmo. Se para mulheres ser escolhida amorosamente é uma chancela de sucesso no seu valor de mulheridade, para os homens isso ocorre sobretudo por meio da renda e do *status* promovido pelo trabalho. Esse é um dos reforçadores de maior magnitude social para os homens, e que lhes concede o pertencimento à comunidade verbal, sob o prisma da organização das contingências patriarcais.

Outro aspecto também apontado por Zanello[6] é o de que o dispositivo da eficácia também lhes dá maior ou menor acesso a mulheres "bem localizadas" na prateleira. Ter a seu lado uma mulher bem localizada na prateleira é uma espécie de troféu, com altíssimo valor reforçador, principalmente chancelado pela avaliação de seus pares homens. Isso tem a ver com a virilidade sexual, contingência patriarcal que pune socialmente comportamentos de homens que negam sexo ou têm algum problema/dificuldade de exercê-lo. Por outro lado, fortalece a imagem do homem que está sempre "sexualmente" disponível, para a maximização do domínio de reforçadores sociais que retroalimentam seu "grau" de masculinidade.

O MANEJO CLÍNICO DO TERAPEUTA

Realizamos neste capítulo uma sistematização sobre os conceitos de poder, patriarcado, tecnologias de gênero, e dispositivos de subjetivação feminina e masculina. Nosso objetivo foi fornecer subsídios teóricos para toda/todo terapeuta que compreende que o sofrimento psíquico de seu paciente é atravessado pela cultura e por variáveis políticas de opressão histórica.

A compreensão global sobre esses conceitos permite ao terapeuta tangibilizar uma organização estrutural que exerce influência sobre a vida de seus pacientes, por meio de contingências entrelaçadas, as quais, constantemente, reforçam e punem determinados comportamentos. Essa seleção de repertórios comportamentais e verbais preserva o núcleo central do patriarcado: dispositivos femininos que reinserem mulheres em posição de subalternidade, e dispositivos masculinos que maximizam o poder e a capacidade de dispor de contingências em todas as interações sociais.

Como descrito anteriormente, Terry et al.[5] já endossavam a necessidade de todo terapeuta clínico estar apto a identificar variáveis de poder e privilégio – que geralmente são tidas como invisíveis – para não reproduzir práticas opressivas não intencionais, as quais podem produzir efeitos iatrogênicos sobre seus pacientes. Por meio do mapeamento de contingências patriarcais, ou da identificação de que seu paciente está se comportando sob controle dos pilares de algum dispositivo de subjetivação, o terapeuta pode evitar reforçar comportamentos prejudiciais à saúde mental de seu paciente. Da mesma forma, pode também consequenciar adequadamente um possível repertório que tenha função de contracontrole a tais práticas opressivas de alguma tecnologia de gênero.

Compreendemos que, dessa forma, podemos orientar a nossa prática clínico-psicoterapêutica para um olhar empático e sensível a microviolências sutis, que podem estar retroalimentando um sofrimento mental difícil de ser detectado. Embora ainda haja um longo caminho a ser percorrido, esperamos que este capítulo tenha oferecido contribuições para uma perspectiva analítico-comportamental da maneira como operam as tecnologias de gênero, e como os dispositivos de subjetivação selecionam repertórios indesejados dentro de uma cultura de desigualdade de poder entre os homens e as mulheres.

REFERÊNCIAS

1. Kuhn TS. O caminho desde a estrutura. Mortari C. São Paulo: Editora Unesp; 2006.
2. Marcuse H. A responsabilidade da ciência. Scientiae Studia. 2009;7:159-64.
3. Laurenti C. O lugar da análise do comportamento no debate científico contemporâneo. Psicologia: Teoria e Pesquisa. 2012;28(3):367-76.
4. Ruiz MR. Personal agency in feminist theory: evicting the illusive dweller. The Behavior Analyst. 1998;21:179-92.
5. Terry C, Bolling MY, Ruiz MR, Brown K. FAP and feminist therapies: confronting power and privilege in therapy. In: Kanter J, Tsai M, Kohlenberg R. The practice of functional analytic psychotherapy. Nova York: Springer-Verlag; 2010. p.97-122.
6. Zanello V. Saúde mental, gênero e dispositivos: cultura e processos de subjetivação. Curitiba: Appris; 2018.
7. Saffioti HIB. Gênero patriarcado violência. 2 ed. São Paulo: Expressão Popular; 2015.
8. Foucault M. Microfísica do poder. Rio de Janeiro: Graal; 1981.
9. Nicolodi L, Hunziker M. O patriarcado sob a ótica analítico-comportamental: considerações iniciais. Revista Brasileira de Análise do Comportamento. 2021;17(2).
10. Nicolodi LG. Considerações sobre o patriarcado na perspectiva analítico-comportamental. [Dissertação]. São Paulo: Universidade de São Paulo, Instituto de Psicologia; 2020. Disponível em: https://www.teses.usp.br/teses/disponiveis/47/47132/tde-17062020-173252/pt-br.php (acesso 1 ago 2022).
11. Skinner BF. Science and human behavior. Cambridge: The B. F. Skinner Foundation; 2014.
12. Lerner G. The creation of patriarchy. Oxford: Oxford University Press; 1987.
13. Pesquisa Salarial Catho. As diferenças salariais entre homens e mulheres. 2018.
14. Rossi M. Brasil, a lanterna no ranking de participação de mulheres na política. El Pais. 2018.
15. Fórum Brasileiro de Segurança Pública. Anuário Brasileiro de Segurança Pública 2019. Fórum Brasileiro de Segurança Pública. 2019;13:1-205.
16. Lauretis TD. A tecnologia do gênero. In: Holanda HB. Tendências e impasses: o feminismo como crítica da cultura. Rio de Janeiro: Rocco; 1994. p.123-32.
17. Pateman C. O contrato sexual. São Paulo: Paz e Terra; 1998.
18. Kehl MR. Deslocamentos do feminino. 2 ed. Rio de Janeiro: Imago; 2007.
19. Rubin G. The traffic in women: notes on the "political economy" of sex. In: Reiter R. Toward an anthropology of women. New York: Monthly Review Press; 1975. p.157-210.

20. Gama B, Zanello V. Dispositivo amoroso e tecnologias de gênero: uma investigação sobre a música sertaneja brasileira e seus possíveis impactos na pedagogia afetiva do amar em mulheres. In: Silva E, Oliveira S, Zanello V. Gênero, subjetivação e perspectivas feministas. Brasília: Technopolitik; 2019. p.161-82.
21. Silva C, Bucher F, Zanello V, Ertzogue MH. Bonecas como tecnologia do gênero na representação de identidades. In: Amparo DM, Lazzarini ER, Silva IM, Polejack L. Psicologia clínica e cultura contemporânea 3. Brasília: Technopolitik; 2017. p. 34-49.
22. Zanello V, Gomes T. Xingamentos masculinos: a falência da virilidade e da produtividade. Caderno Espaço Feminino (UFU). 2010;22.
23. Zanello V, Romero AC. "Vagabundo" or "vagabunda"? Swearing and gender relations. Labrys (Editión Française. Online). 2012;22.
24. Zanello V. Masculinidades, cumplicidade e misoginia na "casa dos homens": um estudo sobre os grupos de WhatsApp masculinos no Brasil. In: Ferreira L. Gênero em perspectiva. Curitiba: CRV; 2020. p.79-102.
25. Monteiro C, Zanello V. Tecnologias de gênero e dispositivo amoroso nos filmes de animação da Disney. Revista Feminismos. 2014;2(3)..
26. Freitas JC, Morais AO. Cultura do estupro: considerações sobre violência sexual, feminismo e análise do comportamento. Acta Comportamentalia. 2019;27(1):109-26.
27. Baum WM. Compreender o behaviorismo. Porto Alegre: Artmed; 2006.

20

Erros comuns no atendimento a clientes negras(os) e habilidades necessárias para prover um atendimento adequado

Táhcita Medrado Mizael
Luana Karina dos Santos Pereira

Vivemos em um país no qual mais de 56% da população se autodeclara negra, ou seja, preta ou parda*.[1] A despeito disso, na relação psicologia e **questões raciais**, temos evidências de que a psicologia não só teve um papel histórico na manutenção do racismo†, em suas diversas formas,[3] como também pode estar, ainda hoje, auxiliando na manutenção da estrutura racista que dá base a nossa sociedade.[4-6] Nesse sentido, é necessário uma série de cuidados específicos quando do atendimento de populações racialmente minorizadas, como a população negra.

De acordo com o *site* do Conselho Federal de Psicologia (CFP), existem, atualmente, 425.720 psicólogas(os) registrados no Conselho. Com base nos dados mais recentes, desse total, apenas 16,5% são negros, informação coletada em 2014 e publicada em 2016 pelo Dieese. Com relação à temática de **relações raciais** nos cursos de Psicologia, os dados nos mostram que essas discussões são raras.[7-8] Mais especificamente, são raras as discussões sobre os privilégios da branquitude‡,[6,9] não se discute o papel da psicologia no **racismo** científico,[10]

* O conceito de raça aqui adotado é o social, uma vez que, do ponto de vista da biologia, não existem diferentes raças humanas, mas apenas uma raça humana.

† O racismo pode ser definido como um conjunto de práticas culturais nas quais, diante da percepção da raça de um indivíduo, há uma resposta diferencial, a depender da raça, que se relaciona com consequências relacionadas a privilégios, para a raça branca, e desvantagens e prejuízos, para populações não brancas (adaptado da definição de Almeida[2]).

‡ Branquitude pode ser definida como uma posição na qual os sujeitos "foram sistematicamente privilegiados no que diz respeito ao acesso a recursos materiais e simbólicos, gerados inicialmente pelo colonialismo e pelo imperialismo, e que se mantêm e são preservados na contemporaneidade" (Schucman,[6] p. 84).

existe uma tendência de importação de teorias de alguns países da Europa, assim como dos EUA, sem as devidas adaptações e, de modo geral, é raro o uso de autoras(es) da Ásia, da África e, inclusive, de autoras(es) latino-americanos.[11,12]

Essa falta de estudo da temática racial se relaciona com diversas queixas por parte de clientes negros (e outros não brancos), e inclusive de psicólogas(os) negras(os), por exemplo, a não identificação do racismo e/ou a negação da vivência de episódios racistas em suas vidas.[13-14] Essa denúncia é geralmente acompanhada pelo silenciamento de psicólogas(os) brancas(os),[10,15] que comumente se utilizam do falso argumento do "não ter lugar de fala"[§] para se isentarem da discussão.

De todo modo, o próprio CFP possui documentos nos quais reitera que os profissionais da psicologia deveriam contribuir com a eliminação do racismo, que não devem ser coniventes nem se omitir diante do crime de racismo, que não podem utilizar técnicas ou quaisquer tipos de instrumentos que reforcem preconceitos e discriminação racial.[16] Além disso, em nosso Código de Ética, que deve nortear nossa prática,[17] é explicitado que devemos contribuir para a eliminação de formas de crueldade, exploração, opressão, violência, discriminação e negligência. Porém, como fazer isso em um contexto no qual as(os) psicólogas(os) não sabem definir e diferenciar raça de etnia?[¶] Em uma cultura na qual é reforçada a crença de que racismo seria apenas comportamentos fisicamente agressivos direcionados a pessoas não brancas em função de suas raças?

Com o intuito de dar um passo em direção a uma psicologia verdadeiramente ética no que se refere ao **atendimento a pessoas negras**, este capítulo tem como objetivos:

- Apontar alguns erros cometidos em psicoterapia com clientes negras(os).
- Discutir habilidades terapêuticas importantes no atendimento dessa população.
- Apontar possíveis caminhos para que esses erros sejam superados e para que o atendimento prestado leve em consideração as especificidades da população negra.

§ Em linhas gerais, pode ser visto como a totalidade da história de vida de um indivíduo, com destaque para os contextos antecedentes imediatos e históricos. Assim, todos têm um lugar de fala.

¶ Termo utilizado para denotar grupos que compartilham questões culturais, como uma mesma cosmovisão, língua ou religião, além de viverem em um mesmo local geográfico.[18]

DISCUTINDO HABILIDADES TERAPÊUTICAS NECESSÁRIAS AO ATENDIMENTO PRESTADO À POPULAÇÃO NEGRA

Nos últimos anos, tem crescido a demanda por um atendimento racializado (isto é, que considere a variável racial no tratamento clínico), ao mesmo tempo que tem aumentado o número de casos de pessoas negras que relataram terem sofrido racismo no *setting* terapêutico, como explicitado anteriormente.[15,19]

Por isso, é de suma importância que profissionais de saúde estejam atentos(as) às **variáveis culturais** que atravessam o sofrimento dessa população, para que não incorram em erros que possam, além de não trazer benefícios, prejudicar ainda mais a saúde mental dessas pessoas.

A seguir serão elencadas algumas habilidades terapêuticas necessárias para uma condução adequada do processo terapêutico de pessoas negras, bem como a ilustração de alguns exemplos contendo erros e acertos que podem ser cometidos por profissionais da psicologia no atendimento a essa população.

HABILIDADES TERAPÊUTICAS CENTRAIS PARA O PROCESSO TERAPÊUTICO COM CLIENTES NEGROS

Para realizar um manejo adequado no atendimento à população negra, três habilidades terapêuticas são compreendidas como centrais pelas autoras:

1. A habilidade de reconhecer o racismo e suas consequências nas narrativas trazidas pelos clientes em sessão.
2. A habilidade de observar como essa questão o(a) atravessa em sua história de vida.
3. A habilidade de realizar uma intervenção assertiva a partir desses reconhecimentos.

A habilidade de reconhecer o racismo em suas diversas facetas e como elas aparecem na história do(a) cliente é imprescindível, uma vez que essa é a única forma de conseguir realizar uma análise completa do caso (isto é, que englobe não só as variáveis ontogenéticas de sua história, mas também as variáveis culturais que a atravessam). Para adquirir essa habilidade, portanto, o(a) terapeuta precisa estudar sobre como o racismo se estrutura na sociedade brasileira, como afeta concretamente a vida de pessoas negras (o que inclui dimensões socioeconômicas, políticas, físicas e mentais). Precisará estudar, também, sobre a identidade branca, que comumente não é trazida justamente por ser a identidade normativa, mas que precisa ser compreendida em suas dimensões e em seus privilégios.

A segunda habilidade diz respeito ao autoconhecimento do(a) terapeuta em relação à questão racial. É muito comum que os(as) terapeutas estejam mais atentos(as) aos comportamentos dos clientes do que aos próprios comportamentos, e isso não é diferente quando se trata das variáveis culturais que os atravessam. Isto é: o(a) terapeuta é também uma pessoa que carrega uma bagagem em relação à própria raça e à maneira como lida com outras raças que não aquela a que pertence. Portanto, é essencial que o(a) terapeuta desenvolva um olhar honesto e acurado sobre sua história de vida, e à maneira como sua raça a/o atravessou: que tipo de privilégios – caso seja branco(a) – acessou, ou que tipo de violências – caso seja negro(a) – enfrentou? O que aprendeu no passado sobre o que significa ser branco(a)? E sobre o que significa ser negro(a)? Como se coloca enquanto uma pessoa racializada, e que emoções lhe aparecem diante dessa racialização? Todas essas questões impactam inevitavelmente na forma como irá agir diante de pessoas negras, o que não será diferente na díade terapeuta-cliente. Por isso, é essencial que o(a) terapeuta esteja atento(a) a essa bagagem e como ela interfere na terapia com clientes negros.

A terceira habilidade diz respeito à condução que o(a) terapeuta dará diante do reconhecimento de como o racismo atravessa a vida do cliente e à própria vida. Percebe-se, portanto, que as duas habilidades anteriores precedem a ação que o(a) terapeuta irá realizar. Uma vez que o(a) terapeuta consegue compreender essas duas questões, poderá realizar intervenções como:

- Identificar se o cliente negro reconhece o impacto do racismo em sua vida, e situações específicas nas quais sofreu racismo.
- Saber como trazer esse assunto, especialmente nas situações nas quais o cliente não discrimina que passou por experiências racistas, e/ou quando o cliente ainda não "tornou-se negro"**.[20]
- Pontuar para o cliente os momentos que vivenciar uma situação de racismo.

** Na sociedade brasileira, nascer negro não é o mesmo que entender o significado de ser negro em uma sociedade racista. Nesse sentido, como nos diz Santos:[20] "Ser negro não é uma condição dada, *a priori*. É um vir a ser. Ser negro é tornar-se negro". Nesse sentido, o termo "tornar-se negro" é utilizado aqui para denotar os indivíduos que possuem consciência racial para além de uma mera descrição; que entendem o significado de serem negras em um país racista como o Brasil" (p. 77).

- Fazer a análise de como essas vivências afetam a formação subjetiva do cliente.
- Auxiliar o cliente a agir de forma assertiva e cuidadosa diante de situações de racismo que vierem a ocorrer.
- Racializar-se na relação terapêutica, servindo de modelo para uma relação honesta e saudável (seja esta inter-racial ou não).
- Empatizar genuinamente com o sofrimento do cliente, sem se colocar no centro da situação.
- Abrir espaço para emoções e conversas desconfortáveis sobre a temática racial em sessão, sem fugir ou se colocar em uma postura defensiva.

Uma vez elencadas as habilidades terapêuticas centrais para o atendimento à população negra, evidenciaremos como colocar essas habilidades em prática a partir da exibição de erros frequentes no que diz respeito à questão racial, que podem ser cometidos por terapeutas, ilustrados por meio de vinhetas de casos clínicos (todos fictícios).

CASOS CLÍNICOS: ERROS E ACERTOS QUE PODEM SER PRATICADOS POR PSICOTERAPEUTAS

Erro 1: após fazer um ou dois cursos sobre relações raciais, acreditar que sabe tudo sobre raça e/ou que isso garante uma atuação antirracista

Mulher parda, 27 anos, comenta na primeira sessão com sua nova terapeuta, mulher branca, que resolveu mudar de profissional, pois a terapeuta anterior, também uma mulher branca, não tinha **letramento racial.**[††]

Cliente: Olha, antes de nós começarmos o processo, eu quero explicitar que é importante para mim que você tenha conhecimento sobre questões raciais. Minha última terapeuta relativizava os episódios racistas que eu passei com uma alta frequência, e definitivamente não é isso que eu quero na minha terapia.

†† Letramento racial é, **grosso modo**, uma espécie de educação para as relações étnico-raciais que leva em consideração as desigualdades de poder no estabelecimento e manutenção de hierarquias raciais. Tal letramento permitirá não só a identificação de situações de racismo, mas também como atuar de maneira antirracista.

Terapeuta: Ah, fica tranquila que você não vai ter esse problema aqui. Você conhece a Fulana (pessoa famosa que oferece cursos de quatro horas sobre questões raciais)? Eu fiz o curso dela, então você vai ver que eu sou totalmente antirracista.

O **antirracismo** não é uma coisa que algumas pessoas têm e outras não. É um compromisso diário e contínuo de autorreflexão, estudo e, principalmente, ações de oposição ao racismo. Nesse sentido, cursar um ou dez cursos sobre população negra, relações raciais e temas correlatos não isenta nenhum indivíduo da possibilidade de se engajar em atos racistas, ou de reproduzi-los. Portanto, utilizar esse tipo de argumento, especialmente diante de alguma crítica ou apontamento, acaba tendo a função de esquiva para quem o utiliza, isto é, leva a pessoa:

- A se livrar momentaneamente de uma possível acusação de racismo.
- A não aproveitar a oportunidade para se engajar em uma autorreflexão de seus próprios pensamentos e comportamentos.
- A manter a crença de que leituras e estudo pontuais são suficientes para uma prática antirracista.

Para além disso, esse tipo de comportamento será danoso ao ouvinte – a pessoa que fez a crítica ou apontamento (especialmente em um contexto de apontamento de conduta racista) –, pois invalida suas percepções e sua iniciativa de apontar o racismo presente na situação e reduz a possibilidade de um diálogo produtivo e de responsabilização por parte da psicóloga branca sobre seus atos. É importante mencionar aqui que o mesmo tipo de análise pode ser feito no caso de assumir que, por ter amigos negros ou um/a parceiro/a negro/a, seria impossível para o/a terapeuta ser racista.

Um comentário mais adequado na vinheta acima seria, por exemplo:

Terapeuta: Obrigada por explicitar que isso é importante para você. Isso é importante para mim também. Eu já fiz alguns cursos sobre o assunto, e, justamente por ter estudado um pouco, sei que é algo muito mais complexo do que parece, e que não basta estudar pontualmente. Eu vou estudar ainda mais sobre branquitude e sobre meus privilégios, e ficar atenta para não te invalidar quando você me falar sobre coisas que eu não tenho como saber como são experienciadas, afinal somos de raças distintas. Além disso, eu me comprometo a me responsabilizar por minhas ações em sessão, especialmente se você notar algum comentário racista. Nossa relação deve ser transparente, e eu estou aberta a quaisquer críticas nesse sentido. O que você acha de iniciarmos o processo terapêutico, e fazermos avaliações periódicas, focando a questão racial?

Nesse caso, a psicóloga:

- Valida o relato da cliente.
- Demonstra conhecimento mínimo sobre o assunto.
- Racializa-se na situação.
- Não se coloca como vítima, não adota uma postura "defensiva" e se compromete a responsabilizar-se sobre suas ações.

Erro 2: pensar que raça não importa, que basta ter empatia

Mulher negra retinta, 30 anos, traz para sua terapeuta, uma mulher branca da mesma faixa etária, o quanto se sente preterida em relações amorosas.

Cliente: Estou cansada de me decepcionar. Toda vez é a mesma coisa: eu fico com uma pessoa, crio expectativas, e pouco tempo depois ele "some" e aparece namorando com uma mulher branca. É sempre a mesma situação, eu não aguento mais!

Terapeuta: Eu entendo que você se sinta assim, mas você acha mesmo que isso acontece por você ser negra? Comigo isso já aconteceu muito também, homens fazem isso mesmo...

Nesse caso, vemos que a terapeuta empatizou parcialmente com a cliente, por ter vivenciado situações semelhantes, mas desconsiderou e minimizou o impacto da questão racial, que torna suas experiências substancialmente diferentes. Esse é um erro muito comum que terapeutas brancos(as) costumam cometer, pois acreditam que conseguem ser "neutros(as)" ao tratar todas as pessoas de forma igual, independentemente das variáveis culturais que as atravessam. Lidar com o sofrimento de uma pessoa negra como se ele fosse igual ao de uma pessoa branca é, por si só, uma prática racista, pois invisibiliza e invalida as diferenças que existem nas trajetórias de vida de cada uma.

Para se aprofundar na temática de questões raciais, a terapeuta irá precisar ler, por exemplo, sobre a recorrência da temática da solidão entre mulheres negras,[21] que são maioria entre as mães-solo,[22] além de, segundo dados do Censo de 2010,[23] serem as que menos se casam, em relação a mulheres brancas. Uma vez tendo acesso a essas informações, a terapeuta conseguirá perceber que, por mais que tenha experimentado algum nível de preterimento ao longo da vida, o fato de ser uma mulher branca já aumenta suas chances de acessar um relacionamento amoroso estável em relação à sua cliente. Uma intervenção mais adequada nesse contexto seria, por exemplo:

Terapeuta: Eu sinto muito que você esteja vivenciando isso mais uma vez. Sei que, por ser uma mulher branca, nunca experienciei algo nessa proporção. A dor que você enfrenta por novamente ter sido preterida e por estar sozinha são feridas causadas pelo racismo, e eu gostaria de estar com você agora para lidarmos com mais essa dor juntas.

É perceptível que, por meio dessa intervenção, a terapeuta demonstra verdadeira empatia pela cliente, e faz uma condução mais completa:

- Valida o seu sofrimento.
- Demonstra aprofundamento no tema.
- Nomeia do que esse sofrimento decorre (do racismo).
- Racializa-se na relação.
- Coloca-se atenta e aberta na relação terapêutica para acolher o sofrimento da cliente.

Erro 3: enxergar o racismo apenas em situações de violência explícita

Homem negro retinto, estudante universitário, relata para o terapeuta, um homem branco, uma situação de racismo que passou na faculdade.

Cliente: Ontem fui pra faculdade e saí me sentindo meio esquisito. Na minha sala só tem gente mais clara, mais escuro assim só tem eu e um outro menino. Aí ontem esse menino faltou, e o professor me perguntou sobre um trabalho que era desse menino, como se eu fosse ele. Tive que explicar que ele tava se confundindo, mas a gente nem se parece, sabe? Aí ele ficou constrangido e puxou umas conversas, aí quando eu falei um pouco mais sobre o que tô estudando em casa ele me olhou parecendo surpreso e disse que eu era mais inteligente do que parecia ser, me parabenizou... Foi bom, mas foi estranho, não sei explicar...

Terapeuta: Por que você se sentiu estranho? Não foi bacana ele ter reconhecido sua inteligência e ter te parabenizado? É a primeira vez em algum tempo que você não me conta uma situação em que foi hostilizado por ser negro, pelo contrário. Fiquei me perguntando sobre a dificuldade que você está tendo em aceitar esse reconhecimento positivo...

Nessa vinheta é possível perceber que o terapeuta não apenas ignorou os momentos em que o cliente sofreu racismo como também invalidou a sensação de estranheza do cliente diante das situações. O primeiro momento foi quando o professor "confundiu" o cliente com outro rapaz negro da turma, que o próprio cliente havia dito que não se parecia com ele. Acreditar que pessoas negras se parecem por terem traços em comum é uma ação racista,[24] pois denota duas coisas: que pessoas brancas, por vezes, sequer prestam atenção em pessoas negras, e, quando prestam alguma atenção, observam apenas as características negroides que essas pessoas têm em comum, por isso as colocam como iguais. Pessoas negras são muito diversas, tanto quanto pessoas brancas, e isso precisa ser devidamente reconhecido.

O segundo momento em que o cliente sofreu racismo foi quando o professor se mostrou surpreso pela inteligência do rapaz. O que para muitas pessoas leigas pode ter parecido um elogio foi, na verdade, uma violência. No momento em que diz ao aluno que ele é "mais inteligente do que parece ser", o professor está indiretamente dizendo que não era esperado que um rapaz negro como ele fosse inteligente. Ou seja, o rapaz superou as baixas expectativas que o professor tinha sobre ele. Atribuir características intrinsecamente negativas a pessoas negras é outra forma de expressar racismo,[25] que precisa ser combatida, jamais reforçada.

Portanto, percebe-se que, apesar de o terapeuta ter demonstrado que reconhece que o cliente sofre racismo por ter retomado momentos em que o cliente foi hostilizado explicitamente, ele não tem conhecimento aprofundado sobre todas as nuances do racismo, que muitas vezes ocorre de forma sub-reptícia. Ao dizer para o cliente que o comentário do professor foi um elogio e que ele deveria estar se sentindo bem, o terapeuta está:

- Invalidando os sentimentos do cliente.
- Punindo o reconhecimento que o cliente teve sobre a violência que sofreu.
- Reforçando a insciência do cliente perante questões raciais, o que pode torná-lo ainda mais vulnerável e sem repertório para enfrentar situações de racismo que vier a vivenciar. Uma forma mais adequada de intervir na situação explicitada poderia ser algo como:

Terapeuta: Consigo entender o motivo da sua estranheza. Me parece que, apesar de não ter ficado tão explícito, você sofreu discriminação mais uma vez. Por que o professor faria essas coisas? Arriscaria dizer que ambas foram situações de racismo. Faz sentido para você que tenha sido isso? Eu sinto muito que você tenha passado por essa situação. Acho que precisamos falar mais desse assunto aqui na terapia, e sinto que é meu dever estar atento e te sinalizar os momentos em que perceber que você foi discriminado.

É importante que o terapeuta tenha conhecimento sobre racismo para, inclusive, psicoeducar o cliente quando ele não souber reconhecer os momentos em que sofrer discriminação, como no caso ilustrado, pois muitas vezes o cliente não tem os recursos adequados para reconhecer e endereçar adequadamente essas violências, o que o torna mais vulnerável a elas. Salienta-se aqui que contribuir para o combate à discriminação racial é um dever ético e uma questão de cidadania.

Erro 4: acreditar que, por ser da mesma raça/cor que o cliente, não é necessário estudar questões raciais

Homem negro relata para terapeuta, mulher negra, a dificuldade que sente em se posicionar diante de pessoas autoritárias:

Cliente: Mais uma vez minha namorada foi grosseira comigo. Eu cheguei tarde em casa porque tinha feito hora extra no trabalho de novo, mas ela não acreditou em mim, insinuou que eu a estava traindo. Eu neguei, disse que tava cansado, aí ela começou a gritar, e eu só não conseguia reagir... Fui pro outro quarto tentar dormir. Meu chefe já tinha sido super ríspido comigo no trabalho, mas eu sabia que se retrucasse seria visto como agressivo, descontrolado, então só abaixei a cabeça e fingi que não era comigo. Tá difícil, parece que todo mundo faz o que quer comigo!

Terapeuta: Eu nem imagino como foi pra você passar por tudo isso num só dia. Você percebe que essas pessoas ultrapassaram os seus limites? Gostaria de analisar com você esse repertório de não reagir a esse tipo de situação. Vamos voltar um pouco na sua história pra entender de onde isso vem?

No trecho citado vemos uma intervenção parcialmente adequada da terapeuta que, além de fornecer validação, busca investigar as contingências matriciais (i.e., da história pregressa do cliente) para tentar entender o repertório de passividade que ele apresenta. Porém, por desconhecimento das consequências do racismo na formação subjetiva do cliente, a terapeuta ignora uma importante variável no relato do cliente: seu repertório de passividade pode estar diretamente relacionado ao fato de ser um homem negro.

Pessoas negras na nossa sociedade recebem diversos estereótipos negativos, sendo um dos mais comuns o de serem pessoas agressivas e raivosas.[25-26] Isso pode levá-las a passar a agir de forma diretamente oposta a esse estereótipo, tornando-se pessoas frequentemente passivas mesmo em face de situações de violência direta. Esse repertório por vezes é internalizado mesmo sem que a pessoa tenha consciência de que sofre racismo. Portanto, se a(o) terapeuta não tiver um conhecimento aprofundado sobre questões raciais, pode não conseguir acessar esse elemento a partir da narrativa que o cliente trará acerca de sua história, o que tornará a análise funcional do caso incompleta.

Para além disso, não conhecer essa variável e tentar estimular o cliente a adquirir um repertório mais ativo perante situações de violência sem o devido cuidado pode prejudicá-lo, pois ele poderá ser, de fato, lido como agressivo ao se impor diante de pessoas autoritárias, o que poderá resultar em punições em diversos contextos.

Nota-se, portanto, que ser negra(o) não torna a(o) profissional necessariamente mais apto a prestar um atendimento adequado a pessoas negras. Mesmo que a terapeuta em questão se leia como uma mulher negra e leia seu cliente como um homem negro, isso não significa que ela tenha letramento racial adequado para compreender as diversas consequências deletérias que o racismo traz à população negra. Os efeitos vão muito além da violência direta que essas pessoas sofrem quanto à cor da pele: refletem também na maneira como aprendem a agir para não serem violentadas, malvistas, estereotipadas. Uma condução mais adequada, nesse caso, poderia ser:

Terapeuta: Bom, você é um homem negro numa sociedade racista, que criou um estereótipo de que homens negros são violentos. Não me espanta que você tenha sentido medo de reagir a essas situações. Você acredita que a sua falta de reação tem alguma relação com esse estereótipo? Precisaremos pensar com muito cuidado em como você pode aprender a se impor em situações que lhe sejam prejudiciais, sem que isso te coloque em risco de alguma forma.

Nota-se que, nesse exemplo, a terapeuta realiza intervenções fundamentais para a condução do caso, pois:

- Reconhece a questão racial nas situações que o cliente vivenciou.
- Valida a dificuldade do cliente em reagir.
- Ajuda o cliente a identificar situações de racismo e os impactos em sua vida.
- Planeja uma mudança de repertório direcionada à especificidade racial do cliente.

Erro 5: não estudar branquitude e privilégio branco

Mulher negra, 34 anos, comenta na terapia o tópico da raça pela primeira vez com sua terapeuta branca:

Cliente: Eu acho que esse é um assunto que eu nunca trouxe aqui, nesses seis meses de terapia. Eu gostaria muito de comentar hoje sobre algumas experiências ruins que eu tive, e que eu considero que foram condutas racistas. É um tópico que eu não costumo falar muito para outras pessoas. Hoje eu queria falar com detalhes sobre dois episódios: o primeiro, quando eu fui a um supermercado pela primeira vez à noite, umas nove horas, e o segurança negro de um supermercado me seguiu, aparentemente sem razão além da minha cor; e o segundo, que ocorreu na última semana, quando eu fui numa loja considerada de médio-alto padrão comprar um colar para minha mãe de aniversário, e as atendentes, todas brancas, me ignoraram enquanto eu estava na loja, de modo que eu não fui atendida e saí da loja sem comprar nada. Elas atenderam todas as pessoas brancas que estavam lá e me deixaram esperando...

Terapeuta: Que bom que você trouxe esses tópicos. Na realidade, eu estava meio que esperando você falar disso, porque eu sei que o racismo é uma realidade, e estava inclusive achando que você não sabe que sofre racismo. Antes de começarmos, quero trazer um pouco de psicoeducação. O modo como eu interpreto essas duas situações é o seguinte: obviamente, houve racismo nas duas situações, e eu sinto muito pelo sofrimento que você experienciou. É inclusive um bom exemplo para mostrar que negros também podem ser racistas; inclusive, às vezes eles são mais racistas que os brancos.

Nesse exemplo da vinheta, podemos ver que a terapeuta reforçou a cliente por ter trazido um tema tão caro, o que foi adequado. Além disso, a terapeuta também afirmou que racismo é uma realidade, o que, apesar de parecer algo óbvio, é um ponto positivo, levando em consideração que, ainda hoje, muitas pessoas negam a existência do racismo. Outro ponto positivo foi empatizar e reiterar que as situações relatadas constituem situações de racismo. Entretanto, a terapeuta não só interpreta que o fato de a cliente demorar em trazer discussões sobre racismo significa que a cliente não percebe quando sofre racismo como também diz isso para sua cliente de forma, no mínimo, irresponsável. Qualquer terapeuta com o mínimo de estudo sobre questões étnico-raciais sabe que pode ser difícil para pessoas negras trazer esse tipo de assunto, não só pela sua carga emocional, mas também pelo histórico de invalidação de suas percepções que vem especialmente de pessoas brancas.

Além disso, mesmo que fosse o caso de uma cliente que não discrimina que sofre racismo, a abordagem utilizada para (a) entender como a cliente se autodefine racialmente, (b) avaliar se a cliente relaciona aspectos de sua vivência com o racismo e (c) mostrar essa relação, caso ela não exista ainda no repertório da cliente, não deveria ser a adotada na vinheta.

Outro erro por parte da terapeuta é que, antes de ouvir o relato da cliente, ela já inicia o que chama de psicoeducação, que inclui, inclusive, uma informação incorreta, porém comum de se ouvir quando se discutem questões raciais: a falsa ideia de que negros seriam racistas. Veja, é impossível que uma pessoa negra seja racista, uma vez que é um pré-requisito para se engajar em um comportamento racista a disparidade de poder entre as raças. Nesse sentido, pessoas negras podem **reproduzir** racismo ou comportamentos racistas, mas não podem **ser** racistas ou **se engajar em** condutas racistas.

Assim como nos cursos de psicologia que, em geral, quando abordam questões raciais, discutem, quase sempre, apenas "os outros", os "racializados",[25] fora dos cursos, as/os psicólogas/os também tendem, quando estudam sobre raça, a se esquecer de pensar sobre como é viver em um mundo no qual o branco é o padrão, ou seja, como é ser branco em uma sociedade racista. Nesse sentido, não basta estudar apenas as populações negra, amarela e indígena. É necessário também compreender o que é privilégio branco[‡‡] e branquitude. A própria "invisibilidade" de que se é branco constitui um dos tantos privilégios que as pessoas brancas possuem.[27]

Essa postura da terapeuta, de partir para conclusões antes de ter informação suficiente, de comentar sobre essas percepções para a cliente sem atentar para seus efeitos nessa cliente, e de iniciar o que ela chama de psicoeducação, incluindo informações incorretas e sem esperar para ouvir o relato da cliente, pode ser vista como características do privilégio branco. No caso, o privilégio de não precisar pensar constantemente no efeito de suas frases ou ações sobre o comportamento de outras pessoas e o privilégio de dificilmente ser interrompida quando fala, mesmo quando passa informações incorretas, por ter, em sua história de vida como pessoa branca, o estatuto de verdade, de voz que deve ser ouvida, respeitada e seguida, do "salvador branco", como amplamente descrito tanto na história brasileira quanto em filmes e outras mídias (p. ex., o filme **Histórias cruzadas**).

Assim, uma abordagem mais adequada ao comentário da cliente negra seria:

Terapeuta: Se você demorou para trazer esse assunto aqui, existe também uma ou mais razões, que podemos discutir depois, juntas. Eu vou gostar muito de te

‡‡ Termo utilizado para denotar os privilégios ou vantagens sociais concedidos à população branca.

ouvir, e fico feliz que você se sinta à vontade, neste momento, para falar de um assunto tão difícil. Eu não sei o que é sofrer racismo, mas eu espero que conseguir te ajudar de alguma forma, começando por te ouvir com bastante atenção nesses dois casos que você comentou. Você quer começar a falar de qual dos dois episódios?

Nesse caso, a terapeuta:

- Abre espaço para uma discussão que pode envolver o fato de ela ser branca e as experiências negativas que a cliente pode ter tido ao longo de sua vida com pessoas brancas, mas não prioriza essa discussão, dizendo que elas podem falar sobre isso depois.

A terapeuta também:

- Reforça a iniciativa da cliente de falar sobre esse assunto, por mais difícil que seja.
- Racializa-se ao afirmar que não sabe o que é sofrer racismo.
- Mostra interesse no que a cliente tem para dizer.

Portanto, a terapeuta não utiliza seus privilégios para priorizar o que ela quer discutir ou o que ela acha que explica a demora, por parte da cliente, em trazer o assunto em questão. Também não se coloca como "salvadora", garantindo que vai livrar a cliente desse tipo de experiência, ou utilizando a narrativa da cliente para seu benefício próprio.

As vinhetas trazidas tiveram o objetivo de ilustrar alguns erros comumente vistos no atendimento psicoterápico de pessoas negras, e não devem ser utilizadas como "manual de instruções", nem como os únicos exemplos que encerram os erros mencionados nas situações anteriores.

CONSIDERAÇÕES FINAIS

A relação entre raça e psicologia pode ser didaticamente dividida em três momentos:[28]

- Final do século XIX até 1920.
- 1930 a 1960.
- De 1970 em diante.

No primeiro momento, a psicologia ainda não era uma ciência independente, a raça ainda era vista como algo biológico, e o papel do negro era o de objeto de pesquisa da medicina/antropologia. No segundo período, a psicologia já dava sinais de que se tornaria uma disciplina independente. Aqui houve grande influência do mito da democracia racial, que foi evidenciado como um mito somente após os estudos da Unesco que tentaram descobrir como o Brasil tinha o "segredo" para a harmonia entre as raças. Após o entendimento de que a democracia racial era um mito, ainda assim, os estudos sociológicos afirmavam que o preconceito racial existia por uma questão de classe, e não de raça.

Somente a partir dos estudos de Carlos Hasenbalg, em 1979, é que se evidenciou o que os negros já sentiam na pele cotidianamente: que classe é uma coisa e raça, outra, e que as desigualdades raciais existentes no país eram resultado do racismo, e não de questões de classe. É só a partir desse momento que, de acordo com Schucman e Martins,[28] a psicologia vai entender a raça como construto social. Isso levou a uma mudança de foco, que antes era para o negro, enquanto sujeito "problemático", e se voltou para o ambiente social, mais especificamente as relações de poder existentes entre os grupos que levavam à hierarquização racial. Portanto, é só a partir de 1980 que a psicologia passa a estudar os efeitos psicossociais do racismo.

A discussão sobre branquitude é ainda mais recente, datada de 2002, com o lançamento do livro intitulado *Psicologia social do racismo: estudos sobre branquitude e branqueamento no Brasil*,[9] de autoria de Iray Carone e Maria Aparecida Silva Bento. Esse pequeno resgate histórico mostra como a preocupação da psicologia com relação ao racismo e, consequentemente, com o sofrimento psíquico das pessoas negras (e outras não brancas) é recente, e como a discussão sobre quem perpetra essas violências é ainda mais jovem, evidenciando a urgência de olharmos para todas essas questões.

Todos os erros mencionados na seção anterior são, grosso modo, formas de mostrar que estruturas sociais, como o racismo e o patriarcado, devem ser levadas em consideração como variável antecedente nas nossas análises funcionais. Por uma questão didática, focamos apenas a raça, mas, na prática, a raça se interseccionará com outros marcadores sociais, levando a experiências bastante singulares, e mostrando a importância de estudarmos esses outros marcadores sociais também, especialmente os que estruturam nossa sociedade.

Existe uma série de termos que devem ser estudados no processo de letramento racial, como raça e etnia, hipersexualização, lugar de fala, supremacia branca,[§§] colorismo,[¶¶] microagressões raciais, entre outras. Inclusive, talvez essa análise tenha versado sobre algumas das chamadas "microagressões raciais", que de "micro" só têm o nome.

Microagressões raciais podem ser definidas como discriminações raciais diárias consideradas "sutis" e crônicas.[30] São, portanto, instâncias de comportamento racista, e se relacionam com uma série de desfechos negativos em saúde mental, como ansiedade, depressão, transtorno de estresse pós-traumático, hipervigilância, baixa autoestima etc.[31] Nesse sentido, queixas aparentemente não relacionadas com questões raciais podem estar intimamente relacionadas a elas, e uma de nossas funções, na condição de psicoterapeutas, é justamente verificar a existência, a relevância desse elo e atuar sobre ele, focando o bem-estar de nossos clientes, na criação e melhora dos recursos de enfrentamento, nas estratégias para lidar com o racismo e, acima de tudo, com uma postura ativa antirracista dentro e fora da clínica.

REFERÊNCIAS

1. Instituto Brasileiro de Geografia e Estatística. IBGE Educa Jovens. Conheça o Brasil – População: cor ou raça. Rio de Janeiro: IBGE; 2019.
2. Almeida S. Racismo estrutural. São Paulo: Pólen; 2019.
3. Brasil. Conselho Federal de Psicologia (CFP). Relações raciais: referências técnicas para atuação de psicólogas/os. Brasília: CFP; 2017.
4. Meireles J, Feldmann M, Cantares TS, Nogueira SG, Guzzo RSL. Psicólogas brancas e relações étnico-raciais: em busca de formação crítica sobre a branquitude. Pesquisas e Práticas Psicossociais. 2018;14(3):1-15.
5. Santos AO, Schucman LV. Desigualdade, relações raciais e a formação de psicólogo(as). Revista Epos. 2016;6(2):117-40.
6. Schucman LV. Sim, nós somos racistas: estudo psicossocial da branquitude paulistana. Psicologia & Sociedade. 2014;26(1):83-94.
7. Espinha TG. A temática racial na formação em psicologia a partir da análise de projetos político-pedagógicos: silêncio e ocultação. [Tese]. Campinas: Universidade Estadual de Campinas; 2017.
8. Khouri JGR, Castelar M. Percepções de estudantes sobre o debate das relações raciais na formação em psicologia. Psicologia: Ensino & Formação. 2016;7(2):53-62.
9. Bento MA, Carone I. Psicologia social do racismo: estudos sobre branquitude e branqueamento no Brasil. 2 ed. Petrópolis: Vozes; 2002.

§§ Falsa ideia de que pessoas com pele branca, em especial descendentes de europeus, seriam superiores às pessoas não europeias e não brancas.[29]

¶¶ É uma das consequências do racismo, e pode ser descrita como a relação entre a cor da pele de uma pessoa e privilégios, consecução de direitos e discriminação. Assim, quanto mais clara a pele de uma pessoa, maior a probabilidade de que seus direitos sejam atendidos, maiores os privilégios e menores as experiências de discriminação racial. O inverso é válido para pessoas de pele escura.

10. Mayorga C. Sobre mulheres, psicologia, profissão e a insistente ausência das questões raciais. In: Conselho Federal de Psicologia. Psicologia: uma profissão de muitas e diferentes mulheres. Brasília: CFP; 2013. p.173-200.
11. Martin-Baró I. O papel do psicólogo. Estudos de Psicologia. 1996;2(1):7-27.
12. Veiga LM. Descolonizando a psicologia: notas para uma psicologia preta. Fractal: Revista de Psicologia. 2019;31:244-8.
13. Damasceno MG, Zanello VML. Saúde mental e racismo contra negros: produção bibliográfica brasileira dos últimos quinze anos. Psicologia: Ciência e Profissão. 2018;38(3):450-64.
14. Maia RLA, Santos AO, Santos MJ. As relações étnico-raciais no cotidiano de psicólogos do Sistema Único de Assistência Social (SUAS) da cidade de São Paulo. In: Atualidades na investigação em psicologia e psicanálise. São Paulo: Blucher; 2018. p.33-50.
15. Gouveia M, Zanello V. Psicoterapia, raça e racismo no contexto brasileiro: experiências e percepções de mulheres negras. Psicologia em Estudo. 2019;24:1-15.
16. Brasil. Conselho Federal de Psicologia. Resolução CFP n. 018/2002. Estabelece normas de atuação para os psicólogos em relação ao preconceito e à discriminação racial. Brasília: CFP; 2002.
17. Conselho Federal de Psicologia (CFP), 2005.
18. Munanga K. Uma abordagem conceitual das noções de raça, racismo, identidade e etnia. In: Brandão AAP (ed.); Programa de educação sobre o negro na sociedade brasileira. Niterói: EdUFF; 2004; p.16-33.
19. Tavares JSC, Kuratani SMA. Manejo clínico das repercussões do racismo entre mulheres que se "tornaram negras". Psicologia: Ciência e Profissão. 2019;39:1-13.
20. Santos NS. Tornar-se negro: as vicissitudes da identidade do negro brasileiro em ascensão social. Porto Alegre: Editora Graal; 1983.
21. Mizael TM, Barrozo SCV, Hunziker MHL. Solidão da mulher negra: uma revisão da literatura. Revista da Associação Brasileira de Pesquisadores(as) Negros(as). 2021;13(38):212-39.
22. Brasil. Instituto Brasileiro de Geografia e Estatística (IBGE). Síntese de Indicadores Sociais: uma análise das condições de vida da população brasileira. Rio de Janeiro: IBGE; 2018.
23. Vieira I. Pesquisa mostra que raça é fator predominante na escolha de parceiros conjugais. Empresa Brasil de Comunicação. 2012;17.
24. Paim AS, Pereira ME. Aparência física, estereótipos e discriminação racial. Ciências & Cognição. 2011;16(1):02-18.
25. Kilomba G. Plantation memories: episodes of everyday racism. 2 ed. Münster: Unrast; 2010.
26. Collins PH. Black feminist thought: Knowledge, consciousness, and the politics of empowerment. 2 ed. Oxfordshire: Routledge; 2000.
27. Schucman LV, Martins HV. A psicologia e o discurso racial sobre o negro: do "objeto da ciência" ao sujeito político. Psicologia: ciência e profissão. 2017;37:172-85.
28. Schucman LV. Entre o encardido, o branco e o branquíssimo: branquitude, hierarquia e poder na cidade de São Paulo. 2 ed. São Paulo: Veneta; 2020.
29. Nogueira SG. Ideology of white racial supremacy: colonization and de-colonization processes [número especial]. Psicologia & Sociedade. 2013;25:23-32.
30. Williams MT, Skinta MD, Martin-Willett R. After pierce and sue: a revised racial microaggressions taxonomy. Perspectives on Psychological Science. 2021;16(5):991-1007.
31. Williams MT, Skinta MD, Kanter JW, Martin-Willett R, Mier-Chairez J, Debreaux M, et al. A qualitative study of microaggressions against African Americans on predominantly white campuses. BMC Psychology. 2020;8(1).
32. Brasil. Conselho Federal de Psicologia. Infográfico quem somos. Brasília: CFP; 2022.
33. Departamento Intersindical de Estatística e Estudos Socioeconômicos (Dieese). Levantamento de informações sobre a inserção dos psicólogos no mercado de trabalho brasileiro. São Paulo: Dieese; 2016.
34. Munanga K. Rediscutindo a mestiçagem no Brasil: identidade nacional versus identidade negra. São Paulo: Autêntica Editora; 2019.

21

Terapeutas homens: como a socialização masculina pode afetar o desenvolvimento de habilidades terapêuticas

Natália Santos Marques
José Edberto Gadelha Rocha Júnior
Vinícius da Silva Viana

O gênero é uma construção social do feminino e do masculino, enquanto o sexo designa a natureza biológica, ou seja, fêmea e macho.[1] Nos tornamos homens e mulheres no decorrer de nossa história de socialização, que atribui diferentes papéis sociais aos indivíduos a depender do sexo biológico de nascimento.[2] Desse modo, os repertórios comportamentais de homens e mulheres vão se cristalizando pela repetição de padrões comportamentais culturalmente atribuídos a cada sexo.

Assim como Beauvoir,[2] Skinner[3] aponta para a construção social do tornar-se pessoa na nossa cultura que, em uma sociedade binarista como a nossa, basicamente consiste em tornar-se homem ou mulher.[4] Silva e Laurenti[5] apontam que a visão da literatura feminista acerca da construção social do gênero é consoante com a posição analítico-comportamental que considera sexo como determinado pelas estruturas filogenéticas[6] e o gênero como padrões comportamentais aprendidos ontogeneticamente, considerados típicos de mulheres e de homens em dada cultura.[5] Nesse sentido, Mallot[7] explicita que os papéis sexuais são arbitrários e aprendidos a partir das contingências de reforço e punição.

O entendimento do gênero como configurações de práticas sociais implica conceber que haverá uma diversidade de tipos de feminilidades e masculinidades a cada cultura e momento histórico, as quais terão diferentes inserções na estrutura social, política, econômica e cultural, de tal modo que estabelecem, entre si, dinâmicas hierárquicas no exercício do poder*.[9] Como apontam Kimmel[10] e Connell e Messerschmidt,[11] podemos chamar de "masculinidade hegemônica" aquela que, em dado contexto social e histórico, ocupa lugar de maior privilégio na estrutura social, política, econômica e cultural, em relação às demais masculinidades (subalternas).

No Brasil, como discutido por Zanello,[4] a masculinidade hegemônica é consolidada sob a égide da virilidade sexual e laborativa, tendo a misoginia papel central na constituição das identidades masculinas. Desse modo, ao sexo masculino foi reservada a valorização do trabalho, o controle do corpo e das emoções, a resistência física e moral, a atividade sexual e, o mais importante, o distanciamento do que se acredita ser tipicamente feminino, uma faceta da misoginia.[11,12]

Dessa forma, é ensinado aos meninos que, para ser homem, há que repudiar as mulheres e características atribuídas à feminilidade, como a docilidade, a delicadeza, a sensibilidade e a fragilidade. A afirmação de si acontece, então, pela negação do feminino, em uma tentativa de "se convencer e convencer os outros de que não é uma mulher, não é um bebê e não é um homossexual"†.[13] Nesse sentido, homens são socializados a partir de um padrão que promove viés de rejeição à feminilidade e, por conseguinte, dificulta ou impossibilita a aprendizagem e a emissão de comportamentos relacionados à identificação e expressão de emoções e sentimentos, sendo "treinados para suportar sem chorar suas dores físicas e emocionais".[14]

Essa incessante necessidade de afirmação, de demonstrar energia, força, resistência, coragem, autonomia, autoconfiança e potência sexual constitui o grande fardo da masculinidade hegemônica.[15] Assim, embora ocupem lugar de privilégio na estrutura social, a vivência das masculinidades também envolve malefícios. A relação entre a noção de masculinidade e o ideal de força, virilidade e invulnerabilidade produz empobrecidos repertórios comportamentais de autoconservação, como níveis mais baixos de procura por formas de ajuda, como serviços de saúde;[16] automedicação;[17] maiores índices de problemas relacionados ao uso de álcool e outras drogas;[17] maior número de homicídios, de

---

* A esse respeito, é importante destacar que a consolidação das práticas que demarcam diferenças de gênero (incluindo a própria ideia de masculino e feminino) correspondeu ao estabelecimento e institucionalização da dominância masculina sobre mulheres e crianças, ao que se dá o nome de patriarcado.[8] Nesse sentido, só se pode falar em privilégios e disputa no exercício do poder entre as masculinidades, restando às feminilidades diferentes graus de vulnerabilidade às condições estruturais de subalternização.

† Por esse motivo, Zanello[4] argumenta que (e concordamos com ela) a raiz da homofobia é a misoginia.

suicídios e de mortes por acidentes.[4] As implicações dos processos de formação da socialização masculina podem também criar repertórios que dificultem o andamento de processos psicoterápicos genuínos, por questões diversas, como a incompatibilidade das práticas de cuidado consigo e com o outro.

Em relação ao processo psicoterápico, especificamente, é importante destacar que este é composto por uma díade em que uma pessoa em situação de sofrimento se expõe a um desconhecido em prol de um tratamento. Essa condição é suficiente para que se estabeleça uma relação de poder, portanto vertical e assimétrica.[18,19]

Tendo em vista que a qualidade da relação terapêutica está ligada ao sucesso dos processos psicoterápicos,[20-23] é papel fundamental do terapeuta atentar para as dinâmicas de poder presentes nessa relação. Para tanto, a análise das implicações das configurações de gênero entre terapeuta e cliente torna-se fundamental. Há que avaliar, por exemplo, em que medida comportamentos sociais característicos das masculinidades possivelmente concorrem ou interferem no desenvolvimento de comportamentos habilidosos de terapeutas homens.

No âmbito das discussões acerca dos comportamentos e habilidades necessários ao terapeuta comportamental, é citada uma diversidade de tipos de habilidades mais fundamentais ao sucesso da psicoterapia.[24,25] Entretanto, tais discussões não têm considerado os efeitos dos padrões de gênero na aquisição e emissão desses repertórios. Entende-se que, ao debater o tema das habilidades terapêuticas genericamente, sem contextualizar o sexo e o gênero do terapeuta e do cliente, perde-se de vista as implicações das configurações de gênero em dimensões essenciais do processo, como a relação terapêutica; a participação de viés de gênero nas análises e intervenções realizadas e a adesão à terapia.

A negligência dos efeitos de padrões de gênero em relações comportamentais não é um problema restrito às discussões sobre habilidades terapêuticas. De fato, historicamente, a análise do comportamento não se dedicou a contribuir com a literatura sobre gênero,[26] o que pode se dever, dentre outros fatores, ao fato de a produção de conhecimento nesse campo ainda ser realizada eminentemente por homens. Simon et al.[27] apontam que entre 1975 e 2005 a participação feminina nas conferências da Association for Behavior Analysis International foi composta predominantemente por meio de pôsteres e coautorias, mas que as mulheres eram deixadas de lado no que se refere aos quantitativos de convites, trabalhos com autoras únicas e debatedoras de simpósios. Posteriormente, após investigação sobre as autorias de publicações e a participação nos conselhos editoriais de sete periódicos analítico-comportamentais, Li et al.[28] concluíram que a participação das mulheres na produção de conhecimento em análise do comportamento aumentou substancialmente em comparação com anos anteriores, mas os números ainda se mostram pequenos ao considerarmos que "mulheres superam substancialmente os homens na prática de análise do comportamento" (p.163). Esses dados ilustram que valores patriarcais ainda subjazem fortemente às práticas de produção e disseminação de conhecimento na análise do comportamento.

Na última década, tem-se observado a mudança desse paradigma, o que pode ser ilustrado pela maior quantidade e frequência de publicações que se propõem a analisar comportamentalmente questões relacionadas ao gênero.[29-32] No Brasil, como revisado por Mizael,[32] as intersecções entre a análise do comportamento e o feminismo têm sido desenvolvidas por meio de publicações relacionadas a assuntos como relacionamentos abusivos, participação de mulheres analistas do comportamento em atividades científicas e acadêmicas no Brasil e psicoterapia analítico-funcional feminista. A autora também menciona a publicação do livro *Debates sobre feminismo e análise do comportamento*,[31] que aborda temas como a história das mulheres pioneiras na análise do comportamento no Brasil, feminismo interseccional, participação das mulheres em áreas de ciências, assédio, variáveis de gênero na prática médica e relacionamentos abusivos.

No âmbito da psicoterapia, Pinheiro e Oshiro[33] discutiram o quanto intersecções entre a literatura feminista e a análise do comportamento podem ajudar terapeutas a correr menos riscos de negligenciar as variáveis de gênero que controlam tanto os comportamentos destes quanto dos clientes. Além disso, como destacaram as autoras, a discriminação dessas variáveis pode ser útil, pois elas podem estar vigorando de forma mais incisiva nos ambientes aos quais os clientes estão expostos, possibilitando assim análises e conceituações de caso mais completas e precisas. Na mesma direção, Costa[34] aponta que, por termos crescido em uma sociedade patriarcal, ao fazer parte de uma relação que implica uma hierarquia de poder (i.e., a psicoterapia), estamos sujeitos a nos engajar "em comportamentos que reproduzem relações de poder e privilégio" (p.252). A consciência dessas variáveis é ponto de partida para não reproduzirmos nos ambientes terapêuticos as mesmas lógicas opressoras às quais mulheres estão socialmente expostas.[34]

Tendo em vista essas considerações, este trabalho teve como objetivo revisitar a literatura sobre habilidades terapêuticas à luz dos debates sobre masculinidade, de modo a discutir potenciais convergências e incompatibilidades entre as habilidades mais consistentemente destacadas pela literatura e características que demarcam, em geral, a socialização de pessoas do sexo masculino na nossa cultura.

DESENVOLVIMENTO

O conceito de "masculinidade hegemônica": uma leitura comportamental

Segundo revisão realizada por Connell e Messerschmidt,[11] as masculinidades não são uma categoria estática nem atemporal, mas mutável em relação ao tempo e aos grupos culturais, construídas pelos homens consigo, com outros homens e com o mundo. Essa análise repousa no entendimento da noção de gênero como uma categoria essencialmente política e eminentemente relacional para descrever relações de poder exercidas por homens em relação a mulheres, crianças e outros homens.[4,11,35]

Nesse sentido, consideram-se as masculinidades como padrões de comportamento aprendidos socialmente e compartilhados entre diversos indivíduos do sexo masculino que fazem parte da mesma cultura. Ou seja, podemos descrever os padrões de gênero (as masculinidades e feminilidades) como práticas culturais.[36] Como práticas culturais, os modelos de masculinidades envolvem duas características importantes:

1. Muitas pessoas repetidamente engajadas nos mesmos padrões de comportamento aprendidos e transmitidos socialmente, sejam comportamentos individuais ou comportamentos de pessoas umas em relação às outras.
2. Esses padrões de comportamento produzem consequências que se tornam significativas para a cultura.[37]

Esses diferentes modelos de masculinidade levam a diferentes inserções nos meios econômicos, políticos e culturais.[4,11] O padrão considerado ideal em um grupo ou cultura em dado momento histórico é o que pode ser chamado de "masculinidade hegemônica", sendo essa a constelação de atitudes, trejeitos e comportamentos que se tornaram o referencial em relação ao qual todas as outras masculinidades (subalternas) são ponderadas. Assim, por meio de reforçamento e punição em relação a esse modelo comportamental, homens constituem e reafirmam suas identidades tendo os papéis de gênero enquanto dimensões estruturantes da noção de "eu" ou *self*.

Welzer-Lang[38] argumenta que as relações sociais entre homens/mulheres e homens/homens é produto de um duplo paradigma pseudonaturalista:

- O primeiro parte de uma natureza pseudossuperior dos homens, uma suposta superioridade masculina, que estabeleceria a dominação masculina, o sexismo e as fronteiras supostamente intransponíveis entre os gêneros masculino e feminino.
- O segundo é a visão heterossexuada do mundo, na qual se supõe que a sexualidade "normal" e "natural" se restringe às relações entre homens e mulheres.

A ênfase na heterossexualidade se baseia no referencial de virilidade construído em torno da rejeição à feminilidade e tudo a ela associada, incluindo a penetrabilidade do corpo e dos afetos.[4] Nesse sentido, a socialização de homens tem como polo central a negação e o afastamento do que é tido culturalmente como feminino, ou seja, a misoginia.[4,35,38]

A partir desses referenciais, homens constantemente avaliam e legitimam (ou marginalizam) uns aos outros. Esse processo se inicia na mais tenra infância, na inserção de crianças do sexo masculino em espaços monossexuados (espaços ocupados exclusivamente por homens), nos quais são ensinados que, para serem verdadeiros homens, é necessário se desvincularem de qualquer aspecto que os possa assemelhar às mulheres, evitando-se assim sofrer os abusos imputados às mulheridades.[4,35,38] Nesses espaços, os iniciantes são expostos a regras de condutas de forma direta e indiretamente disponibilizadas por sujeitos mais velhos, já validados culturalmente como homens.[38]

O processo de aquisição e manutenção de comportamentos ditos masculinos (assim como aqueles atribuídos ao feminino) se dá, portanto, por meio de mimetismos, imitações que buscam se aproximar de padrões que são apresentados por outros sujeitos que já desfrutam da titulação de homem e dos privilégios provenientes dessa atribuição.[4,12,38] Desse modo, ao longo de sua história, homens são expostos a ambientes sociais que condicionam reforçadores (como reforços sociais generalizados de aprovação e reconhecimento, além de acesso a condições de *status* e privilégio social) e punições variadas (como críticas, isolamento social e diversas formas de violência) à emissão de comportamentos similares aos de homens socialmente validados e que contrariam o referencial de feminilidade.

Segundo Welzer-Lang,[38] o mimetismo dos homens se pauta eminentemente em diversos tipos de violências: primeiramente contra si, adquirindo um gradual embrutecimento físico e emocional e, posteriormente, contra os outros homens, crianças e as mulheres em geral. Sobre esse ponto, discordamos de Welzer-Lang,[38] pois é pertinente apontar que a origem da violência contra o próprio indivíduo não é endógena, e sim social, sendo imputada por outros homens. Assim, o embrutecimento físico (p. ex., aumento do desempenho nos esportes de contato, resistência à dor, pouco ou nenhum cuidado na manutenção da saúde) e/ou emocional (repertórios emocionais empobrecidos, comportamentos violentos como forma de expressão de sentimentos, baixa resistência à questionamentos e correções) característicos da masculinidade hegemônica da cultura moderna ocidental (e ainda vigente) é produto da tentativa de homogeneização elaborada por outros homens como um critério para validação da masculinidade.

Kimmel[35] descreve que um dos aspectos do ser homem é "não ser uma mulherzinha". Tendo essa máxima como uma regra, e o conjunto de outras regras que podem ser derivadas desta (p. ex., não demonstrar fragilidade, não ser afetuoso, não cuidar da própria higiene), é possível pensar que padrões atribuídos às "mulheridades" podem ser socialmente punidos quando emitidos por pessoas do sexo masculino. Por exemplo, ser lido como um homem afeminado, que demonstra sentimentos e que busca não corroborar padrões atribuídos à dominação masculina, pode produzir desaprovação social, exclusão do convívio com outros homens e até mesmo violências, como a física e a psicológica. Assim, elementos relacionados à feminilidade (incluindo as próprias mulheres) podem funcionar como estímulos aversivos condicionados para comportamentos relacionados ao convívio social, e padrões alternativos de comportamento, a princípio, podem ser mantidos por arranjos de reforçamento negativo.

Os padrões de comportamento característicos das masculinidades, aprendidos sob a égide da misoginia, incluem também crenças e valores relacionados à convivência social, que podem funcionar como regras que controlam outros comportamentos (verbais e não verbais). Cunha et al.[39] argumenta sobre o papel do comportamento verbal na manutenção de crenças sobre características entre homens e mulheres. Os autores discutem a importância do entendimento acerca das regras comuns em uma comunidade sobre o ser homem ou ser mulher e seus efeitos em outros repertórios individuais. Nessa concepção, uma crença indica uma predisposição para um comportamento, ou seja: uma pessoa saberia quando se comportar e como deve se comportar para obter acesso a possíveis consequências reforçadoras. Assim, repertórios comportamentais misóginos característicos das masculinidades podem ser constituídos por ou ser aprendidos e mantidos por regras misóginas disponibilizadas pela cultura que, em suma, podem indicar acesso a possíveis consequências reforçadoras.

Essa discussão destaca um aspecto fundamental a ser considerado ao discutir os processos comportamentais envolvidos na aquisição, manutenção e transmissão de padrões de comportamento característicos das masculinidades (especialmente a hegemônica). Embora haja participação de controle aversivo que produz violências ao próprio homem, os parâmetros culturais de socialização de homens produzem inserções e condições hierárquicas privilegiadas na estrutura social, quando comparados à maioria da população (mulheres e crianças). Tais condições oferecem aos homens maior possibilidade de acesso a reforçadores, bem como de mediação do acesso de outrem, o que podemos caracterizar como *status*.[40] Como apontou Skinner,[40] *status* é um reforçador social poderoso, e por isso sujeitos agem de modo a mantê-lo, evitando o exame crítico, a discordância, a má avaliação pública e mantendo relações verticalizadas. Dadas essas considerações, há que se pensar os efeitos dessas condições como variáveis motivadoras para a mudança de comportamento.

Embora estejamos nos referindo a processos que ocorrem no decorrer da história de aprendizagem ontogenética de indivíduos do sexo masculino, esses parâmetros de socialização pautados no gênero, os padrões de comportamento deles derivados, bem como os produtos desses comportamentos (tecnologias, organizações, objetos e a própria ciência e suas aplicações, como a psicoterapia), são amplamente compartilhados na nossa cultura e transmitidos entre gerações de indivíduos, constituindo um fenômeno cultural. Nessa perspectiva, a psicoterapia pode ser entendida como produto e como potencial reprodutora de padrões de gênero, caracterizando o que Lauretis[41] chama de "tecnologia de gênero".

Habilidades terapêuticas mais relevantes à clínica comportamental

A literatura sobre terapia comportamental apresenta uma variedade de tipos de comportamentos e habilidades necessários ao terapeuta.[24,25] Zamignani e Meyer,[25] por exemplo, apresentam o Sistema Multidimensional para a Categorização de Comportamentos na Interação Terapêutica (SiMCCIT), que sintetiza diversos outros sistemas de categorização em 16 categorias que agrupam variados comportamentos verbais de terapeutas na interação com pacientes, vocais e não vocais. As categorias apresentadas pelos autores descrevem respostas vocais de aprovação, empatia, facilitação de diálogo, informar o paciente, interpretar relações funcionais, fazer recomendações, reprovar, ficar em silêncio, solicitar reflexões, solicitar relatos, e respostas que não conseguiram ser classificadas nas outras categorias. Para as respostas não vocais, são descritos gestos relacionados ao incentivo, à concordância, à discordância, além de outras ações não contempladas pelas categorias de análise.

Outros conjuntos de habilidades terapêuticas recorrentemente citadas na literatura dizem respeito a padrões de comportamentos que não se restringem à interação terapêutica, como habilidades interpessoais/sociais[42-46] e algumas propriedades comportamentais específicas, como postura corporal, tom e velocidade da voz e expressão facial.[42,47,48]

Considera-se relevante acrescer a isso, ainda:

- Habilidades teórico-conceituais: compreensão teórica dos princípios analítico-comportamentais; formação sólida em behaviorismo radical, análise experimental do comportamento e análise aplicada do comportamento; e respeitar aspectos teóricos e metodológicos da abordagem.[42,43]
- Habilidades técnicas: realizar análise funcional; aplicar técnicas e instrumentos de intervenção; habilidade de conceitualização de caso; de observação sistemática; e operacionalização das informações.[48,49]
- Habilidades éticas: comportar-se em conformidade com o código de ética do psicólogo; não explicitar juízos de valor ou preconceitos.[50-52]

De todas essas, as habilidades terapêuticas que ganham maior centralidade na literatura, sendo mais recorrentemente citadas e destacadas em importância, são aquelas que podem ser reunidas como "habilidades sociais", que incluem auto-observação, expressão emocional, lidar com emoções e estar plenamente em contato com suas vivências emocionais.[42-46] Nesse ponto, é especialmente importante considerar os potenciais efeitos da socialização masculina, já que essa é pautada no referencial de virilidade, fundada em um ideal de força física, firmeza moral e potência sexual,[53] conquistadas por meio do embrutecimento do corpo e dos afetos.[35]

Como já discutido, a socialização masculina oferece poucas oportunidades de aprender sobre sentimentos e suas variáveis de controle, além de envolver constante controle aversivo contingente à expressão de afeto. Como destacaram Pinheiro e Oshiro,[33] a exposição a ambientes invalidantes, onde a expressão das respostas emocionais é punida ou não reforçada, tem alto potencial para atrapalhar ou impedir a discriminação das respostas privadas, dificultando o aprendizado das habilidades terapêuticas que a requerem. O mesmo pode acontecer com as habilidades relacionadas a comportamentos empáticos, à compaixão, afeto e intimidade. Como "ser um homem significa não ser como as mulheres",[35] é de esperar que se crie uma relação de oposição entre o ser homem e os papéis esperados de um terapeuta (p. ex., o cuidado, a empatia, a atenção).

Ademais, embora sejam mais prematuramente inseridos no convívio social com seus pares, comparativamente às mulheres,[54] homens não são incentivados a construir relações profundas de intimidade. A "amizade entre os homens, por exemplo, passa a ser constituída de relações fortuitas, superficiais e esporádicas, como se indivíduos do sexo masculino não necessitassem de contatos íntimos com seus congêneres".[55] Por conseguinte, esse padrão de relacionar-se pode dificultar o desenvolvimento da habilidade de intimidade, talvez por uma questão de similaridade funcional, das interações, entre o ambiente terapêutico e os demais ambientes sociais, mesmo que a relação terapêutica se diferencie de uma relação de amizade.

Por fim, no âmbito de discussões sobre habilidades terapêuticas, é recorrente a menção à habilidade de programar um ambiente não punitivo, especialmente nas primeiras sessões.[47,48,56] A esse respeito, deve-se destacar a relevância de os terapeutas manterem-se atentos a dimensões misóginas de seu próprio comportamento, não só comportamentos de interação com o cliente, mas também seus sentimentos, crenças e inclinações à ação, os quais necessariamente apresentarão viés de gênero.[57]

Terapeutas do sexo masculino e, portanto, socializados como homens terão maior probabilidade de serem punitivos diante de comportamentos relacionados à feminilidade, visto que o repúdio às características femininas constitui dimensão basilar de seu processo de socialização.[4,11,35] Tal condição se aplica mesmo àqueles que subverteram os parâmetros da masculinidade hegemônica, seja por razão de sua orientação sexual (p. ex., terapeutas homens homossexuais) ou identidade de gênero (p. ex., terapeutas que se identificam como mulheres transgênero), uma vez que a subversão dos parâmetros da sexualidade e identidade não implica a subversão da socialização e seus efeitos na constituição do gênero.

Dito isso, destaca-se que o debate acerca das habilidades terapêuticas deve dar maior centralidade à habilidade de auto-observação. O terapeuta deve atentar para as variáveis que controlam seus próprios comportamentos, já que, para além da melhora do paciente, suas intervenções podem estar sob controle de seus valores pessoais, em lugar de estarem sob controle do que é terapêutico[50] e do que pode "produzir impacto direto nos problemas do cotidiano do cliente".[52] À vista disso, Kohlenberg e Tsai[51] alertam que um terapeuta sexista ou racista pode reforçar comportamentos do cliente condizentes com seus valores.

Nesse sentido, como destacaram Fideles e Vandenberghe,[50] a prática terapêutica não pode ser apolítica, já que as relações de abuso e poder podem se implicar da mesma forma na díade terapeuta-paciente. Os autores destacam que terapeutas devem analisar de que forma suas interações e intervenções estão sendo impactadas por questões de gênero. Cabe a nós, portanto, a responsabilidade de exercer o inevitável controle de forma ética, que vise sempre ao bem-estar dos pacientes e seu próprio autoconhecimento, para que, dessa forma, sejam cada vez mais capazes de conhecer as variáveis que os controlam, podendo assim ter mais condições de autonomia.

CONSIDERAÇÕES FINAIS

Em sociedades marcadamente sexistas e patriarcais, o processo de socialização dos indivíduos percorre diferentes caminhos de subjetivação, a depender de seus sexos,[4] produzindo diferentes padrões de comportamento entre homens e mulheres. Na cultura ocidental, enquanto mulheres são ensinadas a cuidar e a buscar um par romântico, homens são ensinados a demonstrar virilidade, especialmente no contexto do trabalho e das relações, o que envolve a necessidade de retraimento da expressão emocional.[4,14,38]

Como previamente discutido, os parâmetros de desenvolvimento da chamada masculinidade hegemônica potencialmente estabelecem condições de concorrência com o desenvolvimento de inúmeras habilidades terapêuticas, e de maneira mais incisiva das habilidades terapêuticas relacionadas à categoria de "habilidades sociais", justamente aquelas mais recorrentemente enfatizadas na literatura sobre o assunto. Acresce-se a isso a consideração de que o próprio estado de sofrimento do cliente ao procurar um serviço psicoterápico já é suficiente para estabelecer um desequilíbrio de poder na relação, o qual, segundo

Watrin e Canaan,[19] "não é necessariamente ruim, mas permite que um mesmo profissional possa tanto ajudar quanto prejudicar um determinado cliente".

Tais discussões apontam para a importância da consideração de questões de gênero na formação, atuação e supervisão de terapeutas. Ainda, destacam a contribuição da literatura sobre gênero no âmbito da produção de conhecimento em psicoterapia, de maneira geral, e no âmbito das terapias comportamentais, escopo deste trabalho. Aos terapeutas homens, especialmente, cabe a responsabilidade de engajar-se no entendimento de questões de gênero e na própria mudança no que diz respeito à vivência de sua masculinidade. Dessa forma, ao mesmo tempo que se tornará provavelmente mais apto ao trabalho em psicoterapia, influenciará o desenvolvimento de práticas culturais mais igualitárias no que se refere às questões de gênero.

REFERÊNCIAS

1. Rubin G. The traffic in women: notes on the "Political Economy" of sex. In: Reiter R. Toward and anthropology of women. New York: Monthly Review Press; 1975. p.157-210.
2. Beauvoir S. O segundo sexo 2: a experiência vivida. São Paulo: Difusão Europeia do Livro; 1967.
3. Skinner BF. Recent issues in the analysis of behavior. Columbus: Merrill Publishing Company; 1989.
4. Zanello V. Saúde mental gênero e dispositivos: cultura e processos de subjetivação. Curitiba: Appris Editora; 2018.
5. Silva EC, Laurenti CBF. Skinner e Simone de Beauvoir: "a mulher" à luz do modelo de seleção pelas consequências. Perspectivas em Análise do Comportamento. 2016;7(2):197-211.
6. Sousa JF. A análise do comportamento e a intersexualidade. Psicologia: Ciência e Profissão. 2019;39(n.spe.3):129-34.
7. Mallot RW. A behavior-analytic view of sexuality, transsexuality, homosexuality, and heterosexuality [Uma visão analítico-comportamental da sexualidade, transexualidade, homossexualidade e heterossexualidade]. Behavior and Social Issues. 1996;6(2):127-40.
8. Lerner G. The creation of patriarchy. New York: Oxford University Press; 1986.
9. Connell RW, Messerschmidt JW. Hegemonic masculinity: rethinking the concept. Gender Society. 2005;19:829-59.
10. Kimmel MS. A produção simultânea de masculinidades hegemônicas e subalternas. Horizontes Antropológicos. 1998;4(9):103-17.
11. Connell RW, Messerschmidt JW. Masculinidade hegemônica: repensando o conceito. Revista Estudos Feministas. 2013;21(1):241-82.
12. Zanello V. Masculinidades, cumplicidade e misoginia na "casa dos homens": um estudo sobre grupos de WhatsApp masculinos no Brasil. In: Ferreira L. Gênero em Perspectiva. 2020; p.79-102.
13. Badinter E. XY: sobre a identidade masculina. Rio de Janeiro: Nova Fronteira; 1993.
14. Braz M. A construção da subjetividade masculina e seu impacto sobre a saúde do homem: reflexão bioética sobre justiça distributiva. Ciência & Saúde Coletiva. 2005;10(1):97-104.
15. Corbin A. A virilidade reconsiderada sob o prisma do naturalismo. In: Corbin A, Courtine JJ, Vigarello G. História da virilidade. v.2. O triunfo da virilidade. O século XIX. Petrópolis: Vozes; 2013. p.15-73.

16. Gomes R, Nascimento EF, Araújo FC. Por que os homens buscam menos os serviços de saúde do que as mulheres? As explicações de homens com baixa escolaridade e homens com ensino superior. Cadernos de Saúde Pública. 2007;23(3):565-74.
17. Organização Mundial da Saúde (OMS). Regional Office for Europe. Boys in the picture: gender based programming in adolescent health and development in Europe. [Meninos na foto: Programação baseada no gênero em saúde e desenvolvimento adolescente na Europa]. 2000.
18. Marmo A. A que eventos o clínico analítico-comportamental deve estar atento nos encontros iniciais? In: Borges NB, Cassas FA. Clínica analítico-comportamental: aspectos teóricos e práticos. Porto Alegre: Artmed; 2012. p.119-27.
19. Watrin JP, Canaan S. Valores do terapeuta na clínica analítico-comportamental. Psicologia: Teoria e Pesquisa. 2015;31(4):519-27
20. Follette WC, Naugle AE, Callaghan GM. A radical behavioral understanding of the therapeutic relationship in effecting change [Uma compreensão comportamental radical da relação terapêutica na mudança efetiva]. Behavior Therapy. 1996;27(4):623-41.
21. Hayes SC, Strosahl KD, Wilson KG. Terapia de aceitação e compromisso: o processo e a prática da mudança consciente. 2 ed. Porto Alegre: Artmed; 2021.
22. Krupnick JL, Sotsky SM, Simmens S, Moyer J, Elkin I, Watkins J, et al. The role of the therapeutic alliance in psychotherapy and pharmacotherapy outcome: findings in the National Institute of Mental Health Treatment of Depression Collaborative Research Program [O papel da aliança terapêutica na psicoterapia e no resultado da farmacoterapia: resultados do National Institute of Mental Health Treatment of Depression Collaborative Research Program]. J Consult Clin Psychol. 1996;64(3):532-9.
23. Meyer S, Vermes JS. Relação terapêutica. In: Rangé B. Psicoterapias cognitivo-comportamentais: um diálogo com a psiquiatria. Porto Alegre: Artmed; 2001.
24. Peron F, Lubi APL. Instâncias da relação terapêutica medidas a partir de um instrumento de categorização. Acta Comportamentalia. 2012;20(1):109-23.
25. Zamignani D, Meyer SB. Comportamentos verbais do terapeuta no Sistema Multidimensional para a Categorização de Comportamentos na Interação Terapêutica (SiMCCIT). Perspectivas em Análise do Comportamento. 2011;2(1):25-45.
26. Ruiz MR. B.F. Skinner's radical behaviorism: historical misconstructions and grounds for feminist reconstructions [Behaviorismo radical de B. F. Skinner: equívocos históricos e fundamentos para reconstruções feministas]. Behavior and Social Issues. 1995;5:29-44.
27. Simon JL, Morris EK, Smith NG. Trends in women's participation at the meetings of the Association for Behavior Analysis: 1975-2005 [Tendências na participação das mulheres nas reuniões da Association for Behavior Analysis: 1975-2005]. The Behavior Analyst. 2007;30:181-96.
28. Li A, Curiel H, Pritchard J, Poling A. Participation of women in behavior analysis research: some recent and relevant data [Participação de mulheres na pesquisa em análise do comportamento: alguns dados recentes e relevantes]. Behavior Analysis in Practice. 2018;11:160-4.
29. Couto AG, Dittrich A. Feminismo e análise do comportamento: caminhos para o diálogo. Perspectivas em Análise do Comportamento. 2017;8(2):147-58.
30. Nicolodi LG, Hunziker MHL. O patriarcado sob a ótica analítico-comportamental: considerações iniciais. Revista Brasileira de Análise do Comportamento. 2021;17(2):164-75.
31. Pinheiro R, Mizael T (org.). Debates sobre feminismo e análise do comportamento. Imagine Publicações; 2019.
32. Mizael TM. Behavior analysis and feminism: contributions from Brazil [Análise do comportamento e feminismo: contribuições do Brasil]. Behavior and Social Issues. 2021;30:481-94.
33. Pinheiro RCS, Oshiro CKB. Variáveis de gênero que terapeutas devem estar atentas no atendimento a mulheres. In: Pinheiro RCS, Mizael T. Debates sobre feminismo e análise do comportamento. Fortaleza: Imagine Publicações; 2019. p.220-43.
34. Costa AI. Contribuições do feminismo para a compreensão e intervenção em casos de relacionamento abusivo. In: Pinheiro RCS, Mizael T. Debates sobre feminismo e análise do comportamento. São Paulo: Editora Paradigma; 2019. p.244-63.

35. Kimmel MS. Masculinidade como homofobia: medo, vergonha e silêncio na construção de identidade de gênero. Equatorial – Revista do Programa de Pós-Graduação em Antropologia Social. 2016;3(4):97-124.
36. Glenn SS. Comportamento individual, cultura e mudança social.Revista Brasileira de Análise do Comportamento. 2004;11(2).
37. Glenn SS, Malott ME, Andery MA, Benvenuti M, Houmanfar RA, Sandaker I, et al. Tsistent teroward conminology in a behaviorist approach to cultural analysis. Behavior and Social Issues. 2016;25:11-27.
38. Welzer-Lang D. A construção do masculino: dominação das mulheres e homofobia. Revista Estudos Feministas. 2001;9(2):460-82.
39. Cunha LS, Vasconcelos FM, Machado LG, Freitas PPC, Lima PN, Nogueira AP, et al. (2008) papel dos reforçadores sociais na manutenção de crenças sobre características entre homens e mulheres: um estudo a partir do software belief. In: Silva WCMP. Sobre comportamento e cognição. v.21. 2008.
40. Skinner BF. Beyond freedom and dignity. New York: Alfred A. Knopf; 1971.
41. Lauretis T. A tecnologia do gênero. In: Hollanda HB. Tendências e impasses: o feminismo como uma crítica da cultura. Rio de Janeiro: Rocco; 1984. p.206-46.
42. Alves SDCO. Competências do terapeuta cognitivo-comportamental. Revista Psicologia em Foco. 20016;8(12):51-66.
43. Barletta JB, Fonseca ALB, Delabrida ZNC. A importância da supervisão de estágio clínico para o desenvolvimento de competências em terapia cognitivo-comportamental. Psicologia: teoria e prática. 2012;14(3):153-67.
44. Barreto MC, Barletta J. A supervisão de estágio em psicologia clínica sob as óticas do supervisor e do supervisionando. Cadernos de Graduação – Ciências Biológicas e da Saúde. 2010;12(12).
45. Santos ZA, Soares AB, Mourão L. Escala de habilidades sociais para situações de difícil manejo em psicologia clínica. Avaliação Psicológica. 2020;19(3):232-42.
46. Stoque FMV, Scotton IL, Lisboa CSM, Neufeld CB. Tecnologias da informação e comunicação e formação do psicólogo clínico. Revista Brasileira de Terapias Cognitivas. 2016;12(2):83-90.
47. Bitondi FR, Ribeiro AC, Setem J. O contexto da supervisão grupal: ambiente para formação de terapeutas e de supervisores. Revista Brasileira de Terapia Comportamental e Cognitiva. 2012;14(1):31-7.
48. Bitondi FR, Setem J. A Importância das habilidades terapêuticas e da supervisão clínica: uma revisão de conceitos. Revista Brasileira Multidisciplinar. 2007;11(1):203-12.
49. Ulian ALAO. Reflexões sobre uma experiência relativa à formação de dois terapeutas comportamentais. Revista Brasileira de Terapia Comportamental e Cognitiva. 2002;4(2):91-104.
50. Fideles MND, Vandenberghe L. Psicoterapia analítica funcional feminista: possibilidades de um encontro. Psicologia: Teoria e Prática. 2014;16(3):18-29.
51. Kohlenberg RJ, Tsai M. Psicoterapia analítica funcional: criando relações terapêuticas intensas e curativas. Kerbauy RR. Santo André: ESETec Editores Associados; 1991/2001.
52. Moreira FR, Oshiro CKB. Reflexões sobre terapia analítico-comportamental infantil e psicoterapia analítica funcional com crianças. Revista Brasileira de Terapia Comportamental e Cognitiva. 2017;19(3):166-84.
53. Courtine J. Robustez na cultura: mito viril e potência muscular. In: Corbin A, Courtine JJ, Vigarello G. História da virilidade. v.3. A virilidade em crise? Séculos XX e XXI. Petrópolis: Vozes; 2013. p.554-77.
54. Baubérot A. Não se nasce viril, torna-se viril. In: Corbin A, Courtine JJ, Vigarello G. História da virilidade. v.3. A virilidade em crise? Séculos XX e XXI. Petrópolis: Vozes; 2013. p.189-220.
55. Boris GDJB, Bloc LG, Teófilo MCC. Os rituais da construção da subjetividade masculina. O Público e o Privado. 2012;19:17-33.
56. Tozze KF, Bolsoni-Silva AT. A supervisão de estágio e a formação de terapeutas comportamentais. ACTA Comportalia: Revista Latina de Análisis del Comportamento. 2018;26(1):93-110.
57. Cravo FAM, Morais MAS, Almeida-Verdu ACM. O uso do "implicit relational assessment procedure" na investigação sobre gênero: revisão sistemática. Perspectivas em Análise do Comportamento. 2022;13(1):213-32.

Índice remissivo